女性不孕症

罗 利　欧阳运薇◎主编

周坤燕　李小红◎副主编

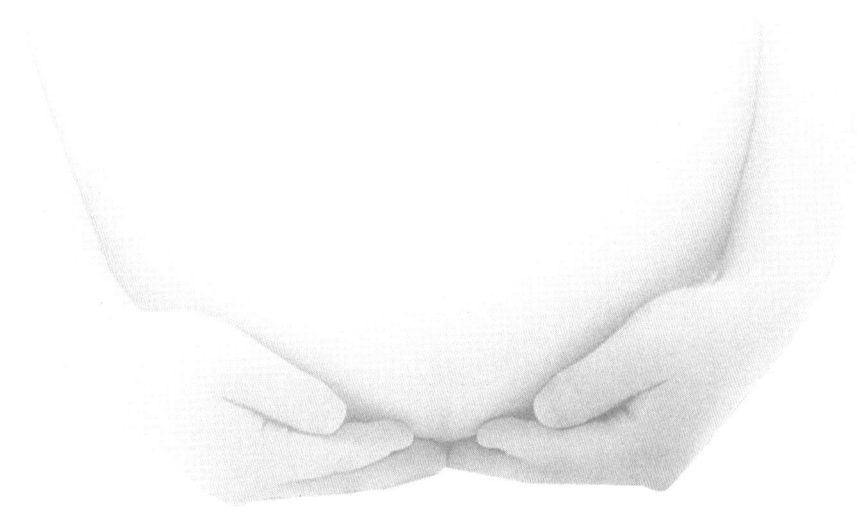

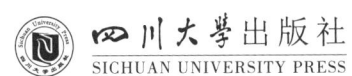

图书在版编目（CIP）数据

女性不孕症 / 罗利，欧阳运薇主编. -- 成都：四川大学出版社，2025.6. -- ISBN 978-7-5690-7496-3

Ⅰ.R711.6

中国国家版本馆CIP数据核字第2025EY6831号

| 书　　名：女性不孕症
|　　　　　　Nǚxing Buyunzheng
| 主　　编：罗　利　欧阳运薇

| 选题策划：曾　鑫　许　奕
| 责任编辑：许　奕
| 责任校对：倪德君
| 装帧设计：墨创文化
| 责任印制：李金兰

出版发行：四川大学出版社有限责任公司
　　　　　地　址：成都市一环路南一段24号（610065）
　　　　　电　话：（028）85408311（发行部）、85400276（总编室）
　　　　　电子邮箱：scupress@vip.163.com
　　　　　网　址：https://press.scu.edu.cn
印前制作：四川胜翔数码印务设计有限公司
印刷装订：成都市火炬印务有限公司

成品尺寸：185mm×260mm
印　　张：17
插　　页：5
字　　数：415千字

版　　次：2025年8月 第1版
印　　次：2025年8月 第1次印刷
定　　价：89.00元

本社图书如有印装质量问题，请联系发行部调换

版权所有 ◆ 侵权必究

扫码获取数字资源

四川大学出版社
微信公众号

目 录

第一章	排卵障碍性不孕	1
第一节	下丘脑性闭经	1
第二节	垂体性排卵障碍	3
第三节	卵巢性排卵障碍	5
第四节	其他内分泌疾病	8
第二章	输卵管性不孕	10
第一节	输卵管-卵巢周围粘连	11
第二节	输卵管近端阻塞	12
第三节	输卵管远端阻塞	14
第四节	输卵管绝育术后	16
第五节	输卵管微小病变	17
第三章	子宫性不孕	21
第一节	子宫生理	21
第二节	子宫内膜容受性	26
第三节	子宫发育异常	32
第四节	宫腔粘连与薄型子宫内膜	38
第五节	慢性子宫内膜炎	49
第六节	子宫内膜息肉	53
第七节	子宫内膜增生	58
第八节	子宫肌瘤	64
第九节	子宫腺肌病	71
第四章	子宫内膜异位症性不孕	83
第一节	流行病学、发病机制及病理	83
第二节	引起不孕的机制	88

第三节　临床表现 …… 91
　　第四节　诊断 …… 93
　　第五节　卵巢内异症的治疗 …… 96
　　第六节　卵巢子宫内膜异位囊肿性不孕的治疗 …… 101
　　第七节　深部浸润型子宫内膜异位症性不孕的治疗 …… 103
　　第八节　长期管理 …… 108
　　第九节　生育力保存 …… 114
　　第十节　结论 …… 116

第五章　子宫腺肌病性不孕 …… 122
　　第一节　发病机制及病理 …… 122
　　第二节　临床表现和分型 …… 124
　　第三节　诊断 …… 125
　　第四节　治疗 …… 127

第六章　免疫性不孕 …… 138
　　第一节　概述 …… 138
　　第二节　病因 …… 139
　　第三节　诊断 …… 142
　　第四节　治疗 …… 143
　　第五节　总结 …… 144

第七章　不明原因性不孕 …… 147
　　第一节　概述 …… 147
　　第二节　诊断 …… 148
　　第三节　治疗 …… 151
　　第四节　总结 …… 153

第八章　妇科恶性肿瘤保留生育力治疗 …… 156
　　第一节　卵巢恶性肿瘤保留生育力治疗 …… 156
　　第二节　宫颈癌保留生育力治疗 …… 165
　　第三节　早期子宫内膜癌保留生育力治疗 …… 174

第九章　辅助生殖技术 …… 184
　　第一节　发展概况 …… 184

第二节　女性不孕症的评估 …………………………………………………… 185
第三节　人工授精 ……………………………………………………………… 194
第四节　体外受精-胚胎移植 …………………………………………………… 203
第五节　卵胞质内单精子注射 ………………………………………………… 217
第六节　胚胎植入前遗传学检测 ……………………………………………… 224
第七节　胚胎冷冻与复苏移植 ………………………………………………… 231
第八节　辅助生殖技术的并发症及其处理 …………………………………… 236
第九节　辅助助孕人群的心理评估和干预 …………………………………… 248
第十节　辅助生殖伦理 ………………………………………………………… 251

附　图 …………………………………………………………………………… 257

第一章　排卵障碍性不孕

排卵障碍和盆腔因素是女性不孕症的主要病因，女性不孕症患者可能存在单独的不孕因素，也可能多种病因同时存在。排卵障碍占女性不孕的 25%～35%，常见病因：①下丘脑病变，如低促性腺激素性无排卵；②垂体病变，如高催乳素血症；③卵巢病变，如多囊卵巢综合征、早发性卵巢功能不全、卵巢抵抗等；④其他内分泌疾病，如先天性肾上腺皮质增生症、甲状腺功能异常等。

第一节　下丘脑性闭经

下丘脑是中枢神经系统（central nervous system，CNS）非常重要的组成部分，位于大脑的底部。下丘脑通过多种神经的联系在 CNS 和神经内分泌系统中起着关键作用。下丘脑分泌促性腺激素释放激素（gonadotropin releasing hormone，GnRH），通过调节促卵泡激素（follicle stimulating hormone，FSH）和黄体生成素（luteinizing hormone，LH）的分泌，调控卵巢功能。下丘脑的各种功能性疾病、器质性疾病及作用于该部位的外源性物质异常，将导致下丘脑合成和分泌 GnRH 缺陷、水平下降或脉冲异常，主要表现为低促性腺激素性闭经，少数为正常促性腺激素性闭经。

一、病因

（一）功能性

功能性下丘脑性闭经（functional hypothalamic amenorrhea，FHA）包括应激性闭经、消瘦性闭经及运动性闭经。

1. 应激性闭经：压力源激活下丘脑-垂体-肾上腺轴和自主神经系统，增加下丘脑促肾上腺皮质激素释放激素（corticotropin releasing hormone，CRH）、促肾上腺皮质激素（adrenocorticotropic hormone，ACTH）和肾上腺皮质醇的分泌。应激性闭经与环境应激源、某些人格特质和心理障碍相关。

2. 消瘦性闭经：热量摄入或吸收不足导致的低能量状态会抑制下丘脑—垂体—卵巢轴（hypothalamic-pituitary-ovarian axi，HPO），将能量从生殖系统转移到更重要的功能系统。饮食障碍特别是神经性厌食、特定疾病如乳糜泻等导致吸收不良，造成体脂过少，内脏脂肪瘦素分泌量下降，对下丘脑肽Y（neuropeptide Y，NPY）的抑制减弱，NPY升高导致下丘脑GnRH神经元功能抑制和闭经，引起FHA。

中枢神经对体重急剧下降极其敏感，1年内体重下降10%左右，即使仍在正常范围也可引起闭经。体重减轻10%~15%或体脂丢失30%时将出现闭经。

3. 运动性闭经：过度运动引起热量消耗过多，超过了摄入的能量，基础代谢率急剧增加等，增加FHA的发生风险。长期剧烈运动容易导致闭经，与患者心理背景、应激反应程度及体脂减少有关。初潮发生和月经维持有赖于一定比例的机体脂肪（17%~22%），肌肉/脂肪比值增加或总体脂肪减少，均可导致月经异常甚至闭经。

（二）特发性或基因缺陷性

1. 特发性（先天性）低促性腺激素性性腺功能减退（idiopathic/congenital hypogonadotropic hypogonadism，IHH/CHH）具有显著的临床、遗传异质性，有散发和家族聚集病例的报道。患者可仅表现为先天性GnRH缺乏、第二性征不发育、原发性闭经，也可合并其他发育异常，如唇裂或腭裂、牙齿发育不全、先天性听力障碍、肾发育不全、骨骼异常等。原发性闭经患者的激素测定表现为FSH和LH低，雌二醇（E_2）亦降低，GnRH刺激试验LH和FSH有反应，且排除下丘脑和垂体部位肿瘤后，方可诊断下丘脑性闭经。

2. Kallmann综合征属于单一GnRH缺乏，50%的IHH患者伴有嗅觉缺陷（缺失或减退）。

（三）器质性病变及炎症

器质性下丘脑性闭经由下丘脑肿瘤、炎症、创伤等引起，最常见的是颅咽管瘤，瘤体增大可压迫下丘脑和垂体柄引起闭经、生殖器萎缩、肥胖、颅内压增高、视力障碍等。

（四）药物或外源性内分泌干扰物

长期使用抑制中枢或下丘脑的药物，如抗抑郁药物、抗精神病药物、口服避孕药、GnRH激动剂或拮抗剂等，可导致闭经。外源性内分泌干扰物，如双酚A、多氯联苯等，可影响GnRH神经元活性和神经肽系统，也可导致闭经。药物性闭经通常是可逆的，停药后3~6个月月经多能自行恢复。

二、诊断

下丘脑性闭经以继发性闭经为主，常有明确诱因，诊断时需先仔细询问病史，寻找原因。而特发性或基因缺陷性表现为原发性闭经并且无性征发育，Kallmann综合征有嗅觉缺陷。

(一) 病史

详细询问月经史,包括初潮年龄、月经周期、经期、经量、闭经期限及伴随症状等。发病前有无明确诱因,如精神心理因素、环境改变、体重变化、饮食习惯、剧烈运动、既往疾病及服药情况、职业等。

(二) 体格检查

检查全身发育情况,包括智力、身高、体重、第二性征发育情况,有无畸形,有无嗅觉缺陷,观察患者精神状态、智力发育、营养和健康情况。妇科检查时注意有无生殖器发育异常,确定内生殖器发育情况。

(三) 辅助检查

1. 对于育龄女性闭经首先需排除妊娠:病变部位在下丘脑,下丘脑GnRH合成和分泌缺陷或水平下降,FSH、LH分泌功能低下,需要通过垂体兴奋试验证明病变部位。
2. 盆腔超声检查:观察盆腔有无子宫,子宫形态、大小、内膜厚度;卵巢大小、形态及卵泡等。

三、治疗

针对病因进行治疗。对于已解除诱因,仍无法恢复排卵的患者应首选脉冲式GnRH泵治疗,诱发更接近生理状态的排卵周期,以减少卵巢过度刺激综合征(ovarian hyperstimulation syndrome,OHSS)及多胎妊娠。

1. 功能性:解除诱因,大部分患者可在不用药的情况下自行恢复月经,逐渐恢复排卵。
2. 药物性:药物性闭经通常是可逆的,停药后3~6个月月经及排卵多能自行恢复。
3. 颅咽管瘤一经诊断,应立即考虑手术切除与放疗。

第二节 垂体性排卵障碍

垂体器质性或功能性病变可影响促性腺激素的分泌,继而影响卵巢功能导致排卵障碍,甚至闭经。

一、垂体梗死

席恩综合征（Sheehan syndrome）是典型的垂体功能减退的垂体性闭经，特发于产后大出血和休克。

（一）发病原因

妊娠期垂体发生生理性增生肥大，催乳素细胞增生，血供增加，为分泌后哺乳做好准备，到分娩期达高峰，因此垂体对缺血、缺氧十分敏感。当分娩后发生大出血与休克时，全身循环衰竭，累及垂体导致垂体缺血坏死，尤其是垂体前叶（腺垂体），从而影响靶腺功能。垂体前叶在下丘脑的调控下调节其靶腺器官，包括性腺、肾上腺、甲状腺，故垂体前叶坏死将影响靶腺器官功能。

（二）临床表现

垂体前叶功能低下的临床表现主要取决于垂体组织坏死的程度。缺乏的激素不同，临床表现有所不同。

1. 促性腺激素分泌不足：表现为无卵泡发育、雌激素水平低、长期闭经、乳房与生殖器官萎缩、产后无乳汁分泌、性欲低落、记忆力减退等。
2. 促肾上腺皮质激素分泌不足：表现为全身乏力、免疫力差、食欲低下、易恶心呕吐、低血压、面色苍白、水肿、消瘦、脱发等。
3. 促甲状腺激素分泌不足：表现为畏寒、苍白、皮肤粗糙、表情淡漠、反应迟钝等。
4. 催乳素不足：产后乳汁分泌少或无乳汁分泌。
5. 生长激素不足：主要表现为易发生低血糖。

（三）诊断

有产后大出血及休克的患者，出现相应激素缺乏的临床表现即可诊断。需进一步对累及的性腺、肾上腺、甲状腺进行激素测定，从而了解功能状态。

（四）预防和治疗

1. 预防：做好产检，及时发现可能会导致产后大出血的高危因素，提前干预，避免休克发生。对于产时、产后可能发生大出血的高危患者，要及时转至有诊治条件的上级医院进行救治。
2. 治疗：该病涉及多个内分泌腺体的功能，需多科协调治疗。腺体功能明显减退者应及时补充激素至正常腺体水平。对于产后时间短者，可先给予中西药支持治疗，待一定时间后功能可能自行恢复。过早或大剂量补充激素可能影响腺体自然恢复。若累及靶腺多、程度重，需使用激素替代治疗，以减轻症状，恢复劳动力及预防危象发生。

肾上腺功能减退者常使用泼尼松，剂量以 5.0~7.5mg/d 为宜。按照皮质激素昼夜分泌规律,清晨服用 2/3,午后服用 1/3。如遇到发热、感染、手术或创伤等,需要增加剂量,在应激状态改善后再将泼尼松逐渐减量至维持剂量。性腺功能减退者可用雌激素、孕激素及雄激素替代治疗。替代方案多样,根据患者检查结果及有无禁忌证提供个性化治疗方案。甲状腺功能减退者应加用甲状腺片。

席恩综合征患者若有生育需求,可使用促性腺激素诱导排卵,因该类患者卵巢内仍有卵子,故妊娠成功率较高,同时再妊娠对该类患者垂体细胞再生有较大好处。

二、垂体肿瘤

垂体肿瘤是垂体性闭经的常见原因之一,主要按照分泌激素分类。

1. 催乳素腺瘤:妇科内分泌疾病中最常见的垂体肿瘤,表现为闭经、泌乳与高催乳素血症。

2. 生长激素腺瘤:分泌过多生长激素,儿童期表现为巨人症,成年后表现为肢端肥大症。一般生长激素过多较少影响生殖激素,多数人仍能生育,偶可出现排卵障碍、闭经、不孕等。

3. 促肾上腺皮质激素腺瘤:分泌过多促肾上腺皮质激素导致库欣综合征,患者可能出现闭经、排卵障碍、不孕等。

4. 促性腺激素腺瘤:FSH 与 LH 肿瘤除闭经外无明显其他特征,一般在术后通过病理检查确诊。临床表现有垂体微腺瘤或大腺瘤。

5. 促甲状腺激素腺瘤:具有促甲状腺与催乳素分泌的功能,临床表现有甲状腺功能亢进与泌乳等。

6. 混合型垂体腺瘤:有时垂体腺瘤由几种不同的组织细胞组成,如催乳素细胞和生长激素细胞肿瘤。

对于垂体性闭经应行 MRI 或 CT 检查判断有无垂体肿瘤。

三、空蝶鞍综合征(empty sella syndrome)

因蝶鞍隔先天性发育不全、肿瘤或手术破坏,使脑脊液流入蝶鞍的垂体窝,导致蝶鞍扩大,垂体受压缩小。垂体柄受脑脊液压迫而使下丘脑与垂体间的门脉循环受阻,出现闭经、泌乳和高催乳素血症。MRI 或 CT 检查可在扩大的垂体窝中见到萎缩的垂体和低密度的脑脊液。

第三节 卵巢性排卵障碍

卵巢是提供卵子和分泌性激素的器官。卵泡周期性发育、长大,优势卵泡排出。卵巢可能由于先天或后天多种因素出现卵子耗竭,导致排卵障碍及闭经。

一、原发性卵巢型闭经

(一) 先天性性腺发育不全

1. 性染色体异常：Turner 综合征 45,X 嵌合与 X 部分缺失等，卵巢无卵子；XO/XY 性腺发育不全，多数无卵子。
2. 性染色体正常型：46,XX 或 46,XY 单纯性腺发育不全，无卵子，女性表型，性征幼稚。

(二) 酶缺陷型（17α-羟化酶、芳香化酶等缺乏）

患者卵巢内有许多始基卵泡、窦前卵泡和极少数小窦卵泡，但由于酶缺陷，雌激素合成障碍，导致低雌激素血症及 FSH 反馈性升高；临床表现为原发性闭经、性征幼稚。性染色体可为 46,XX 或 46,XY。

(三) 卵巢抵抗综合征（ovarian resistance syndrome）

卵巢内有始基卵泡，但对促性腺激素无反应，无卵泡发育。卵巢内呈局灶性或弥漫性透明变性。表现为原发性闭经，第二性征发育差，阴毛、腋毛少或无，无明显乳房发育。腹腔镜检查发现卵巢小，活检有始基卵泡，雌激素水平低，促性腺激素水平高，性染色体为 46,XX。

原发性卵巢型闭经患者几乎无自然妊娠的可能，部分患者在雌孕激素作用下来月经，这部分患者可考虑赠卵及体外受精-胚胎移植（IVF-ET）以完成生育。

二、继发性卵巢型闭经

卵巢早衰（premature ovarian failure，POF）是指 40 岁前由于卵巢内卵泡耗竭或医源性损伤导致卵巢功能衰竭。病因包括遗传因素、自身免疫性疾病、医源性损伤（放化疗、手术所致的卵巢功能损伤）。

1. 临床表现：以低雌激素及高促性腺激素为特征，表现为继发性闭经，常伴围绝经期症状。患者青春期发育正常，亦可先生育子女再出现早绝经，或发育正常，早绝经，婚后不孕。
2. 诊断：年龄<40 岁，E_2 水平低，FSH>40IU/L。
3. 治疗：若无生育需求，采用绝经妇女激素替代治疗以预防绝经后并发症。若有生育需求，可考虑赠卵及 IVF-ET 以完成生育。

三、卵巢功能性肿瘤

分泌雄激素的卵巢支持细胞-间质细胞瘤产生过量雄激素抑制下丘脑-垂体-卵巢

轴功能导致闭经。分泌雌激素的卵巢颗粒-卵泡膜细胞瘤持续分泌雌激素抑制排卵，使子宫内膜持续增生导致闭经。

1. 临床表现：卵巢颗粒-卵泡膜细胞瘤因能分泌雌激素，青春期前患者可出现性早熟，育龄患者出现月经紊乱，绝经后患者表现为不规则阴道出血，常合并子宫内膜增生，甚至子宫内膜癌。卵巢支持细胞-间质细胞瘤又称睾丸母细胞瘤，因分泌过量雄激素，患者临床表现为男性化，有多毛、声音嘶哑、痤疮、喉结增大、阴蒂肥大等。

2. 治疗：良性的卵巢功能性肿瘤可行卵巢肿瘤剔除术或患侧附件切除术，恶性的卵巢功能性肿瘤的治疗同卵巢上皮性癌。对于有生育需求的患者，术前可积极评估卵巢储备功能，必要时可采用取卵、冻卵、冻胚胎等方法保留生育力。

四、多囊卵巢综合征（polycystic ovary syndrome，PCOS）

PCOS是以慢性无排卵、闭经或月经稀发、高雄激素血症或高雄激素症状（多毛、痤疮等）、卵巢多囊样改变为临床特征的综合征。

1. 临床表现：月经失调为最主要的症状，多表现为月经稀发或闭经。育龄女性因排卵障碍导致不孕。多毛、痤疮是高雄激素血症最常见的表现，患者可出现不同程度的多毛，以阴毛为主，阴毛浓密且呈男性倾向，上唇和（或）下颌、乳晕周围出现长毛等。患者有脂溢性皮肤及痤疮；50%以上患者伴有肥胖，且呈腹部肥胖型（腰围/臀围≥0.8）。部分患者在阴唇、颈背部、腋下、乳房下和腹股沟等皮肤皱褶部位出现灰褐色色素沉着，呈对称性，皮肤增厚。

2. 诊断：PCOS的诊断是排除性诊断。根据《2018年多囊卵巢综合征中国诊疗指南》，月经稀发或闭经或不规则子宫出血是PCOS诊断的必需条件。另外再符合下列2项中的1项：① 高雄激素临床表现或高雄激素血症；② 超声下表现为多囊卵巢（polycystic ovarian morphology，PCOM），一侧或双侧卵巢内直径2~9mm的卵泡数≥12个，和（或）卵巢体积≥10mL。

3. 治疗：

1）生活方式干预是PCOS患者首选的治疗方式，尤其对合并超重或肥胖的PCOS患者，包括饮食控制、运动及行为干预。

2）短效复方口服避孕药（combined oral contraceptice，COC）可调整月经周期、降低高雄激素水平。

3）降低高胰岛素水平常用二甲双胍，尤其是对于PCOS伴胰岛素抵抗的不孕患者。二甲双胍可通过降低血胰岛素水平纠正患者高雄激素状态、改善卵巢排卵、提高促排卵治疗效果。

4）诱发排卵：

（1）克罗米芬（CC）为PCOS诱导排卵的传统一线用药。常用的方案为月经第2~5天开始，50mg/d，最大剂量可增至150mg/d。在使用克罗米芬的过程中注意避免OHSS的发生。

（2）来曲唑为PCOS诱导排卵的一线用药，且OHSS发生风险比CC低。常用方案为月经第 2~5 天开始，2.5mg/d，共 5 天；如无排卵则每周期增加 2.5mg，最大剂量为 7.5mg/d。

（3）促性腺激素：常用的促性腺激素包括人绝经促性腺激素（hHMG）、高纯度 FSH（HP-FSH）、基因重组 FSH（rFSH）。

（4）腹腔镜卵巢打孔术（laparoscopic ovarian drilling, LOD）适用于 CC 抵抗、来曲唑治疗无效、LH 分泌过多的 PCOS 不孕患者。建议在腹腔镜下对每侧卵巢打孔，以 4 个为宜，避开卵巢门，据统计可获得 90% 的排卵率和 70% 的妊娠率。LOD 可能出现治疗无效、盆腔粘连及卵巢功能减退。

5）IVF-ET：PCOS 不孕患者的三线治疗方案。PCOS 患者经上述治疗无效或合并其他不孕因素时，可采用 IVF-ET。

第四节 其他内分泌疾病

生殖内分泌系统是一个完整的系统，但也受其他系统的影响，最明显的是肾上腺和甲状腺，当这两个器官发生病变时，生殖内分泌系统可受到影响从而导致月经紊乱、排卵障碍或闭经。

一、肾上腺疾病

1. 先天性肾上腺皮质增生症（congenital adrenal hyperplasia, CAH）：属于常染色体隐性遗传病，由肾上腺皮质类固醇合成过程中各种酶缺乏所致，以皮质类固醇合成障碍为主要特征，全球发病率为 1/18000~1/14000。常见 21-羟化酶和 11β-羟化酶缺乏。由于酶缺乏，皮质醇合成减少，使 ACTH 反应性增加，刺激肾上腺皮质增生和肾上腺合成雄激素增加。因有不同程度的高雄激素血症，可导致女性患者性早熟、闭经、喉结增大、声音变粗及阴蒂增大等。染色体核型为 46,XX 和 46,XY 的患者均按女性生活。46,XX 患者有子宫，人工周期可月经来潮，但无自然妊娠的可能，需赠卵及 IVF-ET。

2. 原发性肾上腺皮质功能减退症（Addison disease, AD）：肾上腺各种病变使肾上腺皮质产生糖皮质激素、盐皮质激素、性激素不足，临床表现为疲劳、体重减轻、电解质紊乱、月经紊乱、不孕、闭经等。

3. 库欣综合征（Cushing syndrome）：又称皮质醇增生症，是由肾上腺皮质分泌过量的皮质醇所致。典型的临床表现为面部潮红、满月脸、向心性肥胖、月经紊乱、不孕、多毛、闭经等。

二、甲状腺疾病

甲状腺功能亢进（甲亢）：80%以上的甲亢由毒性弥漫性甲状腺肿（Graves disease，GD）引起，临床症状主要为心悸、震颤、食欲增加但体重仍减轻，多数患者会出现突眼、眼睑水肿、月经减少或闭经。

甲状腺功能减退（甲减）：由甲状腺激素合成和分泌减少或组织作用减弱导致的全身代谢减低综合征。症状以代谢率减低和交感神经兴奋性下降为主，女性患者可能出现月经稀发或闭经、不孕等。

对于其他内分泌疾病导致的卵巢排卵障碍及不孕，建议积极寻找原发病因，至内分泌科进行原发病治疗，部分患者原发病改善后能恢复自行排卵及妊娠。若无法恢复，可积极促排，必要时行 IVF-ET。

主要参考文献

[1] 中华医学会妇产科学分会内分泌组. 闭经诊断与治疗指南（试行）[J]. 中华妇产科杂志，2011，46（9）：712-716.

[2] BOEHM U, BOULOUX P M, DATTANI M T, et al. Expert consensus document: European Consensus Statement on congenital hypogonadotropic hypogonadism: pathogenesis, diagnosis and treatment [J]. Nat Rev Endocrinol, 2015, 11 (9): 547-564.

[3] 中国医师协会内分泌代谢科医师分会. 促性腺激素释放素（GnRH）脉冲治疗专家共识（草案）[J]. 中华内分泌代谢杂志，2016，32（8）：628-633.

[4] MARTIN K A, HALL J E, ADAMS J M, et al. Comparison of exogenous gonadotropins and pulsatile gonadotropin-releasing hormone for induction of ovulation in hypogonadotropic amenorrhea [J]. J Clin Endocrinol Metab, 1993, 77 (1): 125-129.

[5] 中华医学会妇产科学分会内分泌学组及指南专家组. 多囊卵巢综合征中国诊疗指南[J]. 中华妇产科杂志，2018，53（1）：2-6.

[6] SPEISER P W, ARLT W, AUCHUS R J, et al. Congenital adrenal hyperplasia due to steroid 21-hydroxylase deficiency: an Endocrine Society Clinical Practice Guideline [J]. J Clin Endocrinol Metab, 2018, 103 (11): 4043-4088.

[7] 孙博文，冯铭，张家亮，等. 库欣病临床诊断研究进展[J]. 中国现代神经疾病杂志，2020，20（3）：162-165.

[8] 中华医学会内分泌学分会. 成人甲状腺功能减退症诊治指南[J]. 中华内分泌代谢杂志，2017，33（2）：167-180.

第二章 输卵管性不孕

输卵管为一对细长而弯曲的肌性管道,为卵子与精子结合及运送受精卵的通道。输卵管紧邻卵巢,长8~14cm。输卵管根据形态由内向外分为4部分:①间质部(输卵管子宫部),长约1cm,位于子宫壁内,管腔最细;②峡部,位于间质部外侧,长2~3cm,亦是结扎的主要部位。③壶腹部,在峡部的外侧,壁薄,管腔较宽大,内含丰富的皱襞,长5~8cm,受精常发生于此。④伞端,位于输卵管最外端,长1.0~1.5cm,开口于腹腔,具有拾卵的作用。

输卵管壁最外层为浆膜层,中间层为平滑肌层,当收缩时能协助拾卵、运送受精卵、阻止经血逆流及宫腔内感染向腹腔扩散。内层为黏膜层,由柱状上皮覆盖,黏膜层内纤维细胞的纤毛摆动能协助运送受精卵。输卵管内平滑肌层的收缩及黏膜层内纤毛摆动均随激素周期性变化而变化。卵巢由外侧的骨盆漏斗韧带和内侧的卵巢固有韧带悬于盆壁与子宫之间,借输卵管系膜与输卵管相连。卵巢是女性的性腺,能产生及排出卵子,并分泌甾体激素。卵巢在垂体促性腺激素作用下排出成熟卵泡,经输卵管伞拾卵,若卵子受精,受精卵在输卵管壁蠕动及输卵管黏膜纤毛运动等协同作用下在输卵管内向子宫方向移动,并最终进入宫腔着床。因此,输卵管管腔阻塞(梗阻)、粘连以及输卵管卵巢周围粘连势必将导致输卵管伞拾卵障碍、输卵管运送受精卵受阻等,最终导致不孕或输卵管妊娠。子宫、输卵管及卵巢的示意图见图2-1。

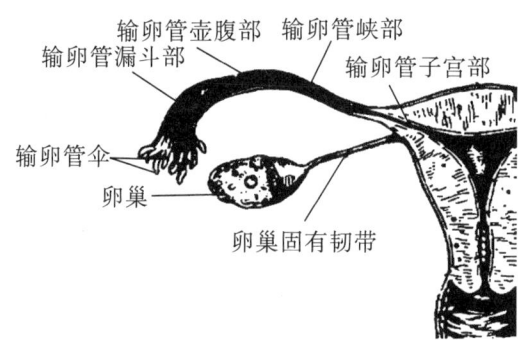

图2-1 子宫、输卵管及卵巢的示意图

输卵管性不孕占女性不孕的25%~35%,是女性不孕最主要的病因之一。输卵管病变包括输卵管近端阻塞、远端阻塞、全程阻塞,以及输卵管周围炎、输卵管功能异常和先天性输卵管畸形。

输卵管性不孕的高危因素包括盆腔炎性疾病、异位妊娠史、盆腹部手术史、阑尾炎、宫腔操作史、子宫内膜异位症（内异症）。判断输卵管病变的部位和类型尤为重要。判断输卵管通畅性的方法包括以下几种：

1. 子宫输卵管造影（hysterosalpingography，HSG）：诊断输卵管通畅性的首选方法。HSG廉价、方便，可以检查输卵管近端及远端有无阻塞、阻塞的部位，了解输卵管管腔通畅情况及细节，评估输卵管周围的炎症粘连情况。据文献报道，HSG的灵敏度为53%~94%，特异度为87%~92%。HSG的缺点是对输卵管近端阻塞灵敏度不高。

2. 超声子宫输卵管造影（hysterosalpingo-contrast sonography，HyCoSy）：对输卵管通畅性诊断的灵敏度和特异度分别为92%和91%，但其检查准确程度对超声医生的依赖性较大，相对于HSG，HyCoSy无放射性，对子宫黏膜下肌瘤、子宫内膜息肉、宫腔粘连等疾病的诊断灵敏度更高。因此，怀疑有子宫内膜病变或对HSG放射性有顾虑患者可选择有经验的超声医生行HyCoSy。

3. 宫腔镜下输卵管插管通液：宫腔镜下输卵管插管通液可以对HSG提示的输卵管近端阻塞进行确认和排除。对于合并宫腔病变的患者可选择宫腔镜下输卵管插管通液，既可直接观察患者宫腔情况并在检查的同时给予治疗，又可评估输卵管的通畅性。

4. 腹腔镜下亚甲蓝通液：腹腔镜检查是输卵管病变的确诊方法，对同时合并生殖系统病变需要腹腔镜手术处理的患者可选择腹腔镜下亚甲蓝通液作为检查输卵管病变及通畅性的手段。腹腔镜诊断有3%的假阳性率。因价格昂贵，且需要住院及可能出现的手术并发症等，腹腔镜检查只能作为输卵管不孕的二线诊断方法。

5. 输卵管镜检查：输卵管镜可用于了解输卵管内部的黏膜情况，配合腹腔镜可以更全面地评估输卵管功能。但因输卵管镜对设备要求高，价格昂贵，且缺乏统一的镜下输卵管病变的评价标准，临床应用少。

通过输卵管通畅性检查发现输卵管病变的部位后，临床医生结合病变特征、患者年龄、卵巢功能及患者个人意愿等，提出个体化治疗方案。

第一节 输卵管-卵巢周围粘连

一、临床表现和辅助检查

患者可能有原发或继发不孕，可能伴有人流或清宫史、盆腔炎、盆腔手术等既往史，伴或不伴不规则下腹痛、阴道分泌物异常等症状。

辅助检查：子宫输卵管造影发现双侧输卵管通畅，输卵管伞端周围造影剂弥散不均匀，或者成团。

二、治疗

1. 对于高龄或卵巢功能下降或合并其他不孕因素的患者推荐行 IVF。
2. 对于丈夫精液异常（如严重弱精、少精、无精等）的患者推荐行人工授精或 IVF。
3. 对于卵巢储备功能正常、不合并其他不孕因素的输卵管－卵巢周围粘连患者建议手术治疗。

三、手术注意事项

1. 推荐选择腹腔镜手术而非开腹手术。腹腔镜术后妊娠率不低于开腹手术，且具有术后粘连少、恢复快的优点。
2. 手术治疗包括盆腔粘连分离、输卵管伞端整形。
3. 术中尽量使用冷刀锐性分离粘连，充分松解输卵管与卵巢之间的粘连带，恢复输卵管、卵巢及与周围盆腔的正常解剖关系。若输卵管伞周粘连重，需要外翻输卵管伞黏膜，则将黏膜外翻后予 4-0 可吸收线缝合固定外翻的黏膜，将外翻的黏膜完全覆盖输卵管浆膜，以达到预防再次粘连的目的。
4. 为了减少术后粘连的发生，术中尽可能减少能量器械的使用，并间断使用生理盐水或乳酸林格液湿润术野。尚无证据表明术中使用防粘连材料可以提高术后妊娠率。

四、术后妊娠情况

据文献报道，轻度的输卵管－卵巢周围粘连或伞端缩窄经粘连分离和伞端修复整形后自然妊娠率可高达 50%。四川大学华西第二医院回顾性调查 259 例输卵管不孕患者腹腔镜治疗后的妊娠情况，结果显示，单纯输卵管周围粘连松解术后妊娠率为 56.8%。输卵管手术后累积妊娠率在 1 年内上升最快，2 年内到达平台期。因此患者术后尝试自然妊娠的最佳时机为 1 年内，若超过 1 年仍不孕则推荐行 IVF，2 年仍不孕则强烈推荐行 IVF。

第二节　输卵管近端阻塞

输卵管近端阻塞约占输卵管不孕的 10%～25%，阻塞的原因包括黏液栓、不规则细胞碎片和子宫输卵管口痉挛，一般治疗结局较好。也可能是峡部结节性输卵管炎和盆腔炎性疾病或内异症引起的纤维化造成真性解剖意义的阻塞。

一、临床表现和辅助检查

患者主要因原发或继发不孕就诊,HSG 检查(图 2-2)或 HyCoSy 检查发现一侧或者双侧输卵管均未显影。

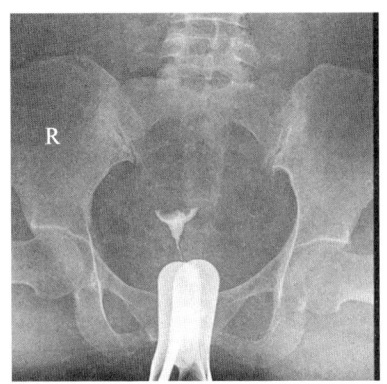

图 2-2 HSG 检查双侧输卵管均未显影

二、治疗

1. 对于双侧输卵管近端阻塞患者推荐直接行 IVF。
2. 对于卵巢储备功能正常、不合并其他不孕因素的单侧输卵管近端阻塞患者,可考虑先促排卵人工授精,综合患者个体情况,若 1~3 个周期未妊娠可推荐行 IVF。
3. 对于卵巢储备功能正常、不合并其他不孕因素的单侧输卵管近端阻塞患者,亦可考虑行手术治疗。

三、手术注意事项

1. 手术方式为输卵管插管疏通术。可在 X 线透视下、超声引导下或宫腹腔镜联合下完成。
2. 腹腔镜监视下输卵管插管疏通术损伤较小,并且可同时处理盆腔及输卵管远端病变,且术后妊娠率最高,因此对于单侧输卵管近端阻塞选择手术的患者推荐宫腹腔镜联合下插管疏通术。
3. 输卵管插管疏通的复通率为 85%,术中穿孔率为 3%~11%,约 1/3 的输卵管会在疏通术后半年内重新阻塞,因此若输卵管插管疏通术后 6 个月未孕推荐行 IVF。
4. 手术过程中注意先插粗导管,若粗导管无法插通,再使用细导丝,动作轻柔,忌动作粗暴,否则容易导致输卵管穿孔。手术医生及助手必须熟练掌握导管及导丝的安装操作。

四、术后妊娠情况

输卵管近端阻塞插管疏通术后的总体妊娠率为 25%～30%，异位妊娠率为 3%～5%，插管疏通术复通后 6 个月妊娠率进入平台期，因此若插管疏通术后 6 个月未孕可积极推荐行 IVF。对于峡部结节性输卵管炎和输卵管纤维化性阻塞，93% 的患者无法再通，故对该类患者推荐直接行 IVF。

第三节　输卵管远端阻塞

输卵管远端阻塞的治疗策略主要根据手术中所见输卵管的病损程度及分级评分制定。常用的评估工具是美国生殖医学协会输卵管远端阻塞评分表（表 2-1）。该评分表根据腹腔镜术中所见输卵管远端病变和盆腔粘连情况进行评分。

表 2-1　美国生殖医学协会输卵管远端阻塞评分表

评估项目		项目标准描述		
远端壶腹部	直径	<3cm	3～5cm	>5cm
	左	1	4	6
	右	1	4	6
输卵管	管壁厚度	正常/薄	中等厚度/水肿	厚/僵硬
	左	1	4	6
	右	1	4	6
造口处	黏膜皱褶	正常/>75%存在	35%～75%存在	<35%存在
	左	1	4	6
	右	1	4	6
粘连	范围	无/小范围/轻度	中度	广泛
	左	1	3	6
	右	1	3	6
粘连	类型	无/膜状	中度致密	致密
	左	1	2	4
	右	1	2	4

注：轻度，1～8 分；中度，9～10 分；重度，>10 分。

一、临床表现和辅助检查

患者主要因原发或继发不孕就诊，HSG 检查（图 2-3、图 2-4）或 HyCoSy 检查发现一侧或者双侧输卵管远端阻塞或积水。

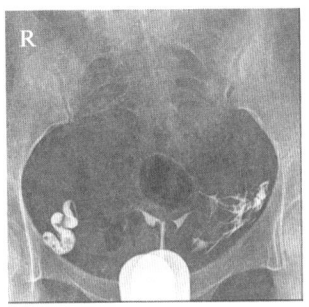

图 2-3　HSG 检查示右侧输卵管远端积水

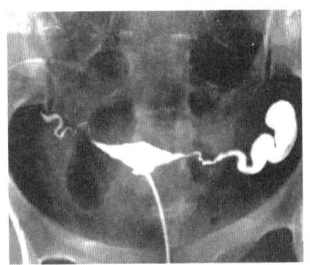

图 2-4　HSG 检查示左侧输卵管远端积水，右侧输卵管远端阻塞

二、治疗

1. 术中根据美国生殖医学协会输卵管远端阻塞评分表进行严重程度分级，严重程度分级对于治疗策略的选择和手术治疗的预后评估非常重要。
2. 输卵管远端阻塞的手术方式由手术治疗的预后情况决定。
3. 对于轻度的输卵管远端积水或伞端粘连，可选择输卵管造口或伞端扩大整形术。
4. 对于重度输卵管远端阻塞或积水，推荐行输卵管切除或近端结扎、远端造口术，后续再行 IVF。
5. 若输卵管远端阻塞手术治疗后 1 年未妊娠，推荐行 IVF。

三、手术注意事项

1. 因腹腔镜手术术后妊娠率高于开腹手术，且术后粘连少、恢复快，建议腹腔镜下进行输卵管远端阻塞积水手术。
2. 术中尽量冷刀锐性分离粘连，利用输卵管加压通液在远端薄弱渗液处钝性加锐性扩大闭锁处，将输卵管伞端外翻并缝合，务必将伞端黏膜完全覆盖浆膜，避免伞端再次积水或阻塞。

3. 为了减少术后粘连的发生，术中尽可能减少能量器械的使用，并间断使用生理盐水或乳酸林格液湿润术野。尚无证据表明术中使用防粘连材料可以提高术后妊娠率。

四、术后妊娠情况

轻度输卵管伞端缩窄、阻塞或积水经粘连分离和伞端修复整形后自然妊娠率可到50%，重度输卵管远端阻塞腹腔镜下表现为输卵管管腔明显扩张、管壁增厚纤维化、伞端纤毛缺失和管周广泛致密粘连，术后宫内妊娠率为0~22%。因此若术中发现重度输卵管远端阻塞，建议行输卵管切除或近端结扎后行IVF。对中度输卵管病损患者术后妊娠率的报道极少，尚无推荐意见。

第四节　输卵管绝育术后

输卵管绝育术后2%~13%的患者后悔，其中1%~3%的患者要求行输卵管复通术。输卵管复通术具有术后妊娠率高、花费少、可重复妊娠等优点，但行输卵管复通术前手术医生需评估患者是否具备输卵管复通条件，且该手术对手术医生的能力及技巧有一定要求，在术前手术医生应进行充分全面的评估。

一、治疗

1. 输卵管绝育术后患者可选择输卵管吻合术或IVF。
2. 推荐高龄、合并其他不孕因素的患者直接行IVF。
3. 输卵管吻合术需要医生具有较高的手术水平，术前应充分告知患者输卵管吻合术和IVF各自的成功率和风险。

二、复通条件

1. 无男方因素，女方卵巢储备及排卵功能正常，子宫及内膜正常，排除女方不宜妊娠的疾病。
2. 据统计，患者年龄与术后妊娠率有明显相关性。<35岁，术后妊娠率约为79.89%；35~40岁，术后妊娠率为66.08%；>40岁，术后妊娠率为49.32%。
3. 关于绝育术至复通术的时间间隔，有文献报道：绝育术<8年，复通术后妊娠率为87.2%；绝育术≥8年，复通术后妊娠率约为65.2%。
4. 术中发现剩余的输卵管长度<4cm，妊娠结局差甚至无妊娠；剩余的输卵管长度≥7cm，术后妊娠率更高。因此若术中发现输卵管长度<4cm或输卵管卵巢明显粘连

或合并Ⅲ~Ⅳ期内异症，可放弃手术直接行 IVF。

5. 输卵管夹结扎吻合术后宫内妊娠率明显高于结扎、电凝阻断或其他不明方式的绝育手术。

三、手术技巧及注意事项

1. 尽量用剪刀处理断端，减少能量器械的使用，双极止血，保证术野清晰。
2. 术中使用亚甲蓝检测吻合处近端、远端输卵管通畅性。
3. 吻合第一针用 6-0 可吸收线从远端输卵管的 6 点方向进针，全层缝合，保证线结打在管腔外。
4. 吻合第二针从近端输卵管 3 点方向进针，全层缝合。
5. 吻合第三针从近端输卵管 9 点方向进针，全层缝合。
6. 通亚甲蓝检测伞端有无亚甲蓝流出及吻合口有无明显渗液。
7. 若吻合成功及吻合口无明显渗液，则缝合吻合处浆膜层。

四、术后妊娠情况

据文献报道，输卵管绝育术后实施吻合术可获得 42%~69% 的妊娠率，异位妊娠率为 4%~13%。四川大学华西第二医院回顾性调查 173 例行输卵管吻合术的患者，术后两年的累积妊娠率为 61.8%，异位妊娠率为 17.9%。

第五节　输卵管微小病变

输卵管微小病变指输卵管解剖结构的细微变化，包括输卵管副伞、附属输卵管、输卵管憩室、输卵管副开口、输卵管卷曲、输卵管系膜囊肿等。不孕症患者输卵管微小病变的发生率高于正常人。

有文献报道，输卵管微小病变常与内异症同时存在，故认为其可能与内异症相关。

一、治疗

1. 腹腔镜是治疗输卵管微小病变的首选方式，可根据不同的输卵管微小病变采取不同的治疗方式。
2. 输卵管微小病变可能影响妊娠，行腹腔镜下输卵管微小病变手术后可提高妊娠率。
3. 大部分输卵管微小病变无法通过常规子宫输卵管造影明确，多在腹腔镜探查术中发现。

二、手术技巧及注意事项

1. 输卵管系膜囊肿剥除术中尽量远离输卵管侧打开输卵管浆膜层，暴露系膜囊肿，完整剥除。若囊肿过大，建议剥除术后予可吸收线缝闭系膜腔，并避免在缝合过程中引起输卵管扭曲。
2. 输卵管憩室手术需使用亚甲蓝通输卵管暴露憩室位置，快速使用双极电凝让憩室处浆膜层收缩，然后使用可吸收线间断缝合加固。
3. 输卵管副开口实质为输卵管远端局部浆膜缺损，管腔内黏膜外露，手术中先使用双极快速电凝缺损浆膜处黏膜减少出血，用剪刀剪掉外露黏膜，然后使用 6-0 可吸收线间断缝闭缺损处浆膜。

三、术后妊娠情况

输卵管微小病变手术治疗的预后证据较少，有文献报道女性不孕腹腔镜探查术中发现 21 例（1.9%）输卵管副伞，19 例合并盆腔内异症，整形术后妊娠率为 66.7%，这种改善可能亦与内异症病灶处理有关。

主要参考文献

[1] HONORE G M, HOLDEN A E, SCHENKEN R S. Pathophysiology and management of proximal tubal blockage [J]. Fertil Steril, 1999, 5: 785-795.

[2] FARHI J, HOMBURG R, BEN-HAROUSH A. Male factor infertility may beasociated with a low risk for tubal abnormalities [J]. Reprod Biomed Online, 2011, 22: 335-340.

[3] LUTJEBOER F Y, VERHOEVE H R, VAN DESEL H J, et al. The value of medical history taking as risk indicator for tuboperitoneal pathology: a systematic review [J]. BJOG, 2009, 116: 612-625.

[4] BROEZE K A, OPMEER B C, VAN G N, et al. Are patient characteristics associated with the accuracy of hysterosalpingography in diagnosing tubal pathology? An individual patient data meta-analysis. [J]. Hum Reprod Update, 2011, 17 (3): 293.

[5] MAHEUX-LACROIX S, BOUTIN A, MOOR L, et al. Hysterosalpingosonography for diagnosing tubal occlusion in subfertile women: a systematic review with meta-analysis [J]. Hum Reprod, 2014, 29 (5): 953-963.

[6] WANG Y, QIAN L. Three- or four-dimensional hysterosalpingo contrast sonography for diagnosing tubal patency in infertile females: a systematic review with meta-analysis [J]. Br J Radiol, 2016, 89: 1063.

[7] SURESH Y N, NARVEKAR N N. The role of tubal patency tests and tubal surgery in the era of assisted reproductive techniques [J]. Obstet Gynaecol, 2014, 16 (1): 37-45.

[8] Practice Committee of the American Society for Reproductive Medicine. Diagnostic evaluation of the infertile female: a committee opinion [J]. Fertil Steril, 2015, 103 (6): 44-50.

[9] Practice Committee of the American Society for Reproductive Medicine. Role of tubal surgery in the era of assisted reproductive technology: a committee opinion [J]. Fertil Steril, 2015, 103 (6): 37-43.

[10] MOL B W J, COLLINS J A, BURROWS E A, et al. Comparison of hysterosalpingography and laparoscopy in predicting fertility outcome [J]. Hum Reprod, 1999, 14 (5): 1237-1242.

[11] CHU J, HARB H M, GALLOS I D, et al. Salpingostomy in the treatment of hydrosalpinx: a systematic review and meta-analysis [J]. Hum Reprod, 2015, 30: 1882-1895.

[12] 黄丽萨, 谭世桥. 腹腔镜下输卵管粘连分离与成形及造口术后妊娠分析 [J]. 实用妇产科杂志, 2008, 2 (24): 27-29.

[13] AUDEBERT A, POULY J L, BONIFACIE B, et al. Laparoscopic surgery for distal tubal occlusions: lessons learned from a historical series of 434 cases [J]. Fertil Steril, 2014, 102 (4): 1203-1208.

[14] DANIILIDIS A, BALAOURAS D, CHITZIOS D, et al. Hydrosalinx: tubal surgery or in vitro fertilization? An everlasting dilemma nowadays: a narrative review [J]. Obstet Gynaecol, 2017, 37 (5): 550-556.

[15] HONORE G M, HOLDEN A E, SCHENKEN R S. Pathophysiology and management of proximal tubal blockage [J]. Fertil Steril, 1999, 5: 785-795.

[16] DE SILVA P M, CHU J J, GALLOS I D, et al. Fallopian tube catherization in the treatment of proximal tubal obstruction: a systematic review and meta-analysis [J]. Hum Reprod, 2017, 32: 836-852.

[17] The American Fertility Society. The American Fertility Society classifications of adnexal adhesions, distal tubal occlusion secondary to tubal ligation, tubal pregnancies, müllerian anomalies and intrauterine adhesions [J]. Fertil Steril, 1988, 49 (6): 944-055.

[18] DE B F, HUCKE J, WILLERS R. The prognostic value of salpingoscopy [J]. Hum Reprod, 1997, 12 (2): 266-71.

[19] VAN SEETERS J A N, CHUA S J, MOL B W J, et al. Tubal anastomosis after previous sterilization: a systematic review [J]. Hum Reprod Update, 2017, 23: 358-370.

[20] BERGER G S, THORP J M, WEAVER M A. Effectiveness of bilateral

tubotubal anastomosis in a large outpatient population [J]. Hum Reprod, 2016, 31: 1120-1125.

[21] ACOBA A H, VAN SEETERS, SU JEN, et al. Tubal anastomosis afer previous sterilization: a systematic review [J]. Hum Reprod Update, 2017, 23 (3): 358-370.

[22] XIANG Y, HUANG W, FU J, et al. Effectiveness of laparoscopic tubal anastomosis in tubal occlusion patients after laparoscopic salpingostomy for tubal pregnancy [J]. Int J Gynaecol Obstet, 2022, 156 (2): 292-297.

[23] YABLONSKI M, SARGE T, WILD R A. Subtle variations in tubal anatomy in infertile women [J]. Fertil Steril, 1990, 54 (3): 455-458.

[24] COHEN B M, KATZ M. The significance of the convoluted oviduct in the infertile woman [J]. J Reprod Med, 1978, 21 (1): 31-35.

[25] ABUZEID M I, MITWALLY M F, AHMED A I, et al. The prevalence of fimbrial pathology in patients with early stages of endometriosis [J]. J Minim Invasive Gynecol, 2007, 14 (1): 49-53.

[26] ZHENGX, HAN H, GUAN J. Clinical features of fallopian tube accessory ostium and outcomes after laparoscopic treatment [J]. Int J Gynaecol Obstet, 2015, 129 (3): 260-263.

第三章　子宫性不孕

近年来，不孕症的发生率逐年上升，已成为世界性的医学和社会问题。据统计，不孕症中10%~15%由宫腔因素导致，常见的原因有子宫发育异常、子宫内膜息肉、慢性子宫内膜炎、宫腔粘连和薄型子宫内膜、子宫黏膜下肌瘤等，可引起宫腔形态失常、收缩异常、炎症反应，导致免疫状态改变、子宫内膜容受性下降等，影响胚胎着床，增加不孕和流产风险，降低生育力。对子宫性不孕的准确诊断和处理，可以显著改善患者的妊娠率和妊娠结局，是治疗不孕症和维持正常妊娠的重要策略。

第一节　子宫生理

女性生殖系统包括内生殖器和外生殖器。内生殖器位于骨盆内，包括阴道、子宫、输卵管及卵巢。子宫是孕育胚胎、胎儿和产生月经的器官，受月经周期和妊娠的影响而发生改变。

一、子宫的发育、解剖与血供

（一）子宫的发育

女性生殖系统的发育要经历性未分化阶段和性分化阶段。性未分化阶段是指胚胎第6~7周前，男女胚胎具有相同的原始的性腺、内生殖器和外生殖器。此阶段胚胎要经历从原始性腺形成、内生殖器始基形成到外生殖器雏形形成的过程，在胚胎第6~7周，内生殖器始基形成，即两侧的副中肾管，此时的副中肾管头部开口于体腔，尾端下行并向内跨过中肾管，而后向中间会合，融合于中线。

自胚胎第6~7周开始，进入性分化阶段，副中肾管进一步发育，约在胚胎第9周，双副中肾管头端未融合的部分开口于体腔（未来的腹腔）形成输卵管，下段融合的部分纵行间隔消失形成子宫阴道管，并衬以柱状上皮，继而发育成子宫和阴道上段的上皮和腺体。

（二）子宫的解剖

成人正常的子宫呈倒梨形，长 7~8cm，宽 4~5cm，厚 2~3cm，宫腔容量为 5mL。子宫分为宫体和宫颈两部分。宫体上宽下窄，顶部位于两输卵管之间钝圆、隆突的部分为子宫底，子宫底两侧与输卵管相通的部分为宫角，与宫颈管相连的稍狭细部分为子宫峡部。

宫腔呈三角形，底的两侧角各有一口为输卵管子宫口，与输卵管相通，宫腔向下移行于子宫峡管，其为漏斗形短管。峡管的上口在解剖学上较狭窄，又称解剖学内口，峡管外口因黏膜组织在此处由子宫内膜转变为宫颈内膜，称为组织学内口，也即宫颈管内口。峡管外口向下通宫颈管，宫颈管为中间略膨大、两端较细小的梭形管腔。宫颈管的外口即宫颈口，开口于阴道，简称宫口。宫口前壁短而厚，称为宫颈前唇，后壁长而圆的隆起部分为宫颈后唇。

宫体壁由内到外分为子宫内膜层、子宫肌层和子宫浆膜层。

子宫内膜层分为致密层、海绵层和基底层，位于表面 2/3 的致密层和海绵层受卵巢性激素影响，发生周期性变化而脱落，合称为功能层。内 1/3 为基底层，与肌层直接相贴，不受卵巢性激素影响，不发生周期性变化。分布在子宫内膜中的小血管来自肌层，称为螺旋动脉。

子宫肌层为子宫壁最厚的一层，非孕时约厚 0.8cm，由大量平滑肌组织、少量弹力纤维和胶原纤维组成。肌层分为三层。内层环形排列；中层占大部分，呈交叉排列；外层肌纤维较薄，呈纵行排列。肌层这种排列有利于分娩时的子宫收缩及月经、流产与产后的子宫缩复止血。

子宫浆膜层为覆盖宫底部及其前后面的脏腹膜，与肌层紧贴。近子宫峡部处，腹膜与子宫前壁疏松结合并向前返折覆盖膀胱，与前腹膜相延续，在子宫后面，腹膜沿子宫壁向下至宫颈后方及阴道后穹隆的上部，再折向后上覆盖直肠，故被覆于膀胱与子宫、子宫与直肠之间的腹膜，各形成一腹膜陷凹，前者较浅，称为膀胱子宫陷凹，后者颇深，称为直肠子宫陷凹。子宫位于骨盆的中央，居膀胱与直肠之间。

子宫下部较窄呈圆柱状，为宫颈，其下 1/3 部插入阴道称为宫颈阴道部，阴道以上未被阴道包绕的部分称为宫颈阴道上部。宫体与宫颈的比例因年龄而变化，婴儿期为 1∶2，青春期为 1∶1，生育期为 2∶1，老年期为 1∶1。宫颈长约 2.5cm，颈管内的黏膜呈纵行皱襞，颈管下端为宫颈外口，宫颈主要由结缔组织构成，含少量弹力纤维和平滑肌。颈管黏膜为单层柱状上皮，黏膜层腺体可分泌碱性黏液，形成宫颈管内黏液栓，堵于宫颈外口。宫颈黏膜受卵巢激素影响发生周期性变化。

（三）子宫的血供

子宫的血液主要由子宫动脉供应。子宫动脉起自髂内动脉前干，在腹膜后沿盆侧壁下行，然后向内穿经阔韧带基底部、子宫旁组织，在距宫颈约 2cm 处，从前上方横越输尿管到达子宫外侧缘，于阴道上宫颈部分为上、下两支。上支较粗，沿子宫侧缘迂曲上行，称为宫体支，其至子宫角处又分为子宫底支、输卵管支及卵巢支，后者与卵巢动脉分支吻合。下支较细，分布于宫颈及阴道上部，称为宫颈-阴道支。子宫动脉的第2级分支进入宫壁后发出分支行于肌层的血管层，后者再发出分支垂直进入子宫内膜并弯曲呈螺旋状，称为螺旋动脉。子宫静脉起始于子宫壁中海绵状静脉间隙，大部分在宫颈处离开子宫侧壁，与阴道静脉吻合而成子宫阴道静脉丛，然后汇合成子宫静脉，注入髂内静脉。子宫静脉丛与膀胱静脉丛、直肠静脉丛和阴道静脉丛相续。子宫的血供见图3-1。

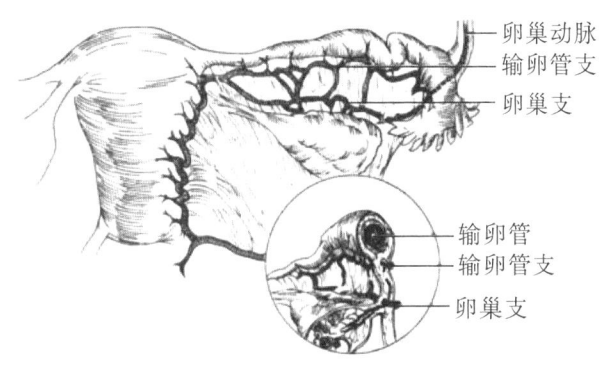

图3-1 子宫的血供

二、子宫内膜的周期性变化与月经

女性正常的生殖内分泌功能受下丘脑-垂体-卵巢轴（HPO）的精密调控，从青春期到绝经前，卵巢在形态和功能上发生着周期性变化。月经是伴随卵巢周期性变化出现的子宫内膜的周期性脱落及出血，目的是为接纳胚胎着床做准备。正常月经周期具有明显的规律性。周期一般为21~35天，经期一般为3~7天。一次经期失血量为20~80mL，一般在经期第2~3天失血量最多，经血色鲜红或稍暗，黏稠而不凝固，还可含有子宫内膜碎片及宫颈黏液等成分。子宫内膜在卵巢分泌的雌激素、孕激素的作用下出现增殖期、分泌期和月经期的周期性变化。

（一）增殖期

月经周期第5~14天，雌激素使子宫内膜表面上皮、内膜腺体、间质及血管均呈增殖性变化。此期内膜厚度自0.5mm增生至3~5mm，可分为早、中、晚三期。

1. 增殖早期：月经周期第5~7天，内膜薄，1~2mm，内膜腺体稀疏分布，腺管狭而直，腺上皮呈低柱状，间质致密，其中小动脉较直而壁薄。

2. 增殖中期：月经周期第8~10天，腺体增多，伸长并稍有弯曲，腺上皮细胞增殖活跃，细胞呈柱状，开始有核分裂象，间质水肿最为明显。

3. 增殖晚期：月经周期第11~14天，内膜达3~5mm，表面凹凸不平，腺体迂曲，更长，腺上皮呈高柱状，并有假复层，核分裂象增多，间质细胞呈星状，并相互结合成网状，间质内小动脉增生卷曲呈螺旋状。

(二）分泌期

月经周期第 15~28 天，黄体分泌的雌激素、孕激素使增殖期内膜继续增厚，腺体增长弯曲，出现分泌现象，血管迅速增加，更加弯曲，间质疏松水肿。此期内膜厚且松软，含有丰富的营养物质，有利于受精卵着床发育，分为早、中、晚三期。

1. 分泌早期：月经周期第 15~19 天，内膜继续增厚，腺体增长弯曲，腺上皮细胞底部出现内含糖原的核下空泡，间质水肿，核分裂象减少，螺旋小动脉生长更迅速，盘曲扩张更明显。

2. 分泌中期：月经周期第 20~23 天，子宫内膜更厚并呈锯齿状，腺体扩张弯曲达最高程度，腺体内的分泌上皮细胞内的糖原溢入腺体，称为顶浆分泌。内膜的分泌还包括血浆渗出，血液中许多重要的免疫球蛋白与上皮细胞分泌的结合蛋白结合，进入子宫内膜腔，子宫内膜的分泌活动在月经中期 LH 峰后第 7 天到达高峰，与囊胚植入同步。此期内膜由非接受状态发展到接受状态，在短时间内允许胚胎植入，为着床窗口期（"种植窗"，window of implantation，WOI），此期间质水肿更甚，螺旋小动脉进一步增生并卷曲。

3. 分泌晚期：月经周期第 24~28 天，为月经来潮前期，内膜呈海绵状，厚达 10mm，腺腔内有糖原等分泌物，间质更疏松、水肿，细胞肥大呈蜕膜样变，螺旋小动脉继续生长，盘曲扩张更明显。

（三）月经期

月经周期第 1~4 天，由于卵子未受精，卵巢黄体退化，孕酮和雌激素水平骤然下降，经前 24 小时，内膜螺旋动脉有节段性阵发性痉挛收缩及舒张，导致远端血管壁及组织缺血坏死，剥脱而出血，即月经来潮。月经期脱落的子宫内膜只限于功能层，基底层不脱落，因此，从月经周期的第 2~3 天起，基底层内膜上皮开始再生，修复创面，流血即停止。

三、子宫内膜的局部调控

子宫内膜的生长、分化、容受及脱落受雌激素、孕激素的调控。雌激素、孕激素的作用必须通过各自的受体介导，影响内膜各种细胞中存在的众多生长因子、细胞因子、酶、细胞黏附分子及其受体整合素等的功能而实现。

（一）促进内膜细胞增殖、分化的物质

1. 胰岛素样生长因子（IGF）：IGF-1 介导 E_2 的作用，在增殖晚期到分泌早期表达最高，IGF-2 则在分泌中期及妊娠早期较高。胰岛素样生长因子结合蛋白-1（IGFBP-1）在分泌期及蜕膜中表达。

2. 表皮生长因子（EGF）/转化生长因子 α（TGF-α）：增殖期 EGF 的表达主要在间质细胞，分泌早、中期主要位于腺体及表面上皮，分泌晚期则在螺旋动脉周围的间质细胞。TGF-α表达在内膜上皮，以增殖期最高。EGF-R则在排卵期的上皮、间质、早孕的蜕膜表达最多，经前期表达最少。

3. 血小板衍生生长因子（PDGF）：来自间质细胞及血小板，增殖期最丰富。

4. 成纤维细胞生长因子（FGF）：促进内膜间质细胞和平滑肌增殖。FGF促进角质上皮细胞增殖，在分泌晚期的间质最多，其受体在增殖晚期腺上皮最丰富，并依赖于孕酮。

5. 转化生长因子β（TGF-β）：TGF-β及其受体表达在增殖晚期到分泌中期的上皮和间质细胞，促进增殖期内膜转变为分泌期内膜。

（二）促进血管新生的物质

促进血管新生的物质有TGF-β、bFGF（依赖于孕酮）、血管内皮生长因子（VEGF，经期腺上皮最丰富，能提高血管通透性）。参与血管舒缩功能调节的物质有内皮素（ET）、一氧化氮（NO）、前列腺素（PG）、巨噬细胞集落刺激因子（M-CSF）。

（三）促进滋养细胞增殖的物质

促进滋养细胞增殖的物质有IGF-1、IGF-3。调节滋养细胞分化、黏附和浸润的物质有TGF-β、EGF/TGF-α、IGFBP-1（妊娠相关α蛋白，由蜕膜细胞生成）、肿瘤坏死因子α（TNF-α）、白血病抑制因子（LIF）、M-CSF。

（四）参与免疫抑制的物质

参与免疫抑制的物质有孕酮相关内膜蛋白（progesterone associated endometrium protein，PEP，glycodelin）、TGF-β。

（五）各种酶

1. 类固醇代谢酶：17β-羟甾脱氢酶、硫基转移酶，为E_2的代谢酶，正常内膜无芳香化酶。

2. 溶酶体酶：经前期磷脂酶A2表达增加，促进前列腺素的合成。蛋白水解酶促使内膜崩解。

3. 基质金属蛋白酶（MMP）/组织基质金属蛋白酶抑制物（TIMP）系统、组织型纤溶酶原激活物（tPA）/纤溶酶原激活抑制物（PAI）系统。

（六）细胞黏附分子及其受体整合素

月经期子宫内膜的再生及胚胎着床皆涉及细胞之间、细胞与基质之间多种黏附分子的相互作用。整合素为细胞外基质的受体，为由跨膜糖蛋白以共价键组成的异二聚体分子。子宫内膜上皮及间质细胞能表达多种α、β亚单位，其强度受到雌激素、孕激素的调控，在月经周期中各有不同的表达特点。不同组合的α、β亚单位结合不同的细胞外基质分子。

第二节 子宫内膜容受性

子宫作为胚胎着床、胎盘附着以及胎儿生长发育的场所,在妊娠的整个过程中扮演着非常重要的角色。不孕症的子宫因素可分为子宫结构异常和子宫内膜病变。子宫结构异常包括子宫发育异常,如纵隔子宫、单角子宫、双子宫等。子宫内膜病变包括子宫内膜息肉、子宫内膜炎、宫腔粘连、子宫肌瘤、子宫腺肌病以及子宫内膜增生等。这些因素可以通过降低子宫内膜容受性(endometrial receptivity,ER)来影响女性的生育力。

子宫内膜容受性是指子宫内膜对胚胎的接受能力,即允许胚胎在宫腔内定位、黏附、侵入等过程的能力。在每个月经周期中子宫内膜只有在一段特殊时期才具备良好的容受性,一般在排卵后的 6~10 天,即在正常月经周期的第 20~24 天,这个时期通常被称为"种植窗"。分泌期的子宫内膜会出现一系列分子生物学和组织形态学上的变化,如上皮细胞增殖抑制、上皮细胞重塑以及基质细胞发生蜕膜化。这些变化由类固醇激素、雌激素与孕激素以及其他生长因子以时间依赖性方式调控。良好的子宫内膜容受性不仅可以提高胚胎着床率,还可预防后续相关的妊娠并发症。子宫内膜容受性缺陷可导致复发性流产、反复植入失败等不良妊娠结局。

一、子宫内膜容受性的生理机制

子宫内膜作为胚胎接触母体的第一道屏障,在胚胎着床的过程中起着至关重要的作用。高容受性内膜主要由去极性的上皮细胞、蜕膜化的基质细胞与蜕膜免疫细胞组成,它们在可容受胚胎的内膜中扮演着不同的角色。

子宫内膜上皮细胞表面的胞饮突与相关黏附因子的表达促进胚胎的定植与黏附,使胚胎能够稳定在内膜表面。去极性的上皮细胞可帮助胚胎进一步侵入内膜基质,充分蜕膜化的基质细胞可以分泌相关的细胞因子,参与胚胎滋养层细胞的侵入与蜕膜免疫细胞的招募。而免疫细胞在蜕膜的浸润,既建立了母胎免疫耐受屏障,也参与了蜕膜血管的重塑与母胎界面的建立。这些细胞在容受期的组织形态学与分子生物学转变,是内膜容受性建立的基础与胚胎着床的前提。因此,内膜容受微环境的建立是子宫内膜细胞同步交互的结果。迄今为止,子宫内膜容受性的生理机制尚未完全阐明。

二、子宫内膜容受性的影响因素

胚胎植入过程复杂,需要胚胎和子宫内膜发育同步化,以及两者之间的密切配合,且只能在"种植窗"这一有限的时期内发生。在这短暂的时期内,一些疾病因素能够直接或间接导致子宫内膜容受性变化,从而造成妊娠失败的结局。

研究发现,子宫纵隔会导致临床妊娠率显著下降和一些不良并发症如胎盘植入、胎盘破裂、宫颈功能不全、宫内生长受限、流产以及早产的发生率显著上升。而切除子宫纵隔能够提高胚胎植入率和改善 IVF 的结局。子宫纵隔影响子宫内膜容受性的具体机制尚未明确，宫腔免疫失衡、子宫纵隔血流减少均可能是导致子宫内膜容受性降低的原因。

子宫内膜息肉通过降低子宫内膜容受性分子标志物的表达及增加炎症反应和免疫失衡，影响子宫内膜容受性。对于子宫内膜息肉与 IVF 妊娠结局的相关性仍有争议。

子宫腺肌病可能通过改变在位和（或）异位子宫内膜或肌层的免疫状态或者代谢物水平，影响子宫内膜容受性。

内异症女性的子宫内膜生物标志物存在差异表达，包括 $α_vβ_3$ 整合素的表达降低，环氧合酶 2（cyclooxygenase-2，COX-2）、骨桥蛋白（osteopontin，OPN）和 L-选择蛋白（L-selectin，SELL）的异常表达以及 LIF 和 HOXA10 表达降低。

子宫肌瘤主要通过改变宫腔形态、宫腔收缩能力、激素受体以及子宫内膜容受性相关分子标志物的表达影响子宫内膜状态和胚胎植入。

宫内粘连可能会阻碍胚胎附着在子宫内膜，从而干扰早期植入，导致反复植入失败。子宫内膜纤维化、子宫内膜瘢痕形成、子宫内膜脱落或变薄并伴有不同程度的基底层损伤、腺体萎缩、血管基质组织缺乏和缺氧等，都是导致子宫内膜容受性下降的重要病理因素。

输卵管积水是导致子宫内膜容受性缺陷的主要因素，会降低女性妊娠成功率，增加女性自然流产和异位妊娠的可能性。

近年来，女性肠道和生殖道微生物环境对成功妊娠的影响逐渐引起研究者的注意。肠道和生殖道微生态失衡与多种妇科疾病和不孕症相关，可导致许多不良后果。越来越多的证据表明阴道和子宫内膜微生物群紊乱能够导致子宫内膜容受性改变，从而影响胚胎着床。

三、子宫内膜容受性的评估

（一）超声影像学评估

超声检查具有安全、无创和可重复的特点，已成为多种妇产科疾病及生殖医学的首选检查方法，是评价子宫内膜容受性最常用的手段，不仅可以检测子宫体积、内膜厚度，还可以进行子宫内膜分型，检测子宫内膜容积、多普勒血流等，但没有单一的指标用于预测子宫内膜容受性。

1. 子宫内膜厚度：超声测量子宫内膜厚度是评估子宫内膜容受性最简单、最常见的方法。多数研究显示，随着内膜厚度的增加，临床妊娠率和活产率也随之增高。一项对 5 个中心 42132 个新鲜周期胚胎移植的回顾性多因素回归分析显示，hCG 日子宫内膜厚度<12mm 时，子宫内膜厚度每增加 1mm，临床妊娠率增加 10%（$OR=1.10$；95% CI：1.08~1.12），活产率增加 9%（$OR=1.09$；95% CI：1.07~11.11）；子宫内膜厚度为 12~15mm 时，稳定在理想水平；当子宫内膜厚度≥15mm 时，临床妊娠率

下降6%，活产率下降4%。在不考虑内膜病变的情况下，对于子宫内膜过厚是否会导致容受性下降而影响移植结局尚存争议。

超薄子宫内膜不利于胚胎植入，子宫内膜功能层过薄或消失时，植入的胚胎会更接近螺旋动脉和基底层子宫内膜的氧浓度，与表面子宫内膜通常的低氧浓度相比，基底层附近的高氧浓度可能是有害的。Liu等对24363个新鲜周期和21114个冷冻周期数据库的分析结果显示，在新鲜周期中，子宫内膜厚度<8mm时，每下降1mm，临床妊娠率和活产率明显下降（$P<0.0001$）；在冷冻周期中，子宫内膜厚度<7mm时，每下降1mm，临床妊娠率（$P=0.007$）和活产率明显下降（$P=0.002$）。

子宫内膜厚度是子宫内膜容受性的最重要参数，但是子宫内膜厚度会受激素水平变化以及既往子宫内膜疾病或宫腔内操作的影响，因此，缺乏子宫内膜最适宜厚度或厚度阈值的统一标准，在某些情况下，不要片面地仅以子宫内膜厚度作为容受性评价指标。

2. 子宫内膜类型：按照GONEN分型标准，子宫内膜依据其回声情况分为三型。A型子宫内膜呈三线征，即子宫内膜基底部与肌层交界及中央宫腔线为强回声，之间为低回声；B型子宫内膜呈弱三线征，子宫内膜和肌层呈中等回声，中央宫腔线不明显；C型子宫内膜呈强回声，三线征模糊。研究显示"三线征型"子宫内膜有更高的妊娠成功率。Yang等的回顾性研究显示临床妊娠组解冻移植周期黄体支持起始日"三线征型"子宫内膜比例显著高于非妊娠组（61.6% vs 55.5%，$P=0.02$），而活产组与非活产组hCG日"三线征型"子宫内膜比例无显著差异（61.7% vs 56.9%，$P=0.07$），提示子宫内膜形态能够参与评价子宫内膜容受性。然而，Zhang等的研究显示妊娠组与未妊娠组的内膜类型无明显相关性。因此，内膜类型结合其他指标评估子宫内膜容受性，在一定程度上可以提高其预测价值。

3. 子宫内膜容积：近十年来，研究者发现可以通过三维阴道超声技术测量和重建得到子宫内膜容积参数以预测辅助生殖周期中的妊娠率。以子宫内膜容积≥2mL作为临界值评估子宫内膜容受性是大多数临床医生的共识。Zollner U等的前瞻性研究发现，IVF-ET中子宫内膜容积截断值为3.2mL时其阴性预测值为96.2%，但是对于单以子宫内膜容积作为预测妊娠指标是否可行以及如何选取最佳阈值仍有争议。

4. 子宫内膜活动：子宫内膜活动与内膜下肌层的运动有关，子宫肌层的运动导致子宫内膜发生类似于肠道的波形蠕动，子宫内膜蠕动具有周期性变化，表现为卵泡期运动频率增加，排卵后运动频率下降，形成移植时间窗以利于胚胎着床。因此，子宫内膜蠕动波的频率可用来评估子宫内膜容受性。

Chung等对286例新鲜周期移植的前瞻性队列Logistic回归分析显示，胚胎移植后5分钟子宫收缩频率较高者（$P=0.006$）活产率显著降低，认为胚胎移植后5分钟子宫内膜收缩频率对于临床妊娠有预测价值。Zhu L等的前瞻性队列研究显示，在新鲜周期和冻融胚胎移植（frozen-thawed embryo transfer，FET）周期，移植日的子宫内膜蠕动波多在1~3次/分钟，内膜蠕动波<2次/分钟时临床妊娠率最高，而内膜蠕动波>3次/分钟时临床妊娠率显著降低。

Zhang等认为子宫内膜活动的预测价值低于传统预测指标如子宫内膜厚度等。

临床上对于移植日内膜蠕动波≥3次/分钟的患者，一般会积极采取相应措施来减少子宫收缩及内膜蠕动，以提高辅助生殖技术（assisted reproductive technology, ART）的妊娠率和降低异位妊娠率。

5. 子宫动脉及子宫内膜血流状况：子宫动脉终末支血流供应子宫内膜，但其超声测量具有一定难度和误差，常用的较准确的测量子宫内膜下血流灌注的指标有子宫动脉和子宫内膜动脉的搏动指数（PI）、阻力指数（RI）、收缩期/舒张末期最大流速比值（S/D）、血管化指数（VI）、血流指数（FI）和血管化血流指数（VFI），最常用的反映内膜血流指标的是 PI 和 RI。

PI、RI 和 S/D 越低，说明血管阻力越低，子宫内膜的血流灌注越好。VI、FI 和 VFI 是利用三维能量多普勒超声测量的子宫内膜目标容积内的血管数目、血流速度等综合信息，能较全面地反映子宫内膜的血流灌注情况，VI、FI 和 VFI 越高，代表内膜容积血流越丰富。一项前瞻性病例对照研究显示，在卵巢刺激前后以及 hCG 日和移植日，胚胎植入组的子宫动脉 RI、PI 均较未植入组低，而子宫内膜 VI、FI、VFI 均较未植入组高，差异均有统计学意义。有 Meta 分析显示，胚胎移植日的子宫动脉 PI、RI 与临床妊娠结局有相关性。

临床上使用的内膜血流灌注参数在预测子宫内膜容受性方面具有一定程度的提示性，但尚无统一标准，且研究数量不足，需要大样本 Meta 分析统计各指标的灵敏度及特异度，以形成更高级别的临床证据。

（二）形态学评估

1. 组织学：通过显微镜观察子宫内膜上皮细胞的结构有助于评价子宫内膜容受性。在月经周期中的分泌中期，一般为 LH 峰后第 7~9 天，子宫内膜腔上皮和腺上皮在各种因子的调节下出现大而平滑的膜状凸起，该结构称为胞饮突，在胚胎着床过程中可以作为胚胎滋养细胞黏附于子宫内膜表面的"抓手"，被认为是"种植窗"开放的特定形态学标志，意味着此时子宫内膜具有较好的容受性，因此过去内膜活检标本的电镜扫描及组织细胞学检查一度被视为评估子宫内膜容受性的"金标准"。Jin 等建立了胞饮突评分系统预测模型，前瞻性证实了胞饮突的表达与冷冻胚胎移植后妊娠的发生显著相关，其中高评分组的妊娠率和胚胎植入率显著高于低评分组。然而通过显微镜形态学观察仅能确认胞饮突是否存在，而无法评价其功能，与子宫内膜容受性或胚胎种植率、临床妊娠率之间的联系仍缺乏直接证据。

因此，对于胞饮突评估子宫内膜容受性的准确性，国内外生殖学者并未达成共识。其为有创性检查，价格较为昂贵，多用于科研，临床应用较少。

2. 宫腔镜：宫腔镜是诊断宫腔疾病的"金标准"，可用于直视下观察宫腔的大小、形态、内膜状态以及有无占位病变，并可同时进行治疗，操作安全、便捷，已被广泛应用于生殖领域。

宫腔镜直视下子宫内膜表现为腺体扩张呈指环状、内膜血管发育良好呈网状分布，被认为具有良好的容受性，再结合其他辅助检查可更有效地把握"种植窗"。一项纳入 162 例不孕妇女的前瞻性研究显示，通过宫腔镜评估子宫内膜良好组的妊娠率高于子宫内膜非良好组（43.5% vs 24%）。一项关于反复种植失败（repeated implantation failure，RIF）的大样本多中心随机对照试验（RCT）显示，超声提示宫腔形态正常的RIF患者行宫腔镜检查并不能显著提高活产率。

（三）宫腔液中生物标志物

宫腔液中富含细胞因子、生长因子、离子、碳水化合物和类固醇等生物活性因子，这些生物活性因子通过与膜表面特异性受体结合，在调控子宫内膜容受性、胚胎着床方面发挥重要作用。由于宫腔液抽吸创伤更小，可在一定程度上弥补活检手术造成的内膜损伤与术后恢复相关的妊娠延迟等问题。研究发现，宫腔液抽吸分析与子宫内膜活检结果相关。通过文献中描述的方法获得宫腔液：胚胎移植导管连接一个 5mL 的注射器，注射器中吸取 3mL 无菌等渗生理盐水，将生理盐水慢慢注入宫腔并抽吸，重复 5 次，使样本在液体中均匀分布，最后将宫腔液冷冻在 $-20℃$ 中采用酶联免疫吸附试验（ELISA）检测生物标志物。

Boomsma 等通过多重免疫测定分析了 210 名接受 IVF/ICSI 的妇女在胚胎移植前吸出的子宫内膜分泌物，其中白细胞介素（IL-1β、IL-6、IL-12、IL-18）、肿瘤坏死因子-α、巨噬细胞迁移抑制因子、嗜酸性粒细胞趋化因子、单核细胞趋化蛋白-1、干扰素-γ诱导蛋白10、血管内皮生长因子在 $90\%\sim100\%$ 的样本中可检测到。另一研究发现，激活素 A 会分泌到宫腔内，子宫内膜洗涤液中激活素浓度高者宫腔内人工授精后妊娠率高，可能有助于预测成功植入。研究发现，整合素 αvβ3 出现在管腔与腺细胞表面的顶端，与"种植窗"的开放同步，因此对子宫内膜容受性的预测价值最高，其灵敏度为 96.7%，特异度为 89.5%。子宫内膜分泌的血管内皮生长因子和肿瘤坏死因子-α在胚胎着床过程中亦发挥着重要作用。此外，雌激素受体（ERs）、孕激素受体（PRs）、微型核糖核酸（microRNA）、骨桥蛋白（OPN）、白细胞介素（IL-15）、B细胞淋巴瘤因子-6（BCL-6）、白血病抑制因子（LIF）等在预测子宫内膜容受性方面也有一定的价值。

宫腔液生物标志物的分析提供了一种客观、非破坏性的体内环境分析方案，但其能否单独用于预测子宫内膜容受性尚需更多高质量、大样本的临床研究来证实。

（四）子宫内膜容受基因检测

子宫内膜容受性阵列检测（endometrial receptivity array test，ERA test）是一种基于转录组特征的人类子宫内膜容受性基因组诊断工具，是 Diaz Gimeno 等首次提出的从基因层面诊断不孕症患者子宫内膜容受性的方法，其本质是一种基因芯片，包含 238 个在不同时期（增殖期、容受前期、容受期及容受后期）差异表达的基因，这些基因涉及免疫、应激、信号转导、能量代谢等方面。基因与计算预测因子偶联，识别子宫内膜样品，并通过计算分析，将子宫内膜活检组织分为容受性和非容受性，找到最适宜的移植时间窗。

Ruiz-Alonso 等纳入 85 例 RIF 和 25 例正常育龄女性，经 ERA 检测，RIF 组容受性子宫内膜占比显著低于对照组（74.1% vs 88%）。Simón 等的多中心随机对照研究纳入 458 例不孕症患者，通过 ERA 制定个体化移植时间组累积临床妊娠率为 93.6%，显著高于解冻胚胎移植组（79.7%，$P=0.0005$）和新鲜胚胎移植组（80.7%，$P=0.0013$）。这证实了ERA在预测容受性方面有着积极的作用。

然而也有研究得出阴性结果。Cozzolino等的回顾性多中心研究纳入2598例RIF患者，按移植前检测方法分为非整倍体植入前基因检测（preimplantation genetic test for aneuploidy，PGT-A）组、ERA组、PGT-A联合ERA组以及无检测组。结果显示，ERA似乎没有改善移植结果。Riestenberg等的研究显示，ERA确定移植时间窗以及行标准解冻胚胎移植的活产率差异无显著性［56.5%（83/147）vs 55.6%（45/81）］。

ERA诊断工具的准确性和可重复性已被证明优于子宫内膜组织学诊断方法，研究表明同一患者行ERA检测的结果在29~40个月内没有显著变化，所以1个周期中获得的检测结果可以用于指导后续周期的移植，但ERA不适用于想要当周期移植的患者。ERA对于反复种植失败的患者种植时间窗的选择有利，根据ERA结果指导后续个体化胚胎移植可改善妊娠结局。不推荐ERA作为胚胎移植人群的常规检查。

ERA打破了传统利用影像学评估子宫内膜容受性的局限性，具有良好的灵敏度和特异度（分别为0.99758和0.8857），是现阶段唯一可以确定"种植窗"的技术，但尚处于研究阶段，且检测的侵入性和费用高限制其在临床的大规模应用。因此，ERA预测不孕症患者内膜容受性的价值还需大样本的前瞻性临床研究来探讨。

（五）微生物组学

子宫最初被认为是无菌腔，但进一步的研究发现并非如此。Moreno等的研究显示，相比于乳酸菌主导（乳酸菌属>90%）的子宫内膜菌群，非乳酸菌主导（乳酸菌属<90%，其他菌属>10%）的子宫内膜菌群与胚胎着床率、持续妊娠率和活产率显著降低相关。同时研究发现行辅助生殖助孕的不孕症患者的宫腔灌洗液及子宫内膜活检中普氏菌、奈瑟菌、葡萄球菌及链球菌阳性均与上述不良妊娠结局有关，而活产者则以乳酸杆菌为主型子宫内膜菌群，提示子宫内膜菌群可作为子宫内膜容受性的标志物。亦有研究得出阴性结论。Hashimoto等比较了31例子宫内膜菌群失调者和68例菌群正常者的IVF结局，结果显示胚胎着床率、临床妊娠率及流产率差异均无显著性（$P>0.05$）。

女性生殖道菌群整体含量低，取材与检测过程中存在操作污染，且检测方法准确性及灵敏度具有局限性。子宫菌群的最终存在及其对子宫内膜容受性的影响尚需要进一步的研究，但这一发现为微生物在生殖过程中的应用研究打开了一个新的思路。

第三节 子宫发育异常

一、子宫发育异常与不孕

(一)子宫发育异常的分类

子宫发育异常多由左右中肾旁管的发育异常或其下段合并缺陷所致,缺陷程度不同导致不同程度的子宫畸形,是较常见的影响女性生殖健康的病因之一。文献报道,在普通人群中子宫畸形的发生率为5.5%,在不孕症患者中为8%。

子宫发育异常的种类较多,分类系统亦有多种,都力求与胚胎发育学相联系,并反映其结构特征和临床意义,其中最具代表性的分类法是美国生殖医学会(AFS)分类法(1988年)及欧洲人类生殖与胚胎学会和欧洲妇科内镜协会(ESHRE/ESGE)的女性生殖道先天异常分类法(2013年)。ESHRE/ESGE按照临床意义(主要指生殖预后)从轻到重将子宫发育异常分为形态异常子宫(dysmorphic,U1)、纵隔子宫(septate,U2)、双子宫(bicorporeal,U3)、单角子宫(hemi,U4)、发育不全子宫(aplastic,U5)等。

(二)子宫发育异常的诊断

1. HSG:简单易操作,费用低,是诊断子宫畸形的经典方法。但HSG不能显示子宫肌层及外部轮廓,为有创操作,患者暴露于射线,并且对于诊断细微的子宫畸形灵敏度较低,很少单独用于诊断子宫畸形。

2. 超声检查:临床中诊断子宫畸形最常用的辅助检查方法,尤其是近年来三维超声及彩色多普勒超声的临床应用价值甚至媲美MRI。Graupera等的研究中三维超声诊断子宫畸形的灵敏度为83.3%,特异度达100%,对于最常见的纵隔子宫诊断灵敏度达100%,特异度达88.9%。但超声图像易受宫腔变形或宫腔线紊乱的影响,对软组织的分辨率不及MRI,视野小,且容易将子宫内膜息肉、宫腔粘连与子宫纵隔混淆,同时超声检查对子宫畸形的检出率还显著受检查者诊断水平的影响。

3. MRI:具有无创,软组织分辨率高,多参数、多平面和多方位成像的特点,还可以进行三维图像重建,能清楚显示宫底外形轮廓和宫腔结构,同时能观察并发的其他病变如泌尿系统畸形、附件区疾病等,是诊断子宫畸形、区分畸形类型的理想的检查方法。另外,在MRI图像中临床医生可以对子宫畸形的各项指标进行定量分析,如双侧宫角内膜连线、双侧内膜夹角、宫底部凹陷深度、纵隔长度等,诊断准确度高达100%。但相较于超声,MRI价格较昂贵,设备复杂,这在一定程度上限制了其临床应用。

4. 宫腹腔镜联合：被认为是诊断子宫畸形的"金标准"，但两者均为侵入性检查，不适用于临床上子宫畸形的筛查，仅在其他辅助检查诊断明确需进一步手术时，用于在诊断的同时进行手术。

（三）子宫发育异常影响受孕的可能因素

1. 宫腔形态和容积：对生殖结局的影响主要表现为反复流产、产科并发症及不孕，并且受影响的程度因子宫畸形的类型不同而异。研究发现，原发不孕发生率较高的是始基子宫、幼稚子宫，流产发生率由高到低依次为纵隔子宫、双角子宫、单角子宫、双子宫，成功分娩的概率由高到低依次为双子宫、单角子宫、双角子宫。但子宫发育不良、单角子宫、双子宫、双角子宫、纵隔子宫、弓形子宫和T形子宫与不孕的关联均缺乏足够的证据，而主要与不良妊娠结局相关。

2. 纵隔子宫的病理生理：系统综述的研究结果发现子宫纵隔上 *HOXA* 基因和 VEGF 受体的表达可能低于正常内膜，可能与其妊娠结局不良有关，同样是纵隔子宫，表现为反复流产的患者与原发不孕的患者相比，其纵隔上的血管和肌肉组织更丰富。

3. 合并生殖道梗阻及其并发症：常见的单纯宫体畸形往往不是不孕的主要、独立危险因素，而合并的生殖道畸形是否需要及时诊断和处理，取决于是否存在生殖道梗阻或不良孕史。潜在的生殖道梗阻会引起经血逆流增加或继发感染，进而导致腹痛、输卵管积血、炎症和盆腔包块（卵巢子宫内膜异位囊肿或粘连包裹）等，而此类并发症将明显增加不孕的机会。

4. 合并其他不孕因素：WHO的一项纳入8500对不孕不育夫妇的研究显示，女性不孕因素包含排卵障碍（25%）、内异症（15%）、盆腔粘连（12%）、输卵管阻塞（11%）、其他输卵管异常（11%）、高催乳素血症（7%）。北京协和医院收治的子宫畸形不孕患者中，内异症最常见，占整体的32.6%。Boujenah等根据是否不孕将52例明确诊断为子宫畸形的患者分组，比较其内异症的类型和严重程度，结果不孕组的AFS分值、卵巢子宫内膜异位囊肿和深部内异症的发生率明显高于非不孕组，提示内异症可能是子宫畸形不孕患者的重要病因之一，需要积极诊治。

（四）子宫发育异常合并不孕的治疗

多数子宫发育异常患者可正常妊娠及分娩，但合并不孕因素的子宫畸形患者需矫正治疗。

对子宫发育异常处理的共识：无临床表现的子宫畸形患者，一般不予处理。对于发生复发性流产的子宫畸形患者，在排除其他致流产因素后，可行子宫矫正术，可有效改善妊娠结局。研究表明，行子宫纵隔切除术后子宫纵隔患者妊娠率显著增加；经腹子宫成形术可改善双角子宫患者的生育力；残角子宫切除术改善妊娠结局的效果不详，但是手术可引起盆腔或宫腔粘连，增加患者不孕风险，考虑到不是所有的子宫畸形均导致患者不孕，在行子宫矫正手术前应先排除其他不孕因素。

二、不同类型子宫发育异常及处理策略

（一）子宫发育不全

MRKH 综合征（Mayer–Rokitansky–Küster–Hauser syndrome）是双侧副中肾管未发育或其尾端发育停滞而未向下延伸所致的以始基子宫、无阴道为主要临床表现的综合征，发病机制尚不明确。其特征：单侧或双侧实性始基子宫结节，少部分患者虽有功能性子宫内膜，但子宫发育不良；阴道完全缺失，或阴道上 2/3 缺失、下 1/3 呈穴状，其顶端为盲端；染色体、性腺、第二性征及阴道前庭均显示正常女性特征。

1. 临床表现：患者的临床表现为原发性闭经，第二性征发育正常，但无月经来潮，少数患者因性交困难就诊被发现，极少数存在功能性子宫内膜的 MRKH 综合征患者可随月经周期出现周期性下腹痛，影响正常工作和生活。妇科检查外阴发育正常，阴道前庭仅有尿道开口而无阴道开口，有时呈一浅凹或深 2~3cm 的凹陷。肛查子宫缺如，或仅可扪及一实性小结节或小子宫（有功能性子宫内膜但子宫发育不良）。还有一些患者合并其他器官畸形或异常，常见泌尿系统畸形，占 34%~58%，包括单侧肾缺如、盆腔肾、马蹄肾等，其他还有骨骼系统畸形、心脏畸形、听力障碍等。

2. 辅助检查：MRKH 综合征患者为正常女性染色体核型（46,XX），女性激素检测表现为正常水平。盆腔 B 超简便易行，价格低廉且无创，可作为首要的诊断方法。盆腔 MRI 常作为进一步检查的手段，对宫颈、子宫的结构检查更为精确，尤其对于存在功能性子宫内膜但子宫发育不良的患者，具有精确诊断的价值。X 线和 CT 检查对于合并骨骼系统畸形的排查有价值。对于可疑合并盆腔（或卵巢）内异症或少数存在功能性子宫内膜的患者，腹腔镜兼有诊断和治疗的双重价值，术中可同时评估卵巢情况，但并非常规的诊断手段。

3. 处理策略。

1）非手术治疗：对于外阴发育较好、组织松软、有 2~3cm 短浅阴道凹陷的患者可采用顶压扩张法，是直接用模具在发育较好的外阴舟状窝处向内顶压成形的方法。模具可有不同尺寸，逐号压迫，直至阴道长度合适。模具可为不同材质，如木质、塑料或玻璃。顶压扩张法需在医生的指导和随诊下进行，方法不当可能会导致泌尿系统感染、阴道流血等并发症。

2）手术治疗：主要的治疗方式，阴道成形术适用于非手术治疗失败或主动选择手术治疗的 MRKH 综合征患者。手术的基本原理是在尿道和膀胱与直肠之间分离造穴，形成一个人工穴道，应用不同的方法寻找合适的衬里或替代组织重建阴道。手术治疗的最佳时间一般在 17~21 岁。阴道成形术有腹膜法、肠道法、生物补片法、羊膜法、皮瓣法等。对于少数存在功能性子宫内膜的患者，因较早期即可出现周期性下腹痛的症状，应在明确诊断后尽早治疗，及时切除子宫。

3）通过 ART 与代孕，可使 MRKH 综合征患者拥有遗传学上的子代。但因代孕在医学伦理上存在争议，我国现禁止代孕。子宫移植可为这些女性带来曙光。瑞典子宫移

植项目下已有 10 例以上足月儿分娩。

（二）单角子宫

单角子宫指仅一侧副中肾管发育，另一侧副中肾管发育不良，常见部分单角子宫患者合并泌尿道异常、肾脏异常。65% 的单角子宫合并残角子宫，若与单角宫腔不相通的残角宫腔内存在正常的子宫内膜，易引起经血滞留，导致经期不适、内异症，严重者可致不孕。

单纯单角子宫通常不需手术，若合并残角子宫，建议患者于妊娠前行腹腔镜手术切除有功能的残角及该侧输卵管，可减轻痛经症状、降低异位妊娠的发生率、减少或预防因经血倒流所引起的内异症。但术后妊娠应视为高危妊娠，做好妊娠期检测至关重要。

对于与宫腔相通的残角及实体残角是否行手术切除尚未达成一致。有研究认为，残角有内膜者无论其是否与宫腔相通，都会增加不良妊娠的风险，若与宫腔相通的残角子宫妊娠，对孕妇造成的风险极大，需行残角子宫切除术。

夏恩兰等曾于 2013 年报道了 3 例单角子宫患者在进行了子宫成形术后成功妊娠，并于 2017 年对 33 例单角子宫行子宫成形术后患者的妊娠结局进行了分析，推荐将该术式作为单角子宫合并不孕症患者的选择之一。但鉴于其报道的不孕病例数仅 18 例，又是没有对照组的回顾性分析，证据的级别是有限的。从北京协和医院的资料来看，单角子宫未经扩容手术的妊娠率似乎也并不低。

（三）纵隔子宫

纵隔子宫是最常见的子宫畸形，根据 ESHRE/ESGE 分类标准可分为 U2-a 不全性纵隔子宫和 U2-b 完全性纵隔子宫。

纵隔子宫常引发复发性流产、晚期流产、早产、胎膜早破、胎位异常等多种不良妊娠结局，可能是不孕症的潜在风险因素。子宫纵隔主要由纤维组织和肌肉纤维组成，结缔组织较少，子宫变窄和子宫延展性降低对妊娠有负面影响，纵隔隔膜上的子宫内膜 HOXA-10 及血管内皮生长因子表达异常，组织血管分布稀疏、平滑肌结构紊乱致密以及雌激素和孕酮受体表达下降，均证明纵隔覆盖子宫内膜超微结构异常是影响妊娠结局的主要原因，同时，在妊娠中、晚期，由于患者宫腔容积较小，宫颈无法对抗妊娠导致的宫腔压力，使得早产、胎膜早破、胎位异常的风险增加。

纵隔子宫对不孕的影响和手术指征仍存在争议。陈子江团队进行的关于宫腔镜下子宫纵隔切除术（TCRS）对原发不孕患者 IVF 术后妊娠结局的作用的研究结果提示，进行宫腔镜纵隔切除术的患者流产率显著降低，其活产率、产科并发症及新生儿结局与未行手术患者相比，差异无统计学意义。有研究提示继发不孕患者宫腔镜纵隔切除术后 IVF 的妊娠结局优于未行手术组，提示可对纵隔子宫合并不孕症患者行手术切除，以改善其妊娠结局。

尽管关于纵隔子宫与不孕症是否直接关联及是否手术尚缺乏高质量的随机对照研究，但已有的证据已足够支持对于有复发性流产病史和其他不良妊娠结局或年龄在 35 岁以上不明原因不孕者、计划行 ART 助孕的子宫纵隔患者，可以先行宫腔镜探查及手术切除子宫纵隔，以利于改善自然或人工助孕结局。

但应注意，TCRS如果施术不当，可能损害子宫肌层的完整性，导致薄型子宫内膜、宫腔粘连、妊娠过程中子宫破裂等情况，其对原发不孕的价值仍不明确，需告知患者手术的相关风险，使其知情选择。

尽管对于TCRS术后是否放置宫内节育器（IUD）或球囊尿管及是否应用激素治疗仍存在争议，但临床上宫腔镜纵隔切除术后多放置球囊并辅以雌激素治疗来促进内膜修复，预防宫腔粘连。

（四）弓形子宫

弓形子宫（图3-2）因在子宫输卵管造影中宫底呈较宽的马鞍形凹陷，过去又称为"鞍状子宫"。弓形子宫的定义尚有争议，2013年及2016年的ESHRE/ESGE分类中已无此命名，各文献中的常见定义：子宫外形基本正常，宫底外形无切迹，宫腔底部内膜呈弧形内凹，内凹深度一般<1cm，两侧内膜夹角>90°。

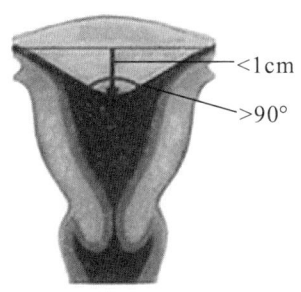

图3-2 弓形子宫

大多数学者认为弓形子宫患者无需处理。Grlmblzls等认为，弓形子宫使孕中期流产的概率增加，且易导致胎位异常，其病理生理学机制仍然不清楚。Giacomucci等报道，弓形子宫矫形术后成功分娩率较术前明显增加，可达55.6%。因此，对于合并反复流产或原发不孕的弓形子宫患者，排除其他致病因素后可行宫腔镜矫形手术以改善妊娠结局。

对于不孕合并弓形子宫的患者，如果IVF反复种植失败或妊娠丢失，建议宫腔镜下切除弓形子宫异常内突的宫底结构。

（五）双角子宫、双子宫

定义：双角子宫由苗勒管未完全融合引起，无特殊的临床表现。

Grimbizis等观察到子宫畸形本身并不是不孕的相关因素，而大多数双角子宫的女性没有妊娠困难。有研究指出，55%~60%的双角子宫女性可以成功妊娠，而14%的女性生殖预后较差。对双角子宫女性IVF妊娠及分娩结局的研究表明，双角子宫和正常子宫在IVF治疗后卵巢反应、妊娠结局和产科结局方面差异无统计学意义，双角子宫对不孕患者IVF累积结果无显著负面影响，双角子宫整形术不推荐用于不孕患者。鉴于术中和术后的并发症风险以及改善妊娠结局的证据不足，通常不推荐行经腹或腹腔镜下的子宫融合性手术。对于复发性流产、早产等排除其他原因者，可行宫腹腔镜联合手术治疗。

双子宫由苗勒管完全没有融合引起，临床表现为双子宫体与双子宫颈。双子宫通常无需手术，其妊娠结局相对良好。若因宫颈发育异常而导致该侧生殖通道梗阻，建议行腹腔镜手术切除该侧子宫。

（六）T形子宫

T形子宫（图3-3）患者同时有不孕史或不良孕产史时，可选择宫腔镜手术治疗。手术选择宫腔镜T形子宫畸形矫正术，与子宫侧壁垂直自宫底部向子宫峡部切开子宫侧壁，术后可选择放置宫腔内球囊或宫内节育器预防继发性宫腔粘连，并给予雌激素、孕激素周期治疗，促进子宫内膜生长。术后3个月行宫腔镜检查评估。

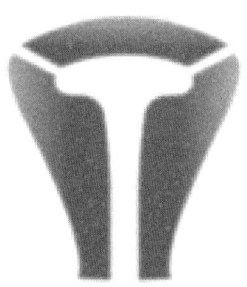

图3-3 T形子宫

法国一中心在24年间对112例患者进行了宫腔镜子宫矫形手术，手术扩大宫腔容积后，活产率由2.5%提高到60%，流产率由78.3%下降到22%，其中不孕患者的术后妊娠中有49%为自然妊娠。作者指出，宫腔镜手术扩大宫腔容积对于改善T形子宫患者的妊娠结局是有利和安全的，但仍然要严格掌握指征（适用于反复流产、长时间不明原因不孕且ART失败的患者）。

（七）Robert子宫

Robert子宫临床上较罕见，于1970年由Robert首先报道。Robert子宫宫腔内的隔膜偏于宫腔一侧，将该侧宫腔完全封闭，使之成为与阴道或对侧宫腔不相通的盲腔，封闭的宫腔可积存分泌物或血液，盲腔与该侧输卵管相通，但子宫外轮廓基本正常。也有罕见病例报道，因隔上有孔，于子宫盲腔内妊娠，类似于残角子宫妊娠。患者有不同程度的原发性痛经，青春期痛经严重，成年后影响生育。

手术是治疗Robert子宫的唯一有效方法。现今联合腹腔镜或超声监护下的宫腔镜子宫斜隔切除术已在临床上广泛开展，具有微创、易恢复、利于术后妊娠等优势。术后可考虑放置宫内节育器预防粘连，根据隔膜的厚度及术后子宫内膜缺损的程度，决定是否加用雌激素辅助子宫内膜生长修复。夏恩兰等报道了对10例患者采用宫腔镜和（或）联合腹腔镜治疗Robert子宫，术后1例成功分娩。

第四节 宫腔粘连与薄型子宫内膜

一、概述

宫腔粘连（intrauterine adhesions，IUA）是多种原因导致的子宫内膜基底层损伤，宫腔和宫颈管不同程度粘连或闭塞，引起经量减少、闭经、腹痛、不孕、反复流产等。

IUA 于 1894 年首次由 Heinrich Fritsch 报道，1948 年以色列妇科医生 Joseph Asherman 详细描述了 29 例流产或产后刮宫所致 IUA 病例，并将其定义为"损伤性闭经"（traumatical amenorrhea），又称为 Asherman 综合征。

IUA 是妇科常见的宫腔疾病，严重危害育龄女性的生殖生理健康，是临床上的一个难题，尤其是对于重度粘连患者。

随着宫腔手术操作的增加，我国的 IUA 发病率呈逐年增长趋势。文献报道多次人工流产术、刮宫术所致的 IUA 发生率高达 25%～30%，宫腔镜宫腔粘连分离术（transcervical resection of adhesion，TCRA）后、重度 IUA 术后再粘连发生率高达 62.5%。

二、病因及发病机制

（一）病因

正常情况下，子宫内膜功能层在激素的调节下周期性脱落，而基底层对子宫内膜的修复和再生起着至关重要的作用。当各种原因的宫腔操作对子宫内膜基底层造成创伤和感染时，子宫内膜发生慢性炎症反应，子宫内膜纤维化导致宫腔内瘢痕形成。

1. 子宫内膜创伤：妊娠相关的宫腔操作是引起粘连的主要因素，如人工流产、不全流产或稽留流产清宫、中孕引产胎盘残留清宫、产后出血刮宫、剖宫产、葡萄胎清宫术后均可发生宫腔粘连。研究发现流产次数与 IUA 的发生风险正相关，有 2 次流产手术史的女性罹患 IUA 的风险较 1 次流产手术史者增加了 1.3 倍，有 3 次流产手术史的女性罹患 IUA 的风险则增加 4.6 倍。非妊娠期的宫腔创伤也是高危因素，如诊断性刮宫、各种宫腔镜手术（如宫腔镜下内膜息肉切除术、子宫黏膜下肌瘤切除术、子宫纵隔切除术、宫腔粘连分离术、子宫内膜消融术）等。此外，子宫动脉栓塞术也可能导致 IUA。

2. 宫腔感染：各种细菌、病毒等病原体引起的宫腔感染，如宫腔操作引起的继发感染、急/慢性子宫内膜炎、产褥感染等，均可导致子宫内膜的炎症反应，子宫内膜微生物群变异，破坏正常子宫内膜，抑制子宫内膜修复，促进子宫内膜纤维增生，导致

IUA形成。

文献报道子宫内膜结核导致IUA的发生率为4.0%~5.7%。当结核分枝杆菌侵入女性子宫内膜、输卵管、卵巢、盆腔腹膜等部位时可导致结核性盆腔炎，多继发于肺结核以及其他肺外结核，如腹膜结核、肠结核。由于其发病缓慢，多数症状轻，不易被发现，患者往往在因经量减少或闭经、下腹部疼痛、不孕等就诊时才被诊断。几乎所有的患者都有输卵管结核，而子宫内膜结核占50%~80%。当结核分枝杆菌侵及子宫内膜时，可导致内膜出现干酪样改变和溃疡、坏死，甚至有空洞形成，并伴有粘连，导致宫腔结构消失。

（二）发病机制

子宫内膜纤维化是IUA的主要病理特征。子宫内膜基底层损伤后，上皮细胞及间质细胞再生受阻、血管生成障碍、成纤维细胞过度增生、子宫内膜修复障碍、细胞外基质（extracellular matrix，ECM）过度堆积，均可引起纤维结缔组织增殖，导致瘢痕形成。

纤维细胞的异常增殖活跃可能是IUA的主要发病机制。研究发现多种纤维化相关因子与IUA密切相关，如转化生长因子-β1（tansforming growth factor β1，TGF-β1）、碱性成纤维细胞生长因子（basic fibroblast growth factor，bF-GF）、血小板衍生生长因子（platelet derived growth factor，PDGF）等。TGF-β1是经典的促纤维化因子，可促进ECM分泌，并诱导上皮间充质细胞转化（EMT），TGF-β1可启动和终止间充质下游组织修复，与IUA的发生发展密切相关。其他如血管紧张素Ⅱ（AngⅡ）、基质金属蛋白酶-9（matrix metalloproteinase 9，MMP-9）、整合素 $\alpha v\beta 3$、NF-κB、血管紧张素（1-7）、结缔组织生长因子-2（CTGF-2）等一系列与炎症或纤维化相关的因子，以及与干细胞自我更新和多潜能分化相关的转录因子SOX2、NANOG、OCT4，均通过TGF-β1促进内膜纤维化。

多种信号通路参与纤维化的形成。TGF-β1/Smads经典纤维化通路、TGF-β/NF-κB信号通路与子宫内膜纤维化关系密切。Hippo/YAP信号通路在EMT调控方面发挥关键作用，过度活跃的YAP/TAZ聚集在纤维化组织的上皮和间质组织中，参与纤维化的发病机制。其他通路如Wnt信号通路、Rho/ROCK信号通路等在IUA发病机制中扮演的具体角色尚需更多研究进一步证实。

此外，近年来有研究显示IUA可能与子宫内膜干细胞的损伤和缺失关系密切。当子宫内膜基底层受损时，干细胞出现数量缺失和功能受损，导致子宫内膜腺上皮的修复受损，内膜发生纤维瘢痕化。

三、对生殖的影响

IUA通过改变宫腔形态结构、子宫内膜血流灌注、内膜的分子生物学水平等影响子宫内膜容受性，严重危害育龄女性的生殖生理健康。月经异常是常见的症状（68%），表现为经量减少和闭经，宫颈管粘连或宫腔部分粘连患者会出现周期性腹痛，不孕和复发性流产的发生率可分别达到43%和40%，IUA还可增加妊娠并发症的发生。

(一) 子宫内膜形态结构及血流灌注异常

子宫内膜损伤后病理性修复导致宫腔丧失正常解剖结构，内膜变薄/缺失、纤维瘢痕挛缩，以及子宫内膜血流灌注降低是导致子宫内膜容受性降低的重要因素。

1. 子宫内膜厚度与形态改变：表现为子宫内膜变薄、局部回声不连续以及内膜形态回声不均、缺乏典型的三线征。超声显示的子宫内膜厚度常被作为IUA诊断、治疗效果评价以及子宫内膜容受性评估的重要形态学指标。过薄的子宫内膜导致胚胎着床位点接近基底层螺旋动脉（此处血流量大、氧气张力大），活性氧会阻碍胚胎的着床和发育，导致临床妊娠率降低、自然流产率增高。

2. 宫腔容积减小，影响胚胎的着床和生长发育：与正常内膜容积相比，当宫腔容积<2.5mL时，临床妊娠率明显下降。

3. 子宫内膜血流灌注显著低于正常人群：血管指数（VI）、流量指数（FI）、血管流量化指数（VFI）降低，并且随着IUA子宫内膜损伤加重，子宫内膜基底层的各项血流灌注指标均呈下降趋势，内膜容受性受到影响，从而影响受精卵的成功着床和植入。

(二) 宫腔微环境改变

子宫内膜容受性的建立涉及一系列分子信号事件，包括雌孕激素受体介导的内分泌因素，以及黏附分子、生长因子和趋化因子等多种活性物质的参与。研究发现，IUA不仅在宏观上导致宫腔形态结构异常，还破坏了宫腔微环境。

1. 雌孕激素受体：子宫内膜上分布着雌孕激素受体。雌激素与受体结合后，不仅能够促进子宫内膜增殖，还能通过诱导多种细胞因子的表达以及参与血管生成等作用参与胚胎着床。孕激素通过孕激素受体参与子宫内膜的蜕膜化转变，营造合适的胚胎着床内膜微环境等，对于保证妊娠成功与胚胎生长发育不可或缺。研究发现，雌激素受体在重度子宫内膜损伤的IUA中高表达，并且其表达水平与IUA严重程度正相关。

2. 子宫内膜容受性相关因子：存在于子宫内膜中的生长因子和细胞因子共同维系子宫内膜容受性，并在胚胎着床和植入中发挥重要作用，这些因子被统称为子宫内膜容受性相关因子，包括整合素 $\alpha_v\beta_3$、白血病抑制因子（leukemia inhibitory factor，LIF）、血管内皮生长因子（VEGF）、同源框基因（homeoticgene，HOX）A10等。它们的表达峰值与胚胎"种植窗"同步，通过调节血管重塑、细胞间相互作用、间质细胞蜕膜化等多个环节参与子宫内膜容受性建立。在子宫内膜损伤的IUA患者与动物模型中均发现，上述子宫内膜容受性相关因子的表达显著降低，且与不良妊娠结局密切相关。临床上也广泛使用整合素 $\alpha_v\beta_3$ 和LIF等因子作为IUA宫腔整复手术后疗效检测与预测妊娠结局的指标。

四、宫腔粘连的诊断

IUA 的诊断并不困难，有宫腔操作或感染史，有经量减少、闭经和周期性腹痛的临床表现，再结合影像学检查即可诊断。

1. 宫腔镜检查：用于直视下观察宫腔形态特征，了解粘连的性质、部位、程度和范围并进行粘连评分，诊断和治疗可同时进行，为预后评估提供参考依据。宫腔镜检查被国内外指南推荐为诊断 IUA 的"金标准"。

2. 子宫输卵管造影：可用于同时了解宫腔形态及输卵管通畅情况，但与宫腔镜检查相比，其阳性预测值仅为 50%。由于宫腔内的气泡、黏液及子宫内膜碎片等可造成较高的充盈缺损的假阳性征象，因此诊断价值有限。

3. 经阴道超声检查：临床上常用的诊断宫腔疾病的非侵入性诊断技术，简单易行、无创，可以显示宫腔整体形态及子宫内膜连续性，测量子宫内膜厚度及内膜下血流。三维超声可大大提高诊断 IUA 的灵敏度。

4. 宫腔声学造影：其对宫腔形态学异常诊断的灵敏度及特异度均高于阴道 B 超，液体的注入扩张了宫腔，增加了对照，有助于更清楚地观察宫内结构。该法在宫腔完全闭锁或宫颈粘连时应用受限。

5. MRI：可分层评估宫颈粘连时的宫腔上部情况，但由于价格昂贵，国内外共识不推荐用于 IUA 的诊断。

五、宫腔粘连的分级评分

对 IUA 严重程度的精准分级有助于治疗方案的选择和预后的评估，但国际上尚无统一分级标准。现有的多种国际 IUA 分级标准均是建立在宫腔镜检查结果的基础上，其中美国生育学会（AFS）与欧洲妇科内镜学会（ESGE）提出的评分量表最常用。2015 年中华医学会妇产科学分会妇科内镜学组（Chinese Society of Gynecological Endoscopy，CSGE）结合国内 IUA 流行病学、发病原因与临床实际，在参考 AFS 和 ESGE 的 IUA 评分量表的基础上，提出了符合我国临床实际的 IUA 量化分级体系。与 AFS 和 ESGE 评分量表相比，CSGE 的 IUA 量化分级体系增加了子宫内膜厚度、输卵管开口状态、既往不良妊娠史和刮宫史等客观指标，从多角度全方位对子宫内膜损伤的程度和危害进行评估，大大提高了诊断的准确性，对 IUA 的评估也更为客观全面。AFS 分类（1988 年）见表 3-1。ESGE 分类（1997 年）见表 3-2。CSGE 的 IUA 量化分级体系见表 3-3。

表 3-1　AFS 分类（1988 年）

评估项目	项目标准描述	评分
宫腔粘连范围	<1/3	1
	1/3～2/3	2
	>2/3	4
宫腔粘连类型	菲薄	1
	部分菲薄，部分致密	2
	致密	4
经量变化	正常	0
	减少	2
	闭经	4

注：累计相加分数后评分：Ⅰ级（轻度），1～4 分；Ⅱ级（中度），5～8 分；Ⅲ级（重度），9～12 分。

表 3-2　ESGE 分类（1997 年）

分级	粘连情况
Ⅰ	片状或膜状粘连（宫腔镜鞘可将粘连轻松分离，宫角未受累）
Ⅱ	单发膜状粘连（双侧输卵管开口可见，单用宫腔镜鞘无法分离粘连）
Ⅱa	宫颈内口粘连（宫腔未受累）
Ⅲ	多发致密粘连（宫腔桥带状粘连，一侧输卵管开口受累）
Ⅳ	广泛宫腔致密粘连，宫腔部分或全部受累（双侧输卵管开口不可见）
Ⅴa	广泛宫腔瘢痕形成及纤维化伴有Ⅰ或Ⅱ度粘连（伴有闭经或明显月经过少）
Ⅴb	广泛宫腔瘢痕形成及纤维化（伴有Ⅲ或Ⅳ度粘连，伴有闭经）

表 3-3　CSGE 的 IUA 量化分级体系

评估项目	项目标准描述	评分
粘连范围	<1/3	1
	1/3～2/3	2
	>2/3	4
粘连性质	膜性	1
	纤维性	2
	肌性	4
输卵管开口状态	单侧开口不可见	1
	双侧开口不可见	2
	桶状宫腔，双侧宫角消失	4

续表3-3

评估项目	项目标准描述	评分
子宫厚度（增殖晚期）	≥7mm	1
	4~6mm	2
	≤3mm	4
月经状态	经量≤1/2平时量	1
	点滴状	2
	闭经	4
既往不良妊娠史	自然流产1次	1
	复发性流产	2
	不孕	4
既往刮宫史	人工流产	1
	妊娠早期清宫	2
	妊娠中晚期清宫	4

注：轻度，0~8分；中度，9~18分；重度，19~28分。

六、治疗

IUA尤其是重度IUA治疗效果有限，重度IUA治疗后复发率可高达62.5%，严重影响患者的生育力。近年来随着新措施、新方法的研发与临床应用，IUA的治疗效果不断提高，患者的生育力也得到了一定的改善，但是内膜损伤后的修复仍然是我们面临的一大医学挑战。

IUA的治疗是以宫腔镜下分离粘连手术为主导的综合性治疗，治疗措施包括手术恢复宫腔结构，术后宫腔支架预防再粘连，辅以雌激素为主的药物促进内膜再生修复，术后宫腔镜复查再次处理和评估，最终达到恢复生育力的目的。

（一）手术治疗

国内外指南均推荐宫腔镜下宫腔粘连分离术（trans cervical resection of adhesions，TCRA）作为IUA的首选治疗方法。

1. 手术指征：主要针对宫腔粘连所致不孕、反复流产、月经过少且有强烈生育要求的患者。没有生育要求、无痛经与宫腔积血等临床症状的IUA患者不需要手术治疗，即使患者有月经过少亦不需要手术治疗。

2. 术前充分评估。

1) 评估手术难度：根据症状、术前B超、宫腔镜检查情况或宫腔造影情况评估手术难度，尤其是重度粘连患者再次手术必须考虑前次术者水平、术中效果、术后处理情况、有无综合管理等。

2）术者自我评估：术者的操作技能也需要充分评估，需要有经验的宫腔镜专家操作，避免对残留内膜的损伤。

3）评估手术难度后要与患者充分沟通，让患者知情选择。

3. 术中加强监护：宫腔镜下宫腔粘连分离术尤其是重度粘连分离时发生出血、灌流介质过量吸收－体液超负荷－低钠血症（TURP综合征）、子宫穿孔与潜在器官损伤的风险增加，应依据手术的复杂程度及可能发生的风险选择术中联合超声或腹腔镜监护。超声监护可以动态定位子宫肌层厚度，及时发现子宫穿孔征象，但不能及时处理穿孔。腹腔镜监护的优势在于不仅能够及时发现子宫穿孔，并对穿孔以及穿孔可能造成的盆腔器官损伤进行处理，而且可以同时对盆腹腔情况和输卵管功能进行评估，为后续受孕方式的选择提供依据。

4. 手术方式：宫腔镜下宫腔粘连分离术是IUA的首选治疗方法和标准术式。通过宫腔镜直视下评估宫腔形态学改变，重点描述宫腔的解剖形态特征，粘连的部位、性质与程度，特别是对残留内膜的多少与分布、双侧子宫角与输卵管开口是否可见以及输卵管压力试验时开口的收缩状态均应详细记录，并进行量化评分。不提倡在盲视下使用扩宫棒、探针、活检钳等器械进行粘连分离，以避免子宫穿孔、子宫肌壁损伤以及宫腔"假道形成"。

5. 手术原则及操作要点：最大限度地保护残留子宫内膜是治疗IUA的根本，分离粘连组织，解除由瘢痕挛缩造成的宫腔解剖学异常，恢复宫腔解剖学形态，有效保护残留子宫内膜，避免分离不足和分离越界。

1）分离粘连组织，去除瘢痕：为了给子宫内膜的再生修复创造条件，需切除瘢痕组织，因此，宫腔镜下宫腔粘连分离术术中需要正确识别瘢痕组织、正常子宫肌壁以及子宫内膜形态特征。分离粘连组织时可使用高频电针状电极或冷刀直接分离，直到呈现宫腔解剖学形态和恢复宫腔容积。附着在子宫肌壁上的纤维瘢痕组织不利于日后子宫内膜的再生修复，因此，切除瘢痕组织是术中需要重视的内容。基本原则是切除没有内膜组织覆盖的、裸露的瘢痕组织，以能够暴露正常子宫肌壁组织和"裸露血管"为度。

2）对输卵管开口部位的处理：对双侧子宫角部与输卵管开口状态的评估是预测手术后受孕方式的重要依据。当分离粘连至双侧子宫角部时，要仔细识别局部的解剖学形态和子宫内膜分布情况，循着有内膜分布的间隙进行分离，逐渐暴露输卵管开口并以开口部位为重要解剖学标志向周围呈放射状分离，直至恢复子宫角部的解剖学形态。在此基础上，进行输卵管压力试验了解输卵管开口的收缩状态，结合腹腔内液体的有无等情况，综合评估输卵管的功能状态，为术后受孕方式的选择提供依据。

3）识别与保护残留子宫内膜：IUA是子宫内膜损伤所致的宫腔形态学破坏，宫腔镜下宫腔粘连分离术术中要非常重视对残留子宫内膜的保护，要强化术者最大限度地保护残留子宫内膜的理念。

6. 方法选择。

宫腔镜下宫腔粘连分离术术中能量介入分离和机械分离是常用的方法，但有各自的特点，术者可根据患者的具体情况及自身习惯和器械操作熟练程度选择相应的方法。无论选择哪一种器械，手术原则都是一样的，最大限度地保护患者的残留内膜，恢复宫腔解剖学形态等。

1）能量介入分离：这是传统宫腔镜技术，使用宫腔电切环或针，优势是容易操作，切割精确，止血良好，容易恢复宫腔解剖学形态，尤其是对分离周边性肌性粘连有优势。不足之处是电能量会损伤周围正常或残留内膜，尤其单极电热效应大于双极，增加炎性因子或促粘连因子的渗出，增加术后再粘连和瘢痕风险。如果发生子宫穿孔，可能对周围内脏造成热损伤，建议用双极电切或电凝。

2）机械分离：这是传统宫腔镜技术的最新发展，手术器械不断创新改进，拓宽了手术适应证。器械有微型剪刀、钳子等。其优势是没有电热损伤风险，对子宫内膜保护更好，更安全，可以减少创面渗出，降低术后再粘连形成风险，微型宫腔镜可做到诊断治疗一体化，但是对于肌性粘连分离困难，尤其是肌性周边性粘连，止血差，没有电切闭合小血管的作用，术中水中毒风险可能增加，手术时间可能更长。宫腔的特殊解剖学形态和粘连类型可能制约器械的使用，宫腔狭小者使用巨型宫腔镜受限，对术者操作技能要求较高。

（二）宫腔粘连术后再粘连的预防

研究表明，宫腔镜下宫腔粘连分离术术后再粘连率高，术后预防再粘连措施必不可少。临床上预防措施多种多样。

1. 宫腔支撑球囊（图3-4）：临床上使用的宫腔支撑球囊有适型宫腔球囊和Foly球囊，不仅可以阻隔宫腔创面贴附，更好地分离和维持子宫前后壁和双侧子宫角，还可以引流积血及炎性液体，减少感染机会，同时可起到压迫止血的作用。但需注意球囊内的注液量，宫腔压力过大会导致内膜缺血坏死，影响内膜再生修复。临床研究显示，术后放置适型宫腔球囊能够显著减少术后再粘连的形成，对提高手术疗效具有积极作用。但对于注入球囊的水量和球囊的保留时间，还没有达成一致意见。

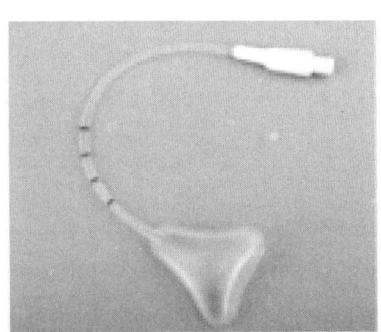

图3-4 宫腔支撑球囊

2. 宫内节育器：使用最多的是宫形节育器和T形节育器，在一定程度上阻断宫腔创面贴附，减少再粘连，但单纯放置宫内节育器的有效接触面积较小，有出血、感染、嵌顿和穿孔等缺点。临床上已较少使用。

3. 生物材料支架。

1）细胞基质提取成分支架：透明质酸水凝胶支架、胶原蛋白支架、几丁糖支架、氧化再生纤维素防粘连膜及其复合支架，已被广泛应用于IUA的临床预防和治疗，可以抑制炎性细胞的激活与聚集，减少创面渗出，起到局部止血的作用，可抑制成纤维细胞生成，减少胶原纤维的增生，减少瘢痕形成，对预防再粘连形成有一定的作用。生物材料可自行降解吸收，使用后并发症少。

2）羊膜：基底膜能够调控细胞的分化、形态、迁移及功能，分泌多种生物活性因子，促进细胞生长并改善微环境，抑制炎症反应，抗基质纤维化，减少瘢痕形成。其免疫源性低，组织相容性好，已有新鲜羊膜和冷冻干燥羊膜用于宫腔镜下宫腔粘连分离术术后抗粘连的临床研究，但对于宫腔镜下宫腔粘连分离术术后促进创面修复和子宫内膜再生的作用尚需有力证据证实。

微粒化羊膜是一种新型粉状剂型羊膜制品，可混悬于生理盐水，采用无创注射方式，可充分发挥羊膜基底膜结构的支架作用，提供细胞黏附和生长空间，保留羊膜的生长因子活性，促进细胞增殖、迁移、血管形成等，具有广阔的临床应用前景。但由于微粒化羊膜与羊膜的生物性状不同，具体临床应用方法、剂量及治疗时间等尚需进一步探索。

（三）促进内膜再生修复

子宫内膜的再生修复是有效改善IUA患者生殖与生理功能的基础，是IUA治疗中的一个重要环节。临床上多采用以雌激素为主的综合治疗方案，但是对于重度IUA子宫内膜大面积损伤的患者，难以实现子宫内膜的有效修复。近年来，学者尝试使用干细胞移植、细胞因子、生长激素、富血小板血浆（platelet-rich plasma，PRP）等方法，小样本均显示出具有促进子宫内膜再生、减少纤维化瘢痕形成的疗效，但是，由于各种方法均处于探索研究阶段，没有形成规模化的临床应用，对其疗效的判定还需要循证医学证据的支持。

1. 雌激素治疗：临床上主要使用的、效果最肯定的方法。雌激素可与残存的子宫内膜的雌激素受体结合，促进残存子宫内膜再生覆盖手术创面。雌激素通过诱导血管生长来促进子宫内膜再生，动物实验和临床试验提示雌激素可促进VEGF等的生成，促进子宫内皮细胞增殖、迁徙以及新脉管形成，最终使子宫内膜增生。雌激素有效促进子宫内膜及间质细胞的有丝分裂，引起子宫内膜基底层腺体和间质细胞增生，加速裸露区的上皮化，形成有利于内膜新生的微环境。雌激素可上调纤维化降解因子MMP-9的表达、下调促纤维化因子如TGF-β1的表达，发挥抑制粘连带形成的作用，从而预防IUA再次发生。

关于雌激素的使用方案尚无统一意见。2017年AAGL的指南指出，宫腔镜下宫腔粘连分离术术后应用性激素治疗（雌激素单独或联合孕激素）可以减少IUA复发（推荐等级B）。Xiao等比较了宫腔镜下宫腔粘连分离术术后行周期性雌/孕激素治疗与行连续性雌激素治疗的患者，研究发现两组的月经恢复情况及子宫形态改变差异无统计学意义。

雌激素用量尚无统一标准，越来越多的研究认为过大剂量用药和过长疗程并不利于术后预防IUA的复发，动物实验发现局部过高水平的雌激素环境会增加TGF-β的表达，反而促进内膜纤维化，生理剂量雌激素更有利于子宫内膜损伤后的修复，对于子宫内膜破坏严重、宫腔内几乎无正常内膜残存的患者，使用高剂量雌激素和过高水平的雌激素环境都是无益的。《宫腔粘连临床诊疗中国专家共识》推荐雌孕激素序贯疗法：戊酸雌二醇4mg/d或等效激素，连续使用21天，之后7~10天加用孕激素，2~3个周期。单用雌激素疗法：小剂量雌激素连续用药。AAGL指南推荐结合雌激素2.5mg/d（相当于戊酸雌二醇8mg/d），2~3个周期。

雌激素治疗IUA的用药途径以口服为主，药物有17-β雌二醇片和戊酸雌二醇片，对于肝功能异常的患者，尤其口服用药效果不佳的患者，可以采用阴道给药。其优势在于阴道黏膜直接吸收，血药浓度高，对子宫的局部效应可能比全身给药强，不良反应发生率低。

肝胆疾病和有血栓形成倾向、不适合口服雌激素的患者也可选择经皮雌激素，吸收入血后雌二醇和雌酮维持生理比例，更接近于自然状态下雌激素的分泌方式，避免了肝脏首过效应，血栓风险更低，不良反应少，更为安全，生物利用度达10%，明显高于口服雌激素。研究表明，经皮雌二醇凝胶应用于中、重度IUA术后辅助治疗，可有效改善宫腔镜下宫腔粘连分离术术后子宫内膜情况和月经量，方便且不良反应少。

使用建议：术后即开始雌激素治疗，个体化用药，不宜长期大剂量使用。若使用超生理剂量的雌激素应定期给予孕激素拮抗，排除禁忌证，注意血栓风险。

2. 干细胞：一类具有自我更新和多向分化潜能的细胞。干细胞应用于促进子宫内膜的再生修复治疗已从基础研究走向临床。促进子宫内膜修复的干细胞有子宫内膜干细胞、骨髓间充质干细胞、脂肪间充质干细胞、脐带间充质干细胞、自体经血间充质干细胞。干细胞能够分泌多种生长因子、细胞因子以及激素，不仅能够促进增殖、血管生成以及局部组织祖细胞激活，而且还能调节免疫反应。近年来，多项临床前研究及临床试验均发现干细胞移植可以减少纤维化面积、增加子宫内膜厚度及腺体数量、刺激血管生成、有效修复子宫内膜损伤、促进生育力的恢复。干细胞结合生物聚合材料，如水凝胶、支架、纳米结构脂质载体等，可提高其递送效率，增强移植细胞的存活率和治疗效果。然而，干细胞治疗仍存在潜在的免疫原性和致瘤性风险，且干细胞的大量体外扩增可能会触发复制性衰老，从而影响其治疗效果。

近期的科学研究认为，间充质干细胞的修复效果主要来自外泌体介导的旁分泌效应，而非直接增殖分化作用。外泌体可携带蛋白质、脂质体、mRNA和miRNA等，实现细胞间通讯、免疫调节和细胞信号传导等多种生物学功能，能够用于促进细胞和组织的修复，是干细胞治疗发挥作用的载体。研究表明，间充质干细胞来源的外泌体能够有效恢复子宫内膜的形态和功能，在减轻纤维化、促进增殖和免疫调节等方面表现出与其来源细胞相似的功能。与干细胞移植相比，外泌体具有免疫豁免、高组织渗透性、高生物稳定性等优点，具有广阔的应用前景。

相关研究仍然在临床前试验阶段，需要更多更深入的基础和临床研究来验证干细胞治疗的安全性、有效性和可行性。

3. PRP：抽取自体周围静脉血液，通过离心的方法提取出来的血小板浓缩物，含有高浓度的血小板、白细胞和纤维蛋白，能够提供超生理数量的必需生长因子，促进愈合能力低的组织修复及再生，近年来，在子宫内膜损伤修复治疗中显现良好的治疗优势，成为关注热点。研究报道宫内注射 PRP 可以促进子宫内膜生长，改善妊娠结局。一项前瞻性随机对照试验提示，IUA 宫腔整复手术后 PRP 宫腔灌注可促进子宫内膜的再生修复，减少再粘连，且在难治性的重度子宫内膜损伤的 IUA 患者中效果尤为突出。现阶段国内外对 PRP 治疗 IUA 的研究资料仍然有限，缺乏大样本量随机对照试验的研究证据。

4. 其他促进子宫内膜再生的方法：除了雌激素以外，还有许多药物在临床上联合使用，如阿司匹林，可以抑制血小板功能，防止微血栓形成，改善子宫内膜局部微循环，西地那非、硝酸甘油可以扩张血管，增加子宫的血供和子宫内膜容受性，粒细胞集落刺激因子（granulocyte colony-stimulating factor，G-CSF）通过细胞黏附、免疫调节和血管重塑等机制作用于子宫内膜。近年来，随着医疗技术的发展，中西医结合治疗 IUA 逐渐引起临床医生的广泛关注。

仿生物电刺激法通过刺激血管平滑肌的收缩和松弛，加速血液流动，增加盆底、阴道、子宫内膜和子宫肌肉的血液循环，进而改善子宫内膜血流灌注，起到促进子宫内膜修复和增加内膜厚度的作用。临床报道其仅应用于非创伤性的薄型子宫内膜，对于创伤性 IUA 的治疗作用仅有小样本探索性研究，需进一步研究提供更多依据。

（四）TCRA 术后复查处理评估

TCRA 术后对子宫内膜修复情况、宫腔形态进行二次评估，是指导受孕及辅助治疗的重要依据。学者对 TCRA 术后进行宫腔镜二探检查已达成共识，AAGL 推荐 TRCA 术后 2~3 个月进行宫腔形态的再次评估，酌情再次手术处理，还应评估月经周期、月经量和经期，随访临床妊娠情况、妊娠结局和并发症。

（五）IUA 患者的生育管理

1. 生育时机：学者对于 TCRA 术后的最佳生育时机尚未达成共识。一般认为 TCRA 术后 2~3 个月内宫腔形态基本恢复，患者月经模式得到改善后便可指导患者尝试怀孕。

2. 助孕方式：对于轻度 IUA 患者，建议对夫妻双方进行生育力评估，若无明显异常可选择期待疗法，尝试自然受孕；若伴有输卵管阻塞、卵巢储备功能减退或男方因素，根据患者意愿选择宫腹腔镜手术治疗和男方治疗，或 IUI/IVF-ET 助孕。对于中、重度 IUA 患者，建议在 TCRA 术后恢复后尽快尝试自然受孕或接受 ART 助孕治疗。研究认为子宫内膜厚度在增殖晚期达到 7mm 是实施 ART 的基本条件，但不能一概而论。对中、重度 TCRA 术后行 ART 的患者，需综合评估后实施个体化方案。

七、薄型子宫内膜

薄型子宫内膜定义为在排卵当天、新鲜胚胎移植周期扳机日或 FET 周期内膜转化日的子宫内膜厚度<7mm。子宫内膜过薄会导致子宫内膜容受性降低，从而影响胚胎着床，降低 ART 的成功率。宫腔操作损伤子宫内膜是临床上公认的最主要的病因，其他可能的病因有宫腔感染、服用口服避孕药或氯米芬等药物、原发性薄型子宫内膜等。常用的治疗方法是口服、肌内注射或局部应用雌激素增加黄体期内膜厚度，低剂量阿司匹林、西地那非、己酮可可碱等药物可以促进子宫内膜血管的再生，提高子宫内膜局部的血流灌注。近年来，学者发现 G-CSF 宫腔灌注/皮下注射可促进子宫内膜的生长，但是在 IUA 患者中效果甚微。宫腔灌注自体 PRP 可促进子宫内膜生长，是薄型子宫内膜的前沿治疗研究热点。干细胞治疗可以使薄型子宫内膜腺体数量、内膜下血管生成明显增加，纤维化面积减少，内膜环境得到改善，具有广阔的应用前景。此外也有研究报道仿生物电刺激对治疗非创伤性的薄型子宫内膜的有效性。虽有多种方法用于薄型子宫内膜的治疗，但尚无一种疗效确切的方法，建议对薄型子宫内膜患者选择联合治疗方案，注重个体化治疗，从而改善治疗效果和结局。

第五节 慢性子宫内膜炎

慢性子宫内膜炎（chronic endometritis，CE）是子宫内膜的慢性炎症性疾病，由于其临床症状不典型，常被临床医忽视。近年来，CE 对育龄女性生育力的影响引起了生殖医学界的关注。CE 的病因及发病机制不明，诊断方法不统一，治疗方案缺乏针对性，需要在临床上更加重视 CE 的诊断，加强病因学的研究以进行针对性治疗，从而改善患者的妊娠结局。

一、概述

CE 是以子宫内膜间质内异常浆细胞渗出为主要特征的子宫内膜的持续性炎症性疾病，存在于整个月经周期。多数患者无症状，或仅表现为不典型的轻微症状，如下腹部不适、异常子宫出血、阴道分泌物增多、性交疼痛等。

研究发现，CE 使子宫内膜容受性受损，使自然妊娠和 ART 助孕的受孕率均下降，与反复着床失败、复发性流产、早产等不良妊娠结局相关。研究报道在不孕人群中，CE 的发生率可高达 56.8%，在反复种植失败（recurrent implant failure，RIF）的人群中为 14.0%~67.5%，在复发性流产的人群中为 9.3%~67.6%。

二、病因及发病机制

CE 的高危因素：①放置宫内节育器、多次分娩史和盆腔炎性疾病史，研究认为宫内节育器是 CE 发生的独立高危因素之一；②子宫内膜息肉与 CE 发生有密切关系，Cicinelli 等发现，宫腔镜下提示多发子宫内膜息肉患者中，高达 93.7% 的患者组织学上诊断为 CE，明显高于无多发内膜息肉的患者；③内异症也是 CE 发生的另一个独立高危因素，Cicinelli 等研究发现内异症患者比对照组 CE 的发生率高 2.7 倍。另外，还有研究发现，阴道炎、子宫内膜增生症、黏膜下子宫肌瘤、子宫内膜结核也与 CE 相关。

传统观念认为宫腔内为无菌环境，但随着微生物检测技术的发展和取材方式的改进，这个观念逐渐改变。研究表明，健康女性的宫腔内也存在以乳杆菌为主的正常菌群，且宫腔内与阴道内的细菌菌落受 CE 等疾病影响呈现相似的波动规律，但宫腔、宫颈、阴道的菌落构成均不一致，提示 CE 患者宫腔细菌并不一定来源于阴道上行性感染，存在血源性或盆腔源性途径，年轻女性宫腔内细菌多样性最高，且随年龄增加轻微下降。

在 CE 患者宫腔内检测到的微生物：细菌如链球菌、大肠埃希菌、粪肠球菌和葡萄球菌，支原体如生殖支原体、人型支原体和解脲支原体，以及变形杆菌属、肺炎克雷伯菌、铜绿假单胞菌、加德纳菌、棒状杆菌、酵母和结核分枝杆菌等。

CE 的发生发展机制尚不明确，研究认为，病原体感染等刺激因素可激活以 TLR 通路、NLR 通路为核心的炎症通路网络，进而导致大量炎症介质释放。炎症通路的激活还可通过以调控 mTOR 通路为代表的途径改变子宫内膜免疫细胞的代谢活动，这些改变最终导致子宫内膜免疫紊乱与炎症微环境形成。此外，miRNA 失调、DNA 甲基化模式异常等机制也可通过异常调控相关炎症通路或干扰炎症介质生成参与 CE 的发生发展。

三、对生育的影响及机制

（一）对生育的影响

CE 可降低育龄女性的生育力。研究表明，CE 患者远期不孕风险较非 CE 女性高 60%，CE 可能影响复发性流产患者的妊娠率、活产率及平均妊娠时间，反复种植失败患者中 CE 患病率高达 67.5%，反复种植失败合并 CE 患者行 IVF-ET 的着床率显著低于非 CE 患者（15.1% vs 46.2%，$P=0.0024$）。合并 CE 的反复种植失败患者 CE 治愈后第 1 个 IVF-ET 周期的植入率和活产率（分别为 31.33% 和 51.76%）显著高于未合并 CE 的反复种植失败患者（分别为 16.30% 和 30.15%）和 CE 未愈的反复种植失败患者（分别为 14.89% 和 25.00%）。除此之外，CE 可能影响子宫内膜纤维化稳态，中、重度 IUA 患者中 CE 的发生率高达 46.28%，合并 CE 患者 TCRA 术后粘连复发率高于非CE患者（35.9% vs 19.1%，$P=0.015$），合并IUA的CE患者妊娠率（26.9% vs 42.7%，$P=0.024$）和活产率（17.9% vs 31.5%，$P=0.033$）均低于非CE患者。

（二）影响机制

1. CE改变宫腔内微生物环境：子宫内膜微生物感染是CE的主要病因。健康女性的宫腔内亦可检测到多种微生物，CE和非CE患者宫腔内微生物检出率相似，不同CE患者宫腔内微生物检出种类不一。CE不仅仅来源于外界致病微生物的侵入，也可源于宫腔内正常菌群失调导致的宫腔内微生物环境的改变，由此改变引起的炎症反应可能影响胚胎着床成功率，导致流产、胎膜早破、早产、宫内感染等不良妊娠结局。

2. CE改变宫腔内免疫环境：宫腔感染微生物时，主要位于子宫内膜基底层的大量B细胞浸润子宫内膜功能层，并通过腺体上皮进入腺腔，参与B细胞外渗和迁移的黏附分子和趋化因子（CD62E、CXCL1和CXCL13）在子宫内膜上皮细胞异常表达，诱导循环B细胞进入子宫内膜间质及腺体区域，引起异常免疫反应。B细胞受抗原刺激后，可原位分化为子宫内膜间质浆细胞，表达多种免疫球蛋白（IgM、IgA1、IgA2、IgG1和IgG2），以IgG2为主。这些免疫球蛋白的过量产生不利于胚胎着床。另外，CE患者CD3+ T细胞增多，CD56brightCD16－及CD56+CD16－NK细胞的百分比低于非CE患者，使CE患者子宫内膜容受性降低，不利于妊娠期免疫耐受的维持。

3. CE促进促炎性细胞因子水平升高：CE可使子宫内膜容受性相关因子分泌异常，CE患者月经血中促炎性细胞因子（如IL-6、IL-1β与肿瘤坏死因子-α）水平明显高于非CE患者。这些促炎性细胞因子水平升高影响细胞迁移、增殖和凋亡，改变了子宫内膜免疫细胞、上皮细胞和间质细胞的分布和功能，不利于胚胎植入。

4. CE使妊娠相关调节因子表达异常：抗凋亡基因（*BCL2*）和*BCL2*相关X蛋白（BAX）、增殖相关核标志物（Ki-67）以及雌孕激素受体的表达在分泌期上调，而与胚胎容受性相关的因子如IL-11、趋化因子配体4（CCL4）、胰岛素样生长因子1（IGF1）和胱天蛋白酶8（CASP8），与蜕膜化相关的因子如催乳素（PRL）和胰岛素样生长因子结合蛋白1（IGFBP1）的表达在分泌期下调。这些因子的表达异常使子宫内膜凋亡异常，滋养层浸润失调、内膜孕酮抵抗、蜕膜化紊乱、容受性降低，不仅干扰受精卵着床，影响胚胎植入，而且不利于着床后妊娠的维持。

5. CE影响子宫内膜纤维化稳态：Liu等的前瞻性队列研究发现，CE组的TGF-β1表达异常增高，而纤维化标志物MMP-9以及子宫内膜容受性标志物整合素αvβ3异常降低，证实CE可能通过影响子宫内膜纤维化的稳态，使伴有CE的女性更容易复发IUA，降低子宫内膜容受性，进而影响其妊娠结局。

四、诊断

（一）组织病理学诊断

1. 浆细胞（plasma cell）染色：CE诊断的"金标准"，查见子宫内膜间质内浆细胞浸润。浆细胞是 B 细胞在抗原刺激下分化增殖而形成的一种不再具有分化增殖能力的终末细胞。B 细胞位于正常子宫内膜的基底层，占比<1%，发生 CE 时，浆细胞浸润和聚集在内膜功能层的间质区域，通过染色便可识别。

识别浆细胞的方法有传统染色与免疫组化（IHC）染色。苏木精-伊红染色是传统的染色方法，浆细胞在镜下表现为细胞体积较大，胞质嗜碱，核偏心一侧，胞核中异染色质呈车轮状排列。但浆细胞与间质纤维细胞和单核细胞形态上的相似性，以及分泌期子宫内膜表面水肿、间质细胞密度增加，均可能干扰浆细胞的识别，因此采用跨膜硫酸乙酰肝素蛋白多糖（CD138）作为浆细胞的特异性标志物进行免疫组化染色是诊断 CE 最可靠的方法，明显提高了诊断 CE 的灵敏度和准确度。除此之外，子宫内膜组织学上的改变还包括黏膜表层水肿样改变、间质细胞密度增加、腺上皮细胞和间质中成纤维细胞的成熟分离。

增殖期的间质、分泌期的腺体以及宫颈鳞状上皮等均可能表达 CD138，导致过度诊断，因此，CD138 免疫组化染色必须与传统染色相结合，以确认染色细胞为浆细胞形态。

IHC 染色的操作细节可能直接影响 CE 的诊断，因此需要规范 IHC 染色的流程以提高不同实验室诊断 CE 的可比性。

2. 浆细胞的计数方法：国际上没有统一的标准来规范浆细胞的计数方法。文献报道有如下 CE 组织病理学诊断标准：每个切片浆细胞总数≥1，每个 HPF 浆细胞总数≥1，至少 1/3 的内膜组织切片上有 5 个以上浆细胞，平均每高倍镜视野下的 CD138 阳性细胞数量>0.25 个等。

缺少诊断 CE 的浆细胞最小数量的统一标准，易导致过度诊断，因此，临床上有必要将病理学检查结合其他检查应用于 CE 的诊断，以提高诊断的准确性，便于科研工作的开展和临床应用。

（二）宫腔镜辅助诊断

宫腔镜直视下观察形态具有全面、直观、高效、无创等优点。CE 的宫腔镜镜下表现包括：①子宫内膜局限或弥漫充血，形成"草莓征"。②子宫内膜表面多发直径<1mm 的微息肉。③子宫内膜间质水肿，子宫内膜苍白、不规则增厚。宫腔镜下还可能出现内膜出血点，形成原因主要包括子宫内膜慢性炎症状态所导致的血管壁血栓形成和血管纤维素样变性。50%~67% 伴有反复种植失败或复发性妊娠丢失的 CE 患者子宫内膜呈现多发性内膜息肉的特征，大约 65% 的 CE 患者子宫内膜伴有"草莓征"。有研究发现，宫腔镜诊断 CE 的灵敏度仅达 59.3%，特异度为 69.7%，相比于浆细胞染色诊断 CE，其准确度仅为 67%，另外，宫腔镜直视下诊断 CE 具有主观性，其准确度与临床医生的经验有很大关系。因此，宫腔镜检查可以辅助诊断 CE，但是不能代替浆细胞染色来诊断 CE，推荐宫腔镜结合组织病理学检查作为诊断 CE 的最佳方法。

（三）病原体诊断

CE 的病原学特点为诊断方法的更新带来了机遇。检测子宫内膜微生物的方法主要有微生物培养、定量 PCR 分析和 16SrRNA 测序。2008 年，Cicinelli 等的研究指出，在 438 例宫腔镜诊断的 CE 患者中，内膜细菌培养率可达 58%，其中最常见的为链球菌，其次为粪肠球菌与大肠埃希菌；而另 100 例非 CE 患者，细菌培养率仅为 4%。RT-PCR 技术快速、灵敏且能进行细菌定量，16SrRNA 测序能够鉴定内膜样本中可能存在的微生物种类，但无法区分相近种和同种的不同菌株，仅能将序列相近的微生物表示为操作分类单位（OTU）。通过病原体检测以鉴定 CE 的致病微生物非常困难。首先，正常无症状女性的宫腔内也可发现微生物，其次，通过组织培养及 PCR 检测方法，仅能检测常见的内膜细菌种类，容易遗漏致病的非常见菌。微生物培养方法诊断周期长，阴道微生物污染可能性大，即使在 CE 患者宫腔内检测到微生物，也难以确定其是否 CE 的真正病因，因此临床应用具有局限性。

五、治疗

CE 的主要治疗方法是口服抗生素，一线用药是广谱抗生素多西环素。有文献报道，经多西环素（200mg/d）治疗 14 天后，CE 的治愈率达 92.3%（108/117），剩余 9 例患者采用左氧氟沙星（400mg/d）和甲硝唑（500mg/d）联合用药治疗 14 天，总体的治愈率达 99.1%。当患者对多西环素治疗不敏感时，可用甲硝唑联合环丙沙星治疗。也有国外学者根据子宫内膜病原体检测的结果对 CE 患者进行针对性的抗生素治疗，如采用阿莫西林联合克拉维酸治疗革兰阳性菌，采用环丙沙星治疗革兰阴性菌。CE 相关的研究尚存在的问题包括缺乏前瞻性随机对照研究、样本量小、研究结果可靠性低、各中心诊断和治疗 CE 没有统一标准、缺乏持续性 CE 的耐药机制和治疗方面的研究。

综上所述，CE 的临床症状不明显，容易被临床医生忽视，但是近年来越来越多的研究发现 CE 与不孕、IVF 不良妊娠结局等有着密切的关系。CE 的诊断标准尚不统一。随着 16SrRNA 测序的发展和普及，CE 患者子宫内膜的特异性病原体有可能被检测出来，从而有望对持续性 CE 患者进行针对性治疗。加强 CE 炎症通路调节机制以及机体对 CE 免疫应答的相关研究，有助于临床上进一步完善 CE 的诊断和治疗。

第六节　子宫内膜息肉

子宫内膜息肉（endometrial polyps，EPs）是女性常见的子宫内膜病变，是局部子宫内膜腺体和间质过度生长，被覆上皮并突出于周围子宫内膜的良性增生性病变。据报道，子宫内膜息肉的总体患病率为 7.8%～34.9%，从育龄期至绝经后均可发病，多见于围绝经期或绝经后女性，以及应用他莫昔芬的患者。患者临床上可无症状或出现异常子宫出血、不孕等。国内外的大数据研究表明，子宫内膜息肉是不孕症乃至反复种植失败患者最常见的子宫内膜病变。

一、高危因素及发病机制

子宫内膜息肉的具体病因和发病机制尚不明确。近年的研究表明,子宫内膜息肉的发生可能涉及雌激素刺激作用、细胞凋亡与增殖异常、炎症刺激以及遗传因素等。

(一) 雌激素刺激作用

流行病学研究发现,随着年龄增长,子宫内膜息肉患病率呈升高趋势,合并雌激素依赖性疾病、代谢综合征相关疾病的概率也增高。多因素联合作用导致子宫内膜息肉的发生。

1. 雌激素依赖性疾病:子宫内膜息肉是雌激素依赖性疾病,常与内异症、子宫腺肌病、子宫肌瘤等雌激素依赖性疾病合并存在,上述疾病合并子宫内膜息肉的比例分别为47.67%、24.8%、20.1%。子宫内膜息肉局部存在ER、PR失衡的现象,在子宫内膜增殖期与分泌期,子宫内膜息肉腺体ER表达均高于正常内膜,而息肉间质PR表达低于正常内膜。

2. 代谢综合征相关疾病:肥胖、糖尿病、高血压、多囊卵巢综合征等。$BMI \geqslant 30kg/m^2$ 的不孕患者子宫内膜息肉发病率高于 $BMI < 30kg/m^2$ 者(52% vs 15%)。多囊卵巢综合征使子宫内膜息肉发病风险增加3倍,代谢综合征相关的肥胖、胰岛素抵抗影响雌激素代谢,同时存在脂肪因子失衡、慢性炎症状态、氧化应激等,上述因素直接或间接协同促进子宫内膜息肉形成。

3. 应用他莫昔芬:国内外研究显示,使用他莫昔芬的乳腺癌患者子宫内膜息肉的发病率为26%~60%。有学者研究发现,使用他莫昔芬的子宫内膜息肉患者腺体与间质ER表达均高于对照组,间质PR表达高于未使用他莫昔芬的息肉患者及对照组,提示他莫昔芬的使用导致子宫内膜局部ER、PR失衡,促进子宫内膜息肉的形成。

(二) 细胞凋亡与增殖异常

子宫内膜息肉组织中增殖相关蛋白Ki-67表达增加,抗凋亡因子Bcl-2表达增加,合并内异症的子宫内膜息肉患者,Bcl-2表达水平更高,细胞增殖活跃,凋亡受抑制。

(三) 炎症刺激

文献报道子宫内膜息肉中CE的发生率可高达27.40%~42.24%。研究发现子宫内膜息肉中NF-κB表达活性明显增高,提示NF-κB可能在促进子宫内膜息肉的发生发展中起关键作用。近年来,有学者通过测定子宫内膜息肉患者与正常者宫腔内微生物种类及含量发现,子宫内膜息肉患者宫腔内乳酸杆菌、双歧杆菌、加德纳菌、链球菌、交替单胞菌和普雷沃菌等含量较正常者高,认为宫腔菌群失调可导致子宫内膜局部慢性炎症,从而刺激子宫内膜血管生成和细胞增殖。

（四）遗传因素

研究发现子宫内膜息肉的发生与染色体重组有关。子宫内膜息肉间质中存在染色体12q15 和 6p21 重排，可能与息肉发生相关。重排可引起高迁移率蛋白（highmobility group protein，HMG）家族中 HMGI-C 和 HMGI（Y）蛋白异常表达，从而促进细胞增殖。

二、病理和分类

子宫内膜息肉的大体病理可表现为单发或多发，直径数毫米到 1~2cm，大的可充满宫腔，有蒂或无蒂，表面光滑，切面实性或有小腔隙。镜下结构显示息肉主要由腺体、间质、血管及表面被覆的上皮组成。

子宫内膜息肉根据发病机制及病理学特征可分为非功能性息肉、功能性息肉、腺肌瘤样息肉、他莫昔芬相关性息肉、绝经后息肉、子宫内膜-宫颈管内膜息肉（也称为混合性息肉）。

三、临床表现

子宫内膜息肉可表现为异常子宫出血，育龄女性可合并不孕，少部分患者可有腹痛、阴道流液等。异常子宫出血是子宫内膜息肉最常见的症状，绝经前女性可表现为经期延长、经量增多、月经间期出血、性交后出血、子宫不规则出血等，绝经后女性则可表现为绝经后出血。子宫内膜息肉可导致不孕、复发性流产及反复种植失败，少部分子宫内膜息肉患者表现为盆腔痛，可能与子宫内膜息肉刺激子宫收缩有关。

四、对生殖的影响

子宫内膜息肉可导致不孕、复发性流产及反复种植失败。原发及继发不孕患者子宫内膜息肉的检出率分别为 3.8%~38.5% 和 1.8%~17%。复发性流产患者子宫内膜息肉的检出率可高达 15%~50%。

子宫内膜息肉可通过机械性阻塞、子宫内膜局部炎症反应、子宫内膜容受性降低等机制导致不孕。宫颈管和输卵管开口部位的息肉可能通过机械梗阻效应干扰妊娠，但更多的应该是通过化学因子的异常表达干扰精子运动和胚胎着床。息肉部位的内膜腺体和基质对孕酮的灵敏度下降，导致子宫内膜无法蜕膜化而影响胚胎着床。子宫内膜息肉会诱导肥大细胞及 MMP-2 和 MMP-9 介导的局部炎症改变，进而干扰胚胎种植。此外，子宫内膜息肉还通过降低子宫内膜容受性导致胚胎种植率下降及流产率升高。其机制包括产生胎盘蛋白干扰自然杀伤（NK）细胞的活性，下调子宫内膜容受性相关标志物的表达。

对于子宫内膜息肉的数量、大小和部位是否影响妊娠结局尚有争议且缺乏强有力的证据。但大多数的研究均支持宫腔镜子宫内膜息肉切除术对改善妊娠结局有利,而对于息肉大小、位置的特异影响,结论并不统一。研究提示不同大小息肉患者在切除息肉后的妊娠结局均有改善,并无显著差别。研究发现,对于子宫内膜息肉合并不孕症的患者,以后壁息肉、子宫-输卵管交界息肉切除术后妊娠率提升最高,术后无论采用ART还是自然妊娠,均可明显提高妊娠率。

五、诊断

根据病史、症状、妇科检查和阴道超声检查,可做出子宫内膜息肉的初步诊断。确诊需在宫腔镜下切除子宫内膜息肉并行组织病理学检查。

(一) 超声检查

经阴道超声检查是最常用的子宫内膜息肉检查方法,其诊断子宫内膜息肉的灵敏度为19%~96%,特异度为53%~100%,阳性预测值为75%~100%,阴性预测值为87%~97%。该方法简单、经济且无创。子宫内膜息肉的典型超声表现为宫腔内高回声团块或者内膜不均匀增厚,该表现有时与黏膜下肌瘤可能具有相似的声像而导致难以区分。超声检查的最佳时间为增殖期,因为增殖期内膜较薄,并呈偏低回声,与息肉分界清楚,易于辨识。对于经阴道超声无法明确诊断者,可结合宫腔内盐水输注超声、静脉超声造影、经阴道超声检查三维成像技术,进一步明确诊断。

(二) CT及MRI

子宫内膜息肉在CT及MRI上无特异性影像学特征,但CT及MRI有助于与其他宫腔内病变如子宫内膜癌的鉴别。

(三) 宫腔镜检查及组织病理学检查

宫腔镜检查及镜下切除内膜息肉行组织病理学检查是诊断子宫内膜息肉的"金标准"。宫腔镜下可观察息肉的个数、大小、位置,表面有无出血,血管是否丰富,有无破溃,形态是否规则。宫腔镜下诊断子宫内膜息肉的灵敏度为58%~99%,特异度为87%~100%,阳性预测值为21%~100%,阴性预测值为66%~99%。若息肉表面出现丰富异型血管、被覆黄白色溃疡、形状不规则,应高度怀疑内膜息肉恶变。

(四) 诊断性刮宫

对于出血较多的子宫内膜息肉患者,若无宫腔镜诊治条件,可通过诊断性刮宫止血及行刮出物组织病理学检查。

六、治疗

《子宫内膜息肉诊治中国专家共识(2022年版)》建议对于有生育要求的患者,治疗原则为改善症状、保护内膜、促进生育、预防复发。治疗方案需根据患者有无症状、有无不孕、有无恶变风险制订。

（一）治疗方案

1. 期待治疗：对于无症状、无恶变高危因素、息肉直径<1cm 的子宫内膜息肉患者，可观察随访。6.3%~27.0%绝经前无症状、直径<1cm 的子宫内膜息肉可于 1 年内自然消退。推荐期待治疗患者每 3~6 个月复查超声 1 次，若病情稳定，则可每年随诊 1 次，若息肉增大或出现症状则需要进一步治疗。

2. 药物治疗：药物治疗多用于术前功能性子宫内膜息肉的识别及术后长期管理以预防子宫内膜息肉复发。常用药物包括孕激素类药物、口服避孕药等。

1) 孕激素类药物：孕激素通过拮抗雌激素促增殖作用，诱发细胞凋亡，引起腺体细胞数量减少，发挥抗炎、抗血管生成作用。常用药物有口服孕激素药物及左炔诺孕酮宫内缓释系统（LNG-IUS）。推荐的药物包括地屈孕酮 10~20mg/d、微粒化黄体酮 200~300mg/d、醋酸甲羟孕酮 10~20mg/d，月经周期第 11~15 天开始服药，用药 10~14 天，连续用药 3~6 个周期。

2) 口服避孕药：口服避孕药中的孕酮可对抗子宫内膜局部雌激素，使子宫内膜萎缩并周期性剥脱，抑制息肉的生长。短效口服避孕药可改善子宫内膜息肉的异常子宫出血症状，连续口服 3~6 个周期。临床常用药物包括炔雌醇环丙孕酮片、去氧孕烯炔雌醇片、屈螺酮炔雌醇片等。用药前需排除使用禁忌证。

3. 手术治疗：宫腔镜下子宫内膜息肉切除术（transcervical resection of endometrium，TCRE）是子宫内膜息肉的主要治疗方法，对于有生育需求的患者注意保护子宫内膜。宫腔镜下子宫内膜息肉切除术主要适用于绝经前有症状、合并不孕症及 ART 治疗前、有恶变高危因素、息肉直径>1.5cm、复发性、药物治疗效果不佳者。非能量器械包括机械性切除、冷刀切除、组织粉碎及回收一体系统（刨削系统）切除，能量器械包括单极电切及双极电切。

（二）有生育要求的不合并不孕患者的管理

有生育要求的子宫内膜息肉患者，其治疗重点为促进生育、保护内膜，并根据子宫内膜息肉的大小、数量、症状及患者近期是否有生育计划等情况综合评估。对于息肉直径 1cm、无症状未育的年轻患者，可进行期待治疗；对于有症状、息肉较大的患者，可行宫腔镜下子宫内膜息肉切除术，手术操作中注意保护息肉周围内膜，术后尽早促进生育；短期内无生育计划的患者，可口服避孕药或放置 LNG-IUS 预防复发。

（三）合并不孕患者的管理

对于不孕和复发性流产合并子宫内膜息肉的患者，在治疗前应充分评估除子宫内膜息肉外有无其他引起不孕的因素。某些引起子宫内膜息肉的因素同时也是导致不孕的因素，如 CE、内异症等。合并不孕患者治疗前，应充分进行多学科全面评估，评估子宫内膜息肉对不孕的影响，以及进行其他生育力的评估，综合处理。

对于合并不孕患者，建议行宫腔镜下子宫内膜息肉切除术，有助于提高自然妊娠率及 ART 妊娠率。研究提示切除息肉可以增加不孕患者的自然妊娠率，尤其是对于不明原因不孕的患者，妊娠率可从 43% 增加至 80%。而在人工授精（IUI）前进行息肉切除也被证实可显著提高 IUI 后的临床妊娠率。对于行 IVF-ET 患者的 Meta 分析提示，宫腔镜下子宫内膜息肉切除术可提高临床妊娠率（由 41% 提高至 63%）及活产率（由 26% 提高至 40%），但仍缺乏高质量的随机对照试验进一步证实。对有 1 次或者多次移植失败的不孕患者，Meta 分析提示宫腔镜下子宫内膜息肉切除术可提高妊娠率（$RR=1.41$，95% CI 1.14~1.75）。在 IVF-ET/ICSI 之前行宫腔镜下子宫内膜息肉切除术还具有卫生经济学上的优势，所以大多数生殖医生都支持。

（四）宫腔镜下子宫内膜息肉切除术术后的助孕时机

建议有生育计划者在宫腔镜下子宫内膜息肉切除术术后尽早促进生育。研究发现宫腔镜下子宫内膜息肉切除术术后的第 1 次、2~3 次或 3 次以上周期后进行胚胎移植，其种植率（42.4%、41.2%、42.1%）、临床妊娠率（48.5%、48.3%、48.6%）、自然流产率（4.56%、4.65%、4.05%）和活产率（44.0%、43.6%、44.6%）均无显著差异，因此考虑患者在宫腔镜下子宫内膜息肉切除术术后尽快行 IVF-ET，宫腔镜下子宫内膜息肉切除术术后冻胚移植的时间间隔在 120 天以内，移植的临床妊娠率最高，种植率和活产率无差异，因此，对于宫腔镜下子宫内膜息肉切除术术后助孕时机，建议术后 1 次月经周期后即可开始超促排卵或移植，尤其是高龄女性，最好在术后 120 天内行冻胚移植。

七、宫腔镜下子宫内膜息肉切除术术后复发的预防

宫腔镜下子宫内膜息肉切除术术后的复发率为 2.5%~43.6%，并随着随访时间的延长而升高。绝经前女性宫腔镜下子宫内膜息肉切除术术后复发率较高，复发的高危因素包括年龄≥35 岁、肥胖、多发息肉（息肉数量≥2 个）、息肉直径≥2cm、内异症、多囊卵巢综合征、CE 等。

宫腔镜下子宫内膜息肉切除术术后复发的预防可选择孕激素类药物、口服避孕药、术后放置 LNG-IUS、GnRH-a。治疗方式需结合患者高危因素、生育需求、不同病理类型等个体化选择。

第七节 子宫内膜增生

子宫内膜增生是妇科常见病，是指子宫内膜增生程度超出正常增生范畴。子宫内膜增生多见于育龄女性，对于有生育要求的子宫内膜非典型增生的患者，保留生育力的治疗是研究热点。

随着更多临床研究和循证医学证据的出现，美国妇产科医师协会（American College of Obstetricians and Gynecologists，ACOG）、英国皇家妇产科学院（Royal College of Obstetricians and Gynaecologists，RCOG）、加拿大妇产科医师协会（Society of Obstetricians and Gynaecologists of Canada，SOGC）等先后对子宫内膜增生的诊疗发布了相关指南。WHO 在 2020 年第 5 版女性生殖系统肿瘤分类中再次明确了子宫内膜增生的病理分类。国内学者也于 2017 年发布了《中国子宫内膜增生诊疗共识》，首次提出了国内的诊疗推荐。2019 年发布的《左炔诺孕酮宫内缓释系统临床应用的中国专家共识》，提出了子宫内膜增生治疗的部分建议。针对子宫内膜增生诊疗的相关研究进行总结整理，基于循证医学证据，2022 年发布的《中国子宫内膜增生管理指南》为临床医生更加规范化诊疗子宫内膜增生提供指导。

一、分类

2020 年 WHO 根据是否存在细胞不典型性将子宫内膜增生分为两类：①子宫内膜增生不伴不典型增生（endometrial hyperplasia without atypia，EH）；②子宫内膜不典型增生（atypical hyperplasia，AH）。

EH 是指子宫内膜过度增生，超出正常子宫内膜增生期晚期的范畴，通常为弥漫性增生，也可以为局限性。EH 进展为子宫内膜癌的风险为 1%～3%。无拮抗的雌激素长期暴露后进展为子宫内膜癌的风险增加 3～4 倍。

AH 指子宫内膜腺体的增生明显超过间质，局限性或弥漫性，具有相同或相似于高分化子宫内膜癌的细胞学特征，但缺乏明确的间质浸润。AH 进展为子宫内膜癌的风险为 25%～33%，长期风险增加 14～45 倍。

二、高危因素

1. 生殖相关因素：排卵功能障碍、多囊卵巢综合征、未育或不孕、初潮早或绝经晚、绝经过渡期等。
2. 医源性因素：长期应用无孕激素拮抗的雌激素或他莫昔芬。
3. 代谢相关疾病：肥胖、糖尿病、高血压等。
4. 分泌雌激素的肿瘤：卵巢性索间质肿瘤等。
5. 遗传因素：包括 Lynch 综合征在内的遗传性子宫内膜癌。

三、临床表现

1. 异常子宫出血：子宫内膜增生最常见的临床表现，绝经前妇女主要表现为月经周期频率、规律性、经量和经期的改变，以及月经间期出血，绝经后妇女表现为绝经后出血，有 90% 以上绝经后子宫内膜癌患者有阴道出血症状。
2. 阴道异常排液、宫腔积液、下腹疼痛等。

3. 查体时可能发现代谢异常相关的表现，如 BMI 升高以及多毛、痤疮等多囊卵巢综合征的特征。

四、诊断

1. 影像学检查：经阴道超声检查是评估子宫内膜增生首选的影像学检查方法，无性生活的女性推荐经直肠超声检查。超声检查提示子宫内膜过度增厚且回声不均匀、药物治疗效果不显著者，需警惕可能存在子宫内膜异常增生甚至子宫内膜癌的风险。MRI 有助于鉴别浸润性癌，具有评估子宫内膜增生和其他子宫内膜病变的潜力，可作为子宫内膜非典型增生保守治疗后随访监测的手段。

2. 子宫内膜活检：对于可疑子宫内膜病变应进行子宫内膜组织活检以明确诊断。诊断性刮宫、宫腔镜下定位活检是常用的活检方法，负压吸取活检子宫内膜微量组织病理学检查也具有较好的准确性。子宫内膜细胞学检查通过直接涂片或液基细胞涂片进行细胞学诊断，可作为一种筛查方案，但不能代替组织病理学检查。

1）诊断性刮宫：传统的活检方法，通过搔刮宫腔直接获取子宫内膜组织，方便易行，准确率较高，适用于绝大部分患者。但对子宫内膜良性病变的诊断灵敏度相对较低，容易漏诊子宫内膜息肉。

2）负压吸取活检子宫内膜微量组织病理学检查：Pipelle 活检术最为常见，操作方便，费用低和不良反应少，对子宫内膜病变诊断的效率与诊断性刮宫相近，适用于绝大部分患者。

3）宫腔镜检查及宫腔镜下子宫内膜活检：评估子宫内膜病变的有效方法。宫腔镜检查是一种安全、微创、可提供满意宫腔评估的内镜技术，可直视下评估子宫内膜不均匀增厚、血管异常表现、腺体囊性扩张和腺管口结构改变等形态学异常，同时进行定位活检。

3. 组织病理学诊断。

EH：子宫内膜腺体与间质的比例增加，腺体类似增殖期腺体，但形态不规则，细胞核一致，缺乏异型性。

AH：表现为子宫内膜腺体增生出现背靠背、腺腔内乳头状结构等，细胞形态不同于周围残留的正常腺体，表现为细胞增生呈复层改变，核圆形或卵圆形，核染色质呈空泡状，胞质嗜双色或伊红染色，缺乏明显的浸润形态。

五、EH 的管理

（一）充分评估并去除高危因素

临床医生首先应进行详细的病史采集和仔细查体，结合辅助检查充分评估是否存在可能导致子宫内膜增生的内源性和外源性高危因素，通过多学科团队为患者提供充分的咨询教育和可能的治疗方案以去除这些高危因素，如管理体重、治疗和控制代谢性疾病、停止使用外源性雌激素类药物等。如怀疑遗传性肿瘤，应进行遗传咨询和检测。

（二）药物治疗

孕激素是 EH 的首选药物，能够控制异常子宫出血，逆转子宫内膜，防止少数患者发展为子宫内膜癌。大部分患者可以通过药物治疗转化为正常内膜。单纯孕激素口服或局部治疗为首选。

1. LNG-IUS：与口服孕激素相比，LNG-IUS 对 EH 的缓解率更高、复发率更低、不良事件更少，是孕激素治疗的一线方案。不接受或不适合 LNG-IUS 的患者可考虑其他孕激素治疗。放置 LNG-IUS 后子宫内膜病理评估可采用诊刮、子宫内膜吸取活检或宫腔镜下定位活检，后两种操作无需取出 LNG-IUS。

2. 口服孕激素：口服孕激素包括连续治疗和后半周期治疗两种方案，两者治疗后子宫内膜增生的完全缓解率相似，为 70%～80%。连续治疗为每天服用药物；后半周期治疗从月经周期第 11～16 天开始，每个周期用药时间为 12～14 天。连续治疗和后半周期治疗的每天药物剂量及治疗周期数相同。具体方案：醋酸甲羟孕酮 10～20mg/d，醋酸甲地孕酮 40mg/d，地屈孕酮 20mg/d，炔诺酮 15mg/d，黄体酮 200～300mg/d。

3. 其他药物：其他可供选择的药物包括复方口服避孕药、芳香酶抑制剂、促性腺激素释放激素激动剂（gonadotropin releasing hormone agonist，GnRH-a）等。应该向患者说明这些药物均为试验性或超适应证的用法，缺少高质量证据证实上述药物的有效性。

4. 药物治疗时间和随访：口服孕激素应至少使用 3～6 个月，LNG-IUS 则可长期使用、定期更换。治疗期间建议每 6 个月行超声检查和子宫内膜病理学检查以评估疗效。连续 2 次、间隔 6 个月的组织病理学检查均无异常发现时，可考虑终止子宫内膜病理评估。如药物治疗 6 个月仍未获得完全缓解，可在充分知情的基础上决定是否继续当前治疗。如药物治疗 12 个月仍未获得完全缓解，应进一步评估子宫内膜，排除更严重的病变，并可考虑手术治疗或更改药物治疗方案，具体方案与 AH 相同。

EH 患者获得完全缓解后应长期随访。建议每年至少随访 1 次，随访内容包括临床症状和体征评估、身体检查、超声检查等，必要时进行子宫内膜组织病理学评估。对于子宫内膜增生潜在病因未能完全去除的患者，应警惕疾病复发甚至进展的风险。应指导患者调整生活方式以去除导致子宫内膜增生的潜在病因，如控制 BMI 至合理范围。对无生育要求的妇女，可考虑长期放置 LNG-IUS 保护子宫内膜。口服孕激素和复方口服避孕药也是可选择的预防方法。

（三）手术治疗

1. 子宫全切术：由于大多数 EH 可通过药物治疗实现缓解，子宫全切术不是一线治疗方案。但如果出现下述情况，建议行子宫全切术：①随访过程中进展为 AH 或子宫内膜癌；②规范治疗 12 个月后子宫内膜病变仍未完全缓解；③规范治疗后子宫内膜增生复发，不愿再接受药物治疗；④治疗后仍有异常子宫出血症状持续存在；⑤拒绝接受子宫内膜评估、监测。首选术式是微创路径的全子宫切除术，术中建议同时行双侧输卵管切除，是否切除卵巢需要个体化评估后决定。

2. 子宫内膜去除术：不推荐用于治疗子宫内膜增生，因为手术不能确保完全和连续的子宫内膜破坏，且手术造成的 IUA 将妨碍子宫内膜组织学评估。如患者无法耐受药物治疗及手术治疗，并有条件接受严密随访，在多学科团队全面评估后，可谨慎选择子宫内膜去除术。

（四）有生育需求患者的生育管理

多数子宫内膜增生患者存在排卵障碍，自然妊娠率较低。EH 患者子宫内膜逆转后建议积极行促排卵治疗或 ART 助孕，完成生育后纳入长期管理。

孕激素治疗期间至少每 6 个月做一次内膜组织学评估，推荐宫腔镜下定位活检。为缩短内膜转化治疗时间，可转入生殖科每 3 个月进行一次子宫内膜组织学评估或 B 超检查。若连续治疗达 12 个月以上仍不能有效转化内膜，应重新全面评估，谨慎选择是否继续保守治疗。

对于剖宫产终止妊娠者，建议术时取子宫内膜（蜕膜）行病理学检查；对于阴道分娩者，建议产后 42 天后行子宫内膜评估，可以经阴道超声（TVUS）替代内膜组织学活检。对于内膜评估无异常者，按非计划妊娠者长期管理，推荐放置 LNG-IUS 长期随访观察；对于病理学检查异常者，按非围产期相应结果规范处置。

对于备孕期间或者产后发现病情复发甚至进展者，均必须谨慎评估再次保留生育力治疗的可行性和风险性，与患者充分沟通，若不适宜或患者不愿意继续保守治疗，应及时实施恰当的手术治疗；对于确需继续保留生育力治疗者，可重复原治疗方案或调整方案，监测和随访原则不变。

六、AH 的管理

（一）手术治疗

1. 手术指征：全子宫切除术是无生育要求患者的首选方案。对于要求保留生育力的患者，如出现下述情况，建议行全子宫切除术：①随访过程中进展为子宫内膜癌；②规范治疗 12 个月后子宫内膜病变仍未完全缓解；③规范治疗后子宫内膜增生复发，不愿再接受药物治疗；④治疗后异常子宫出血症状仍然持续存在；⑤不能进行随访或不能坚持药物治疗，或拒绝接受子宫内膜评估、监测。

2. 手术方式：首选经阴道或腹腔镜的子宫全切术＋双侧输卵管切除术，是否切除卵巢需要个体化评估后决定。由于 AH 合并子宫内膜癌的风险较高，为避免导致恶性肿瘤及病灶扩散，应完整取出子宫或在保护套完全保护下取出子宫。不推荐常规行包括盆腔淋巴清扫术在内的分期手术，也不推荐术中对子宫进行肉眼检查作为评估子宫肌层浸润深度和术中是否需要行盆腔淋巴清扫术的标准。

3. 术后随访：行子宫全切术后建议每年行妇科检查。对于保留卵巢的患者，建议每年行经阴道超声检查和血清糖类抗原 125（cancer antigen 125，CA125）检测。对于既往无宫颈病变史的患者，术后无需行细胞学检查和高危型人乳头状瘤病毒（human papillomavirus，HPV）检测。

（二）药物治疗

1. 药物治疗指征：①有强烈生育要求且无妊娠禁忌证，或不能耐受手术。②年龄<45岁。③有良好的依从性，能及时随访并进行定期内膜病理学检查。

2. 全面评估：药物治疗启动之前，应进行全面评估。综合评估排除子宫内膜癌或其他生殖系统恶性肿瘤。对于有生育要求的患者，需对男女双方进行卵巢储备功能、男方精液检查等生育力评估。对于卵巢储备功能下降的患者，建议生殖医学专家与患者一起慎重讨论是否实施保留生育力治疗，应进行多学科会诊，结合组织病理学检查、影像学检查和肿瘤标志物检测结果，制订个体化管理和随访方案，系统性评估排除药物使用禁忌证。

3. 充分知情同意：应告知患者AH为子宫内膜癌前病变，其癌变率为8%~27%，且同时合并子宫内膜癌的比例高达19%~45%，合并卵巢癌的风险约为4%，死亡率为0.5%，首选治疗方案为手术治疗而非药物治疗。药物治疗存在治疗失败、疾病进展、体重增加、不规则出血、血栓和乳腺癌风险增加、完全缓解后复发、即使经积极ART治疗但生育概率仍低等情况。

4. 去除高危因素：同EH。

5. 药物治疗方案：

1）LNG-IUS：首选的药物治疗方案。

2）口服高效孕激素：醋酸甲地孕酮（megestrol acetate，MA）和醋酸甲羟孕酮（medroxyprogesterone acetate，MPA）是最常用的口服高效孕激素。MA初始剂量为160~320mg/d，MPA初始剂量为500mg/d，均连续口服，治疗AH的缓解率为80%左右，达到完全缓解的中位时间为6个月，可根据治疗效果延长用药时间。与口服孕激素相比，LNG-IUS治疗后的完全缓解率更高、复发率更低。

3）GnRH-a：仅用于孕激素耐药、无效或不适合采用大剂量孕激素治疗的情况。GnRH-a是常用方案，一般每4周用药1次，可单独使用或联合LNG-IUS或芳香酶抑制剂（如来曲唑2.5mg，每天1次）使用。乳腺癌、血栓高风险病例也可使用GnRH-a，一般GnRH-a连续使用不超过6个月，不良反应主要为潮热、出汗、骨质疏松等低雌激素表现。应注意缺少大样本高质量证据支持GnRH-a的有效性。

6. 治疗时间和疗效评估：AH获得完全缓解的中位时间为6~7个月，治疗12个月时大多数患者可获得完全缓解。治疗期间3个月进行一次内膜病理学评估，根据子宫内膜对药物的反应情况调整治疗剂量或治疗方案，直到连续2次子宫内膜活检病理学检查未见病变。

7. 加强患者宣教：让患者了解子宫内膜增生发生的原因和潜在风险，帮助其识别并去除导致疾病进展或恶变的高危因素，遵医嘱使用孕激素并规范随访。药物治疗期间推荐生活方式干预、积极去除导致子宫内膜病变的危险因素，如指导减重、治疗排卵功能障碍等。患者宣教对于提高药物使用依从性和治疗缓解率、降低复发率均非常重要。

8. 药物治疗后的随访：对于 AH 患者，保留生育力治疗后均应予以有效措施预防复发。对于近期无生育要求的患者，建议放置 LNG-IUS 或口服孕激素等。应从药物对预防复发的有效性、长期应用的安全性及患者的用药依从性等方面综合考虑，进行个体化选择。对于有生育要求的患者，建议积极进行 ART 治疗。长期大剂量孕激素的应用可能导致体重增加、水肿、头痛、不规则阴道出血、肝肾功能受损及血栓风险，要定期随访并监测相应指标。对于所有患者建议至少每半年随访 1 次，随访内容包括临床症状和体征评估、体格检查和超声检查等。对于长期使用孕激素的患者建议关注并行乳腺检查。如出现异常子宫出血或超声提示内膜占位，应再次进行子宫内膜病理学评估判断是否复发。上述预防和随访应持续至高危因素完全去除或子宫切除。对于子宫内膜增生潜在病因未能完全去除的患者，应警惕疾病复发甚至进展的风险。

第八节　子宫肌瘤

子宫肌瘤是育龄女性最常见的良性肿瘤，育龄女性发病率可达 25% 以上。不孕症女性中有 5%~10% 合并子宫肌瘤，其中 2%~3% 是其不孕的单一因素。近年来，子宫肌瘤对生育的影响及其保留生育力治疗越来越受到关注。

一、病因和发病机制

子宫肌瘤的病因及发病机制尚未完全阐明。研究认为年龄大、黑色人种、未生育、肥胖、饮食生活习惯不良、精神压力、子宫肌瘤家族史、内分泌干扰物（endocrine-disrupting chemicals，EDCs）暴露等可能导致子宫肌瘤发病。子宫肌瘤的发病机制可能与遗传易感性、性激素水平和干细胞功能失调等有关。

（一）遗传易感性

子宫肌瘤的发生受遗传因素的影响。研究发现，子宫肌瘤患者的女性一级亲属的患病风险也高，单卵双胎女性发生子宫肌瘤的概率远高于双卵双胎女性，子宫肌瘤的进展和临床严重程度与种族密切相关，子宫肌瘤的家族患病率还与特定的症状存在较高的相关性，如遗传性平滑肌瘤病和肾细胞癌综合征。MED12 基因突变与子宫肌瘤的发生密切相关，高迁移率族蛋白 A1（HMGA1）和高迁移率族蛋白 A2（HMGA2）重排、延胡索酸水合酶（FH）基因突变以及编码胶原Ⅳ型 α5 链/胶原Ⅳ型 α6 链（COL4A5/COL4A6）基因缺失，都被证实与子宫肌瘤的发病相关。

（二）性激素学说

子宫肌瘤好发于性激素分泌旺盛的育龄女性。妊娠期雌激素、孕激素的分泌量增加，肌瘤有增大的倾向，激素补充治疗会引起肌瘤增大，提示雌激素与孕激素在子宫肌瘤的发生中发挥着重要作用。

研究发现，雌激素与雌激素受体共同诱导孕激素受体的表达，增加子宫肌瘤细胞对孕激素的反应性。学者已提出几种孕激素诱导子宫肌瘤发生的相关机制，包括孕激素诱导 BCL-2 家族等增殖基因表达，孕激素诱导 AKT/MEK1/2、Rho/Rock 等特异性信号通路等。此外，雌激素与孕激素以及两者的受体和旁分泌信号之间的相互作用也是子宫肌瘤发生的关键机制。雌激素可通过 MAPK-PKC 信号通路触发特异性生长因子的产生，导致子宫肌瘤细胞增殖或永生化。雌激素还可通过雌激素受体激活 Wnt/β-Catenin 信号通路，促进子宫肌瘤细胞增殖。

（三）干细胞突变学说

分子生物学研究揭示，子宫肌瘤是由单克隆平滑肌细胞增殖形成，而单个肌瘤中的不同细胞均起源于单个母细胞，提示单个母细胞应具备全能干细胞的特性，子宫肌瘤可能是由单个干细胞的突变所致。特定环境和遗传变化可导致子宫肌层干细胞转化为肌瘤祖细胞，随后细胞增殖和凋亡失衡，最终导致子宫肌瘤的产生。研究发现，生命早期接触 EDCs 后可使子宫肌层干细胞转化为肿瘤细胞，MED12 基因突变可使子宫肌层干细胞转化为肌瘤祖细胞，导致子宫肌瘤的发生。

此外，近年来研究还发现细胞外基质和生长因子与子宫肌瘤平滑肌细胞的增殖和生长有关。长期的慢性炎症也可直接或间接诱导子宫肌细胞增殖和纤维化，参与子宫肌瘤的形成和生长。肠道菌群失调也有可能是子宫肌瘤的危险因素。

二、临床病理分类

根据生长部位，子宫肌瘤分为宫体肌瘤和宫颈肌瘤，前者约占 90%，后者约占 10%；根据肌瘤与子宫肌壁的关系，子宫肌瘤分为子宫肌壁间肌瘤、子宫浆膜下肌瘤、子宫黏膜下肌瘤和阔韧带肌瘤。子宫肌瘤的分型可采用国际妇产科联盟（FIGO）子宫肌瘤 9 型分类方法（表 3-4）。

表 3-4 子宫肌瘤 FIGO 分类

分类	表现
0 型	有蒂的黏膜下肌瘤
Ⅰ 型	<50% 凸向肌层的黏膜下肌瘤
Ⅱ 型	≥50% 凸向肌层的黏膜下肌瘤
Ⅲ 型	表面覆盖子宫内膜的肌壁间肌瘤
Ⅳ 型	完全性肌壁间肌瘤
Ⅴ 型	≥50% 凸向肌层的浆膜下肌瘤
Ⅵ 型	<50% 凸向肌层的浆膜下肌瘤
Ⅶ 型	有蒂的浆膜下肌瘤

续表3-4

分类	表现
Ⅷ型	其他（如宫颈肌瘤、阔韧带肌瘤）
混合型肌瘤	Ⅱ～Ⅴ型，肌瘤内凸向宫腔、外凸向浆膜，但均不超过50%

大体观：子宫肌瘤呈灰白色或略带红色，切面平滑肌束纵横交织呈旋涡状纹理及编织样结构。较大的肌瘤可为多个肌瘤结节聚合而呈不规则形状。子宫肌瘤可蔓延种植形成播散性平滑肌瘤，或向血管内生长，甚至可到达心脏内形成血管内平滑肌瘤。子宫肌瘤常见的退行性变有萎缩、透明变性、黏液变性、囊性变、红色变性、脂肪变性和钙化等。

镜下观：肿瘤的平滑肌细胞为大小一致的长梭形、纺锤形，细胞界限不清楚，细胞核呈温和一致的长杆状，核的两端圆钝，形似"雪茄"，染色质细小，分布均匀，可见小核仁，有丰富纤细的嗜酸性胞质。肌瘤细胞常纵横交错，排列成编织的束状或旋涡状，失去正常肌层的层次结构。肌瘤周边正常肌层常因受压萎缩形成分界清楚的"包膜"，因其并非真正的纤维性包膜而被称为假包膜。

三、临床表现

症状与肌瘤的部位、大小、生长速度及肌瘤变性有密切关系。患者可无明显症状，或表现为经量增多、经期延长、淋漓不净，可继发失血性贫血，也可出现阴道分泌物增多或阴道排液，肌瘤较大时可压迫膀胱、直肠或输尿管等出现相应的压迫症状。浆膜下肌瘤蒂扭转可出现急腹症，肌瘤红色变性时可出现腹痛伴发热。子宫肌瘤可影响宫腔形态、阻塞输卵管开口或压迫输卵管使之扭曲变形等，导致不孕。

子宫为球形或不规则增大。0型有蒂的黏膜下肌瘤可从宫颈口脱出至阴道，浆膜下肌瘤查体容易被误诊为卵巢实性肿物，需注意鉴别。

四、对生育的影响

（一）影响机制

子宫肌瘤对女性生育的影响是多方面的，与肌瘤的类型、大小和与子宫内膜的关系密切相关。子宫肌瘤对生育的影响机制可能包括以下几个方面：

1. 宫颈肌瘤可能阻碍精子进入宫颈管。子宫肌瘤可以造成宫腔形态改变、影响输卵管开口，甚至阻塞输卵管，从而影响精子与受精卵的输送，同时也可能影响胚胎植入，造成胚胎种植位置及生长发育的异常，增加流产的风险。子宫肌瘤可以引起输卵管与卵巢解剖关系改变，影响输卵管伞拾卵和蠕动。

2. 子宫肌瘤会影响子宫肌纤维的正常排列，从而引起子宫的异常收缩，对精子、卵子的运输，受精卵着床等产生一定的干扰。Yoshi-no等发现子宫肌瘤会造成子宫蠕动频率明显增加，从而使妊娠率显著降低。

3. 子宫肌瘤能够引起宫腔扭曲，内膜腺体比例降低，影响胚胎种植，从而增加流产风险。子宫肌瘤还会增加内膜下子宫动脉的血流阻力，影响内膜局部血流，降低临床妊娠率。子宫肌瘤可以引起子宫内膜炎症导致免疫微环境改变，炎性因子在子宫肌瘤患者子宫内膜中表达上调，诱导内膜慢性炎症反应以及纤维化，导致生育力受损。

（二）不利影响

1. 黏膜下肌瘤或改变宫腔形态的肌壁间肌瘤：黏膜下肌瘤对生育有显著的不利影响，与无肌瘤的不孕妇女相比，临床妊娠率、着床率、持续妊娠/活产率降低，自然流产率增高。Pritts 等对 23 项研究的 Meta 分析显示，当合并子宫肌瘤时，患者的妊娠率和着床率显著下降，尤其是导致宫腔形态改变的黏膜下或肌壁间肌瘤；对于进行 ART 的不孕患者，有黏膜下肌瘤和改变宫腔形态的肌壁间肌瘤患者的种植率及临床妊娠率均低于无肌瘤者。一项前瞻性研究发现黏膜下肌瘤可能降低约 70% 的临床妊娠率和活产率。

2. 不改变宫腔形态的肌壁间肌瘤：关于不改变宫腔形态的肌壁间肌瘤对生育是否有不利影响尚存争议。Sunkara 等纳入 19 个观察性研究的 Meta 分析显示，不影响宫腔形态的肌壁间肌瘤组 IVF 活产率及妊娠率显著低于无肌瘤组，而种植率和流产率与无肌瘤组相比差异无统计学意义。Styer 等的前瞻性随机对照研究发现，不引起宫腔形态改变的子宫肌瘤患者与无子宫肌瘤的患者相比，在行宫腔内人工授精时，其临床妊娠率和活产率差异无统计学意义。对于肌壁间肌瘤是否影响妊娠仍不清楚，加拿大指南认为如果肌壁间肌瘤确实影响生育，那么这种影响似乎很小，并且在子宫内膜不受影响时更不显著。

3. 浆膜下子宫肌瘤：多数研究表明浆膜下肌瘤对生育无明显影响，对 IVF 的着床率、临床妊娠率、流产率及活产率均无不利影响。加拿大指南认为浆膜下肌瘤不影响患者生育力。

4. 对于子宫肌瘤大小和数目对生育是否有影响并没有统一的结论。Christopoulos 等的研究认为，不影响宫腔形态的肌瘤、数目>2 个及肌瘤直径>3cm 的患者活产率明显降低。Yan 等认为直径>2.85cm 的肌壁间肌瘤可显著降低 IVF/ICSI 患者的活产率。Zepiridis 等则认为直径>4cm 的肌瘤在辅助生殖角度似乎更有意义。

（三）对妊娠结局的影响

妊娠期子宫肌瘤的发生率高达 12%，由于雌激素、孕激素和人绒毛膜促性腺激素（hCG）水平升高，子宫肌瘤可出现体积变大或红色变性，其中红色变性的概率约为 5%，常表现为疼痛，伴有严重腹痛的部分患者甚至需入院治疗。在妊娠前 12 周和妊娠中期，肌瘤的体积变化存在观察差异，妊娠晚期肌瘤生长变缓甚至缩小，尤其是直径<3cm 的子宫肌瘤可能消失。另有研究显示，妊娠期子宫肌瘤体积无明显变化。Susanna 等的研究发现妊娠期肌壁间肌瘤最为多见，占 55%~60%，浆膜下肌瘤占 26%~40%，黏膜下肌瘤最少见，仅占 1%~4%。

子宫肌瘤与不良妊娠结局有关，黏膜下肌瘤及肌壁间肌瘤的孕妇发生产科并发症的风险增加。子宫肌瘤导致的流产率是未患子宫肌瘤人群的 1.7 倍。子宫肌瘤患者发生胎位异常尤其是臀位的概率是普通人群的2.5倍，胎盘早剥、早产、产后出血的风险增加，前置胎盘的概率大概是正常人群的2倍。子宫肌瘤增加剖宫产率。

五、诊断

（一）超声检查

超声检查是诊断子宫肌瘤的常用方法，具有较高的灵敏度和特异度，但对于直径<0.5cm的小肌瘤的准确定位及计数还存在一定的误差。经阴道超声检查最常用，但超出盆腔的肿物、肥胖及无性生活女性适用传统的经腹壁超声检查，经直肠超声检查可用于不宜行经阴道超声检查的患者。

超声检查时肌瘤多呈类圆形或椭圆形低回声的单发或多发实性结节，大多界限清楚。较大肌瘤的内部回声不均，可见片状低回声。肌瘤周围有较清晰的直条状血流，同时还表现为半环状、环状及弓状血流信号，肌瘤实质内可有稀疏或丰富的点状、短线状、细条状和小分支血流或无血流信号。

（二）MRI

MRI具有软组织分辨率高、空间三维成像等优点，能清楚显示肌瘤的数量、大小、位置及与宫腔的关系，特别是对于多发性及较小的子宫肌瘤，是超声检查的重要补充手段。MRI对于血管内平滑肌瘤、富于细胞平滑肌瘤等特殊类型的子宫肌瘤与子宫肉瘤的鉴别诊断具有一定的意义。

六、有生育要求患者的治疗

有生育要求患者的治疗方案，应根据患者的年龄，卵巢储备功能，肌瘤大小、位置、与内膜的关系、与浆膜的距离，有无肌瘤相关症状，既往不孕史、流产史、助孕失败史等因素综合分析，需考虑其对生殖预后的影响。应与患者沟通手术利弊，遵循个体化治疗原则。

（一）手术治疗

手术之前需要充分评估，权衡获益和风险。预期获益包括提高术后妊娠率、有助于术后ART、减少肌瘤对妊娠和分娩的各种不良影响、降低妊娠期肌瘤增大和肌瘤变性的风险；风险包括手术破坏子宫结构，子宫内膜损伤致受孕困难，妊娠中、晚期子宫破裂，胎儿死亡，因手术推迟受孕时间带来的生育力降低以及等待子宫恢复期间的肌瘤复发，术中的损伤等。

对于无临床症状的子宫肌瘤，合并不孕症时或备孕前建议剔除直径≥4cm的肌瘤；国内外均建议切除引起宫腔形态改变的黏膜下肌瘤或肌壁间肌瘤以提高妊娠率；对于是否剔除不影响宫腔形态的肌壁间肌瘤以改善妊娠结局尚存争议，临床还需要大规模的随机对照试验来验证手术价值；对于较大的浆膜下肌瘤可能影响分娩方式，个别带蒂浆膜下肌瘤可能蒂扭转，有明显的肌瘤压迫症状如引起尿频尿急、肾盂积水，其他原因行腹腔镜或开腹手术等情况，建议剔除浆膜下肌瘤。

1. 宫腔镜下肌瘤剔除术。

1）适应证：宫腔镜下肌瘤剔除术是 0～Ⅱ型黏膜下肌瘤的主要手术方式，近期也有多位学者报道宫腔镜下切除Ⅲ型子宫肌瘤具有较高的可行性。若肌瘤体积过大（如直径>4cm），一次性难以切净或血供丰富，建议采用 GnRH－a 预处理 2～3 个周期，缩小瘤体后再手术。

2）手术方式：切除方式有宫腔镜下肌瘤电切术和冷刀切除术，不同切除方法对生育力影响的差异尚不明确。

3）手术注意事项：

（1）对于有生育要求的患者，在进行宫腔镜手术时尤其要注意子宫内膜的保护，应避免子宫假包膜的过度切除。

（2）术中 B 超或腹腔镜监护，预防出血及子宫穿孔的发生。

（3）术中严密监护灌流液的入出量，麻醉心电监护，控制手术时间，防止灌流液吸收与稀释性低钠血症的发生。

（4）对于Ⅱ型黏膜下子宫肌瘤可酌情分次进行手术，术中使用宫缩剂可使瘤体突出。

（5）预防术后 IUA，术后宫内可放置宫腔球囊或防粘连材料防治 IUA，对于内膜缺损面积较大者，术后可给予雌激素促进内膜修复。

4）手术要点。

（1）0～Ⅰ型肌瘤：较小的 0 型肌瘤可直接切断瘤蒂钳出瘤体。肌瘤体积较大时，以环状电极于肌瘤左侧及右侧交替从上至下纵行电切瘤体两侧面，将肌瘤切成"沟槽状"，以卵圆钳钳出瘤体。在Ⅰ型肌瘤瘤体附着部位，酌情于瘤体上下或左右侧方切割缩小肌瘤体积，以卵圆钳钳出瘤体。

（2）Ⅱ～Ⅲ型肌瘤：通常可用针状电极切开肌瘤最突出部位的子宫内膜组织达瘤体，使瘤核外突，钝锐性分离包膜与瘤体，以环状电极在包膜内电切瘤体组织，肌瘤体积较大时，也可用卵圆钳钳夹突入宫腔的瘤体组织，注意保护肌瘤周边的正常子宫内膜。处理多发性黏膜下肌瘤时，通常情况下首先切除较大体积的肌瘤以使术野清晰，肌瘤的切除方法同上。

2. 开腹或腹腔镜肌瘤剔除术：适用于Ⅳ～Ⅵ型肌壁间肌瘤及浆膜下肌瘤，对于子宫肌瘤合并不孕症的患者，可同时术中诊断并治疗与不孕相关的其他因素。

1）手术方式：应根据肌瘤的数量、大小、分型，患者生育需求和术者的手术技巧等进行个体化选择。开腹肌瘤剔除术和腹腔镜肌瘤剔除术有各自的特点。开腹肌瘤剔除术具有术野良好、缝合确切的优势，但是术中出血多、术后恢复慢、易形成盆腔粘连；腹腔镜肌瘤剔除术创伤小、术后恢复快、术后盆腔粘连发生率低，但技术要求高、操作时间长、肌壁间小肌瘤可能无法剔除。研究认为开腹或腹腔镜肌瘤剔除术在主要并发症发生率、术后妊娠率、妊娠结局及子宫肌瘤复发率等方面是相似的。

2) 有生育要求患者的手术注意事项。

(1) 子宫切口尽量远离输卵管间质部、输卵管系膜、卵巢固有韧带、宫颈内口水平两侧等血管密集区，避免之后的缝合造成血管过度缝扎、影响组织供血及正常解剖结构粘连扭曲等不利于生育的因素。尽量减少子宫切口数量，以避免子宫切口愈合时的受力不均和创面粘连。

(2) 减少术中出血，局部注射缩宫素或垂体后叶素。

(3) 合理使用电设备止血，采用较低的功率和较短的时间，避免热损伤影响组织愈合，造成瘢痕形成过度和子宫肌层组织弹性变差。双极优于单极。

(4) 子宫切口应根据肌瘤的挖除深度分层缝合，对合整齐，不留死腔，浆膜层内翻缝合，严密止血，防止血肿，穿透宫腔时，应先对缝黏膜层后再关闭瘤腔。

(5) 术毕使用防粘材料以减少粘连，有助于降低再次手术的难度。

(6) 防止医源性腹膜播散性平滑肌瘤病（leiomyomatosis peritonealis disseminata, LPD）的发生，可采用腹部或经阴道小切口完整取出肌瘤，必须使用旋切器时可于密闭型标本袋内粉碎或有序粉碎，避免产生过多碎屑，旋切后充分冲洗盆腹腔器官表面并吸净。

3) 术后避孕时间及助孕问题：术后避孕时间根据术中及术后恢复情况个体化选择，应充分考虑不孕患者的年龄因素。对于浆膜下肌瘤患者建议术后避孕3个月，对于肌壁间肌瘤患者建议避孕6个月，Ⅱ～Ⅴ型肌瘤贯穿子宫肌壁时，建议术后避孕至少1年。宫腔镜黏膜下肌瘤剔除术后避孕时间为3个月，有ART指征的患者，建议尽早辅助助孕，避免子宫肌瘤复发和卵巢功能下降问题，如需ART，可先取卵全胚冷冻，择期移植，根据肌瘤情况建议避孕时间，同时建议单胚移植，孕期加强监测。

(二) 药物治疗

子宫肌瘤的诊治中国专家共识提出治疗子宫肌瘤的药物分为对症药物和对因药物两大类。常用的对症药物有口服避孕药、LNG-IUS等。对因药物既能缩小子宫肌瘤体积，又能改善贫血而提高受孕概率，如GnRH-a和选择性孕激素受体调节剂（SPRMs）等。

对于子宫肌瘤合并不孕的患者而言，药物治疗的目的主要是术前缩小肌瘤和子宫体积，纠正贫血，改善受孕条件，获得妊娠机会，降低手术难度，减少宫腔镜手术并发症的发生。

1. GnRH-a：对于子宫肌瘤合并不孕的患者，GnRH-a是临床应用较多且被认可的药物，通过抑制垂体分泌促性腺激素，有效地抑制卵巢功能形成低雌激素状态，在一定程度上缩小子宫体积、纠正贫血。GnRH-a已被广泛用于宫腔镜切除肌瘤术前的预处理。研究显示，对于子宫肌瘤直径>10cm的患者，腹腔镜子宫肌瘤剔除术术前使用GnRH-a可缩短手术时间，减少术中出血，降低术中、术后输血风险。由于长期使用GnRH-a会降低骨密度，出现低雌激素症状，故用药疗程一般为3～6个月。

2. 醋酸乌利司他（ulipristal acetate, UPA）：一种最新的孕激素受体调节剂，在欧洲、加拿大等已批准用于育龄、中度至重度贫血的子宫肌瘤患者的治疗，连续使用

UPA 3 个月，控制月经血量的有效率达 90%，且无 GnRH-a 的低雌激素症状。UPA 存在内膜异常增生的问题，研究显示，UPA 停药 6 个月内膜可以逆转。对于 UPA 治疗不孕症合并子宫肌瘤还有争论。Luyckx 等单独使用 UPA 治疗子宫肌瘤，结果发现，有生育要求的患者治疗后妊娠率为 71%，活产率为 67%，并且在妊娠期间停药肌瘤并没有增大。但 UPA 能否作为育龄女性子宫肌瘤的长期治疗方案，以及其对生殖预后是否存在影响尚待进一步研究。

（三）其他治疗方式

1. 高强度超声聚焦消融术（high intensity focused ultrasound，HIFU）和磁共振成像引导下的超声聚焦（magnetic resonance imaging-guided focused ultrasound surgery，MRgFUS）：HIFU 是超声引导下应用高强度超声聚焦于病变部位，使病变组织坏死的一种热消融治疗方法，可用于子宫肌瘤的局部微创治疗。MRgFUS 则是以 MRI 对局部解剖进行定位，相比 HIFU，具有定位更准确、局部解剖观察更清晰的优点。在超声或 MRI 的指导下，HIFU 可以在不损伤邻近结构的情况下选择性消融肌瘤，安全、有效地治疗有生育要求的子宫肌瘤患者。由于其具有非侵入性、可重复性、保留子宫、保护子宫肌层的特点，适用于要求保留子宫者，尤其适用于不能耐受或不愿意手术治疗者。目前尚缺乏大样本的长期前瞻性随机对照研究证实其对生殖预后的影响。

2. 子宫动脉栓塞术（uterine artery em-bolization，UAE）：通过阻塞子宫动脉血流使子宫肌瘤缺血坏死，属于症状性子宫肌瘤治疗的备选方案。UAE 阻断子宫血供，可能导致卵巢或子宫内膜缺血损伤甚至坏死风险。有研究比较了药物治疗、子宫肌瘤剔除术、UAE 及消融治疗子宫肌瘤的妊娠结局，结果发现 UAE 的活产率最低，流产率最高。与子宫肌瘤剔除术相比，UAE 与不良妊娠结局有关，因此，对于有生育要求的子宫肌瘤患者不推荐采用 UAE 治疗。

第九节　子宫腺肌病

子宫腺肌病（adenomyosis）指子宫内膜良性侵入子宫肌层，显微镜下表现为异位的、非肿瘤性的子宫内膜腺体和间质被肥大的和高度增生的子宫肌层平滑肌包绕，形成弥漫性或局灶性的病灶。有研究表明，子宫腺肌病影响着约 19.5% 育龄女性的生育力，导致相关不孕症发生，也影响着 ART 的助孕结局，可显著降低 ART 人群的临床妊娠率和植入率，并增加早期流产的风险。子宫腺肌病患者出现不良妊娠结局的概率也明显增加。有研究发现子宫腺肌病组的妊娠中期流产、早产、胎膜早破、小于胎龄儿、剖宫产的发生率显著高于非子宫腺肌病组。

子宫腺肌病影响生育的可能机制包括宫腔形态异常、子宫结合带结构和功能异常、子宫内膜容受性异常以及氧自由基产生增加，其中子宫内膜容受性异常包括缺氧诱导因子的表达异常、免疫功能异常、子宫内膜蜕膜化异常及子宫内膜雌激素受体异常表达。

对于子宫腺肌病导致生育力下降的治疗尚缺乏统一的标准，有多种治疗方法，如自然试孕、药物治疗、手术治疗等，近年来也有学者应用 HIFU 等。治疗方式的选择需要经过多学科综合评估，以更好地实现个体化治疗。

药物治疗对改善子宫腺肌病患者子宫内膜容受性的作用越来越重要。最常用的药物为 GnRH-a，GnRH-a 可降低或抑制子宫内膜中 NOS 的表达，从而降低内膜腺上皮中的自由基浓度，改善子宫内膜的氧化环境；还可以通过降低芳香化酶的表达增强子宫内膜容受性。最近的一项 GnRH-a 对子宫内膜容受性影响的研究结果表明，GnRH-a 治疗后 HOXA10、HOXA11、整合素 β3 和 LIF 等子宫内膜容受性标志物的表达增加。

一项 Meta 分析表明，LNG-IUS 能明显地改善痛经、减少月经量，并且能缩小子宫体积和减小子宫内膜的厚度，对于有生育要求的子宫腺肌病患者，LNG-IUS 治疗优于其他激素治疗而成为首选，因为其直接作用于子宫而对全身激素水平的影响较小。单纯运用 LNG-IUS 治疗子宫腺肌病相关性不孕的研究较少，LNG-IUS 主要用于 FET 前的预处理。研究表明，FET 前使用 LNG-IUS 预处理可以提高子宫腺肌病患者的持续妊娠率、临床妊娠率和着床率。

保守性手术治疗对于子宫腺肌病相关性不孕患者生育力的改善作用存在许多争议。有学者认为尽管保守性病灶切除手术在一定程度上能改善患者妊娠结局，但作用有限，且保守性手术在改善子宫腺肌病患者妊娠率的同时也带来了子宫破裂的风险，因此应该谨慎地选择有最佳适应证的患者接受保守性手术治疗，建议仅对反复移植失败的妇女、子宫体积≥妊娠 12 周及子宫腺肌瘤直径≥6cm 的患者进行保守性手术治疗，且应于大型专科医院由技术精湛的医生进行手术操作。

介入治疗主要包括 UAE、HIFU、微波或射频消融治疗等。HIFU 越来越多地运用于局灶性和弥漫性子宫腺肌病患者的治疗。有生育要求的子宫腺肌病患者经 HIFU 治疗后表现出较高的临床妊娠率和活产率，由于没有手术瘢痕，在妊娠或分娩期间发生子宫破裂的风险低于手术治疗。一项研究证明 HIFU 联合 GnRH-a 和 LNG-IUS 治疗子宫腺肌病能发挥多种治疗方式的作用，弥补单一治疗的不足，使得子宫腺肌病患者的临床症状和生育力得到改善。尽管优点颇多，但对妊娠的影响尚缺少长期大样本高质量的研究，其安全性和有效性有待进一步验证。

IVF-ET 是提高子宫腺肌病相关性不孕患者妊娠率的较为有效的治疗选择。超长方案促排卵、在进行冻胚移植前用 GnRH-a 预处理，是运用比较多的助孕方案。在 FET 前运用 GnRH-a 联合 ING-IUS 预处理、缩小子宫体积、改善子宫内膜的环境对于降低流产率、提高临床妊娠率的有效性有待更多的临床研究验证。

主要参考文献

[1] 孙莹璞，卜志勤. 重视不孕症的子宫因素及其处理 [J]. 中国实用妇科与产科杂志，2020，36（6）：481-482.

[2] 曹泽毅. 中华妇产科学 [M]. 3 版. 北京：人民卫生出版社，2014.

[3] 卫晨萱，许泓. 子宫内膜容受性的基础研究进展 [J]. 中国计划生育和妇产科，

2023，15（5）：3-8.

［4］刘芬婷，李蓉. 子宫内膜容受性的影响因素研究进展［J］. 中国计划生育和妇产科，2023，15（5）：9-15.

［5］葛逸盟，杨硕. 子宫内膜容受性评价方法及其临床应用的研究进展［J］. 中国微创外科杂志，2023，23（9）：686-692.

［6］XU J，ZHANG S，JIN L，et al. The effects of endometrial thickness on pregnancy outcomes of fresh IVF / ICSI embryo transfer cycles：an analysis of over 40000 cycles among five reproductive centers in China［J］. Front Endocrinol (Lausanne)，2022，12：788706.

［7］LIU K E，HARTMAN M，HARTMAN A，et al. The impact of a thin endometrial lining on fresh and frozen-thaw IVF outcomes：an analysis of over 40000 embryo transfers［J］. Hum Reprod，2018，33（10）：1883-1888.

［8］CRACIUNAS L，GALLOS I，CHU J，et al. Conventional and modern markers of endometrial receptivity：asystematicreview and meta analysis［J］. Hum Reprod Update，2019，25（2）：202-223.

［9］YANG W，ZHANG T，LI Z，et al. Combined analysis of endometrial thickness and pattern in predicting clinical outcomes of frozen embryo transfer cycles with morphological good-quality blastocyst：a retrospective cohort study［J］. Medicine (Baltimore)，2018，97（2）：e9577.

［10］ZHANG T，HE Y，WANG Y，et al. The role of three-dimensional power Doppler ultrasound parameters measured on hCG day in the prediction of pregnancy during invitro fertilization treatment［J］. EurJ Obstet Gynecol Reprod Biol，2016，203：66-71.

［11］ZOLLNER U，SPECKETER M T，DIETL J，et al. 3D-endometrial volume and outcome of cryopreserved embryo replacement cycles［J］. Arch Gynecol Obstet，2012，286：517-523.

［12］CHUNG C H，WONG A W，CHAN C P，et al. The changing pattern of uterine contractions before and after fresh embryo transfer and its relation to clinical outcome［J］. Reprod Biomed Online，2017，34（3）：240-247.

［13］ZHU L，CHE H S，XIAO L，et al. Uterine peristalsis before embryo transfer affects the chance of clinical pregnancy in fresh and frozen-thawed embryo transfer cycles［J］. Hum Reprod，2014，29（6）：1238-1243.

［14］ZHANG C H，CHEN C，WANG J R，et al. An endometrial receptivity scoring system basing on the endometrial thickness, volume, echo, peristalsis, and blood flow evaluated by ultrasonography［J］. Front Endocrinol (Lausanne)，2022，13：907874.

［15］SILVA M R，HELIO O A，VAZ O D，et al. Subendometrial resistance and pulsatility index assessment of endometrial receptivity in assisted reproductive technology cycles [J]. Reprod Biol Endocrin, 2019, 17: 1-7.

[16] 于珍, 唐英, 龙圆霖, 等. 超声评估子宫内膜容受性预测体外受精-胚胎移植临床妊娠结局的Meta分析 [J]. 中国循证医学杂志, 2022, 22 (3): 284-290.

[17] JIN X Y, ZHAO L J, LUO D H, et al. Pinopode score around the time of implantation is predictive of successful implantation following frozen embryo transfer in hormone replacement cycles [J]. Hum Reprod, 2017, 32 (12): 2394-2403.

[18] SANTI A, FELSER R, BERSINGER N A, et al. The hysteroscopic view of infertility: the mid - secretory endometrium and treatment success towards pregnancy [J]. Gynecol Surg, 2012, 9: 147-150.

[19] EL-TOUKHY T, CAMPO R, KHALAF Y, et al. Hysteroscopy in recurrent in-vitro fertilisation failure (TROPHY): a multicentre, randomised controlled trial [J]. Lancet, 2016, 387 (10038): 2614-2621.

[20] 钮怡超, 张婷, 童婧. 子宫内膜容受性标志物与反复种植失败的相关性研究 [J]. 中国计划生育和妇产科, 2019, 11 (7): 5.

[21] VILELLA F, BOLUMAR D, BLESA D, et al. Endometrial fluid transcriptomics as a new non-invasive diagnostic method of uterine receptivity [J]. Fertil Steril, 2017, 108 (3): e48.

[22] BOOMSMA C M, KAVELAARS A, EIJKEMANS M J C, et al. Cytokine profiling in endometrial secretions: a non-invasive window on endometrial receptivity [J]. Reprod Biomed Online, 2009, 18 (1): 85-94.

[23] FLORIO P, BRUNI L, GALLERI L, et al. Evaluation of endometrial activin A secretion for prediction of pregnancy after intrauterine insemination [J]. Fertil Steril, 2010, 93 (7): 2316-2320.

[24] RUIZ-ALONSO M, BLESA D, DIAZ-GIMENO P, et al. The endometrial receptivity array for diagnosis and personalized embryo transfer as a treatment for patients with repeated implantation failture [J]. Fertil Steril, 2013, 100 (3): 818-824.

[25] MORENO I, CODONER F M, VILELLA F, et al. Evidence that the endometrial microbiota has an effect on implantation success or failure [J]. Am J Obstet Gynecol, 2016, 215 (6): 684-703.

[26] CHAN Y Y, JAYAPRAKASN K, ZAMORA J, et al. The prevalence of congenital uterine anomalies in unselected and high-risk populations: a systematic review [J]. Hum Reprod Update, 2011, 17 (6): 761-771.

[27] GRIMBIZIS G F, GORDTS S, DI SPIEZIO S A, et al. The ESHRE/ESGE consensus on the classification of female genital tract congenital anomalies [J]. Hum Reprod, 2013, 28 (8): 2032-2044.

[28] 王丹丹, 杨清. 子宫畸形诊治的新进展及其对生殖预后的影响 [J]. 国际妇产科

学杂志，2017，44（3）：257-261.

[29] 邓姗，田秦杰. 子宫发育异常合并不孕症的诊治策略［J］. 中国实用妇科与产科杂志，2020，36（6）：519-523.

[30] 朱兰，郎景和，宋磊，等. 关于阴道斜隔综合征、MRKH综合征和阴道闭锁诊治的中国专家共识［J］. 中华妇产科杂志，2018，53（1）：35-42.

[31] 甘亚乐，孙宇，白文佩. 女性生殖道畸形与不孕的治疗进展［J］. 中国计划生育和妇产科，2020，12（3）：6-8.

[32] 夏恩兰，彭雪冰. 宫腔镜手术治疗单角子宫成功妊娠三例报告及文献复习［J］. 中华妇产科杂志，2013，48（9）：689-691.

[33] XIA E L, LI T C, CHOI S S, et al. Reproductive outcome of transcervical uterine incision in unicornuate uterus［J］. Chin Med J，2017，130（3）：256-261.

[34] 颜磊，陈子江. 影响女性生育力的重要子宫疾病及机制［J］. 中国实用妇科与产科杂志，2022，38（6）：589-593.

[35] DUCELLIER-AZZOLA G, LECOINTRE L, HUMMEL M, et al. Hysteroscopic enlargement metroplasty for T-shaped uterus: 24 years' experience at the Strasbourg Medico-surgical and Obstetrical Centre (CMCO)［J］. Eur J Obstet Gynecol Reprod Biol，2018，226：30-34.

[36] LUDWIN A, LUDWIN I, MARTINS W P. Robert's uterus: modern imaging techniques and ultrasoundguided hysteroscopic treatment without laparoscopy or laparotomy［J］. Ultrasound Obstet Gynecol，2016，48（4）：526529.

[37] REIN D T, SCHMIDT T, HESS A P, et al. Hysteroscopic management of residual trophoblastic tissue is superior to ultrasound-guided curettage［J］. Minim Invas Gyn，2011，18（6）：774-778.

[38] YU D, WONG Y M, CHEONG Y, et al. Asherman syndrome-one century later［J］. Fertil Steril，2008，89（4）：759-779.

[39] 鲁益滕，谭季春. 宫腔粘连发病的分子机制研究进展［J］. 基础医学与临床，2023，43（4）：547.

[40] KIM C L, CHOI S H, MO J S. Role of the Hippo pathway in fibrosis and cancer［J］. Cells，2019，8（5）：468.

[41] ZOLLNER U, ZOLLNER K P, SPECKETER M T, et al. Endometrial volume as assessed by three-dimensional ultrasound is a predictor of pregnancy outcome after in vitro fertilization and embryo transfer［J］. Fertil Steril，2003，80（6）：1515-1517.

[42] 甘露，段华，汪沙，等. ER和PR在宫腔粘连子宫内膜组织中的表达及其意义［J］. 中华妇产科杂志，2017，52（1）：47-52.

[43] 中华医学会妇产科学分会. 宫腔粘连临床诊疗中国专家共识［J］. 中华妇产科杂志，2015，50（12）：881-887.

[44] AAGL practice report: practice guidelines on intrauterine adhesions developed in collaboration with the European Society of Gynaecological Endoscopy (ESGE) [J]. Gynecol Surg, 2017, 14 (1): 6.

[45] The American Fertility Society classifications of adnexal adhesions, distal tubal occlusion, tubal occlusion secondary to tubal ligation, tubal pregnancies, Mullerian anomalies and intrauterine adhesions [J]. Fertil Steril, 1988, 49 (6): 944.

[46] 段华, 甘露. 宫腔粘连子宫腔整复手术质量控制 [J]. 中国实用妇科与产科杂志, 2022, 38 (1): 37-40.

[47] 张旭东, 谭季春. 间充质干细胞及外泌体治疗子宫内膜损伤的研究进展 [J]. 中国实用妇科与产科杂志, 2023, 39 (2): 236-239.

[48] SONG A, WANG J, TONG Y, et al. BKCa channels regulate the immunomodulatory properties of WJ-MSCs by affecting the exosome protein profiles during the inflammatory response [J]. Stem Cell Res Ther, 2020, 11 (1): 440.

[49] ZHANG S, CHANG Q, LI P, et al. Concentrated small extracellular vesicles from menstrual blood-derived stromal cells improve intrauterine adhesion, a pre-clinical study in a rat model [J]. Nanoscale, 2021, 13 (15): 7334-7347.

[50] WU F, LEI N, YANG S, et al. Treatment strategies for intrauterine adhesion: focus on the exosomes and hydrogels [J]. Front Bioeng Biotech, 2023, 11: 1264006.

[51] XIN L, LIN X, ZHOU F, et al. A scaffold laden with mesenchymal stem cell-derived exosomes for promoting endometrium regeneration and fertility restoration through macrophage immunomodulation [J]. Acta Biomater, 2020, 113: 252-266.

[52] 沈明虹, 吕承晓, 段华. 富血小板血浆促进组织再生修复机制及其在子宫内膜再生修复的新探索 [J]. 中华生殖与避孕杂志, 2022, 42 (5): 524-527.

[53] 赵静, 黄国宁, 孙海翔, 等. 辅助生殖技术中异常子宫内膜诊疗的中国专家共识 [J]. 生殖医学杂志, 2018, 27 (11): 1057-1064.

[54] MAEKAWA R, TAKETANI T, MIHARA Y, et al. Thin endometrium transcriptome analysis reveals a potential mechanism of implantation failure [J]. Reprod Med Biol, 2017, 16 (2): 206-227.

[55] PUENTE E, ALONSO L, LAGANÁ A S, et al. Chronic endometritis: old problem, novel insights and future challenges [J]. Fertil Steril, 2020, 13 (4): 250-256.

[56] 梁炎春, 文扬幸, 韦雅婧, 等. 慢性子宫内膜炎影响生殖预后的相关机制 [J]. 中国实用妇科与产科杂志, 2020, 36 (12): 1214-1218.

[57] 熊玉晶, 徐艳文. 不孕症合并慢性子宫内膜炎的诊治 [J]. 中国实用妇科与产科

杂志，2020，36（6）：488-491.

[58] CICINELLI E, MATTEO M, TINELLI R, et al. Prevalence of chronic endometritis in repeated unexplained implantation failure and the IVF success rate after antibiotic therapy [J]. Hum Reprod, 2015, 30 (2): 323-330.

[59] MCQUEEN D B, BERNARDI L A, STEPHENSON M D. Chronic endometritis in women with recurrent early pregnancy loss and/or fetal demise [J]. Fertil Steril, 2014, 101 (4): 1026-1030.

[60] JOHNSTON-MACANANNY E B, HARTNETT J, ENGMANN L L, et al. Chronic endometritis is a frequent finding in women with recurrent implantation failure after in vitro fertilization [J]. Fertil Steril, 2010, 93 (2): 437-441.

[61] KITAYA K. Prevalence of chronic endometritis in recurrent miscarriages [J]. Fertil Steril, 2011, 95 (3): 1156-1158.

[62] CICINELLI E, RESTA L, NICOLETTI R, et al. Endometrial micropolyps at fluid hysteroscopy suggest the existence of chronic endometritis [J]. Hum Reprod, 2005, 20 (5): 1386-1389.

[63] CICINELLI E, TROJANO G, MASTROMAURO M, et al. Higher prevalence of chronic endometritis in women with endometriosis: a possible etiopathogenetic link [J]. Fertil Steril, 2017, 108 (2): 289-295.

[64] CICINELLI E, DEZIEGLER D, NICOLETTI R, et al. Chronic endometritis: correlation among hysteroscopic, histologic, and bacterioLogic findings in a prospective trial with 2190 consecutive office hysteroscopies [J]. Fertil Steril, 2008, 89 (3): 677-684.

[65] 熊玉晶，罗婉彬，艾细雄，等. 慢性子宫内膜炎致炎机制的研究进展 [J]. 国际生殖健康/计划生育杂志，2023，42（1）：60-65.

[66] 袁静，陈超，张颖. 慢性子宫内膜炎对生育影响的研究进展 [J]. 国际生殖健康/计划生育杂志，2021，40（3）：256-259.

[67] JOHNSTON-MACANANNY E B, HARTNETT J, ENGMANN L L, et al. Chronic endometritis is a frequent finding in women with recurrent implantation failure after in vitro fertilization [J]. Fertil Steril, 2010, 93 (2): 437-441.

[68] ZHANG Y, XU H, LIU Y, et al. Confirmation of chronic endometritis in repeated implantation failure and success outcome in IVF-ET after intrauterine delivery of the combined administration of antibiotic and dexamethasone [J]. Am J Reprod Immunol, 2019, 82 (5): e13177.

[69] LIU L, YANG H, GUO Y, et al. The impact of chronic endometritis on endometrial fibrosis and reproductive prognosis in patients with moderate and severe intrauterine adhesions: a prospective cohort study [J]. Fertil Steril, 2019, 111 (5): 1002-1010.

[70] MATTEO M, CICINELLI E, GRECO P, et al. Abnormal pattern of

lymphocyte subpopulations in the endometrium of infertile women with chronic endometritis [J]. Am J Reprod Immunol, 2009, 61 (5): 322-329.

[71] TORTORELLA C, PIAZZOLLA G, MATTEO M, et al. Interleukin-6, interleukin-1β, and tumor necrosis factor α in menstrual effluents as biomarkers of chronic endometritis [J]. Fertil Steril, 2014, 101 (1): 242-247.

[72] LIU Y, CHEN X, HUANG J, et al. Comparison of the prevalence of chronic endometritis as determined by means of different diagnostic methods in women with and without reproductive failure [J]. Fertil Steril, 2018, 109 (5): 832-839.

[73] YANG R, DU X, WANG Y, et al. The hysteroscopy and histological diagnosis and treatment value of chronic endometritis in recurrent implantation failure patients [J]. Arch Gynecol Obstet, 2014, 289 (6): 1363-1369.

[74] 郑丹蕾, 李蓉. 慢性子宫内膜炎的诊断方法及争议 [J]. 中国实用妇科与产科杂志, 2021, 37 (12): 1265-1267.

[75] KITAYA K, MATSUBAYASHI H, TAKAYA Y, et al. Live birth rate following oral antibiotic treatment for chronic endometritis in infertile women with repeated implantation failure [J]. Am J Reprod Immunol, 2017, 78 (5): 12719.

[76] American Association of Gynecologic Laparoscopists. AAGL practice report: practice guidelines for the diagnosis and management of endometrial polyps [J]. J Minim Invasive Gynecol, 2012, 19 (1): 3-10.

[77] HOSSEINI M A, EBRAHIMI N, MAHDAVI A, et al. Hysteroscopy in patients with repeated implantation failure improves the outcome of assisted reproductive technology in fresh and frozen cycles [J]. J Obstet Gynaecol Res, 2014, 40 (5): 1324-1330.

[78] 冯苗, 李素春, 潘萍, 等. 1372例不孕女性子宫内膜息肉样病变宫腔镜检查与病理对照研究 [J]. 国际生殖健康/计划生育杂志, 2015, 34 (2): 112-115.

[79] ZHENG Q M, MAO H I, ZHAO Y J, et al. Risk of endometrial polyps in women with endometriosis: a meta-analysis [J]. Reprod Biol Endocrinol, 2015 (13): 103.

[80] VITALE S G, HAIMOVICH S, LAGANÁ A S, et al. Endometrial polyps. An evidence-based diagnosis and management guide [J]. Eur J Obstet Gyn R B, 2021, 260: 70-77.

[81] 中国优生科学协会生殖道疾病诊治分会, 中国医师协会微无创医学专业委员会妇科肿瘤学组. 子宫内膜息肉诊治中国专家共识（2022年版）[J]. 中国实用妇科与产科杂志, 2022, 38 (8): 809-813.

[82] 古芳. 不孕症合并子宫内膜息肉的临床处理及预后 [J]. 中国实用妇科与产科杂志, 2020, 36 (6): 491-495.

[83] 邓姗, 田秦杰. 子宫内膜息肉与生育 [J]. 中国实用妇科与产科杂志, 2022, 38 (3): 273-274.

[84] YANAIHARA A, YORIMITSU T, MOTOYAMA H, et al. Location of endometrial polyp and pregnancy rate in infertility patients [J]. Fertil Steril, 2008, 90 (1): 180-182.

[85] ZHANG H, HE X, TIAN W, et al. Hysteroscopic resection of endometrial polyps and assisted reproductive technology pregnancy outcomes compared with no treatment: a systematic review [J]. J Minim Invasive Gynecol, 2019, 26 (4): 618-627.

[86] DI SPIEZIO S A, DI CARLO C, MINOZZI S, et al. Efficacy of hysteroscopy in improving reproductive outcomes of infertile couples: a systematic review and meta-analysis [J]. Hum Reprod Update, 2016, 22 (4): 479-496.

[87] SANIN-RAMIREZ D, CARRILES I, GRAUPERA B, et al. Two-dimensional transvaginal sonography vs saline contrast sonohysterography for diagnosing endometrial polyps: systematic review and meta-analysis [J]. Ultrasound Obst Gyn, 2020, 56 (4): 506-515.

[88] PEREIRA N, AMRANE S, ESTES J L, et al. Does the time interval between hysteroscopic polypectomy and start of in vitro fertilization affect outcomes? [J]. Fertil Steril, 2016, 105 (2): 539-544.

[89] TU Y A, YANG P K, CHEN S U, et al. Optimal time interval between hysteroscopic polypectomy and frozen-thawed blastocyst transfer: a retrospective study [J]. PLoS One, 2020, 15 (10): e240882.

[90] PAVONE M E. Predicting the recurrence of endometrial polyps: a commentary [J]. Fertil Steril, 2018, 109 (3): 445.

[91] SHENG K K, LYONS S D. To treat or not to treat? An evidence-based practice guide for the management of endometrial polyps [J]. Climacteric, 2020, 23 (4): 336-342.

[92] WONG M, CRNOBRNJA B, LIBERALE V, et al. The natural history of endometrial polyps [J]. Hum Reprod, 2017, 32 (2): 340-345.

[93] 李雷, 陈晓军, 崔满华, 等. 中国子宫内膜增生管理指南 [J]. 中华妇产科杂志, 2022, 57 (8): 566-574.

[94] PARKASH V, FADARE O, TORNOS C, et al. Committee Opinion No. 631: endometrial intraepithelial neoplasia [J]. Obstet Gynecol, 2015, 126 (4): 897.

[95] ACOG Committee Opinion No. 734: The role of transvaginal ultrasonography in evaluating the endometrium of women with postmenopausal bleeding [J]. Obstet Gynecol, 2018, 131 (5): e124-e129.

[96] AUCLAIR M H, YONG P J, SALVADOR S, et al. Guideline No. 390: classification and management of endometrial hyperplasia [J]. J Obstet Gynaecol

Can,2019,41(12):17891800.
[97] WHO Classification of Tumours Editorial Board. WHO classification of tumours: female genital tumours [M]. 5th ed. Lyon: IARC Publications,2020.
[98] 全国卫生产业企业管理协会妇幼健康产业分会生殖内分泌学组. 中国子宫内膜增生诊疗共识 [J]. 生殖医学杂志,2017,26(10):957960.
[99] 郎景和,冷金花,邓姗,等. 左炔诺孕酮宫内缓释系统临床应用的中国专家共识 [J]. 中华妇产科杂志,2019,54(12):815825.
[100] FRASER I S, CRITCHLEY H O, BRODER M, et al. The FIGO recommendations on terminologies and definitions for normal and abnormal uterine bleeding [J]. Semin Reprod Med,2011,29(5):383390.
[101] EMARH M. Cyclic versus continuous medroxyprogesterone acetate for treatment of endometrial hyperplasia without atypia: a 2 year observational study [J]. Arch Gynecol Obstet,2015,292(6):13391343.
[102] 王刚,陈捷,邓凯贤,等. 子宫内膜增生性疾病长期管理专家建议 [J]. 中国计划生育和妇产科,2022,14(7):7-11.
[103] SALANI R, KHANNA N, FRIMER M, et al. An update on posttreatment surveillance and diagnosis of recurrence in women with gynecologic malignancies: Society of Gynecologic Oncology (SGO) recommendations [J]. Gynecol Oncol,2017,146(1):310.
[104] ZHOU H, CAO D, YANG J, et al. Gonadotropinreleasing hormone agonist combined with a levonorgestrelreleasing intrauterine system or letrozole for fertilitypreserving treatment of endometrial carcinoma and complex atypical hyperplasia in young women [J]. Int J Gynecol Can,2017,27(6):11781182.
[105] WESTIN S N, FELLMAN B, SUN C C, et al. Prospective phase Ⅱ trial of levonorgestrel intrauterine device: nonsurgical approach for complex atypical hyperplasia and early-stage endometrial cancer [J]. Am J Obstet Gynecol,2021,224(2):191e1-191e15.
[106] MANDELBAUM R S, CICCONE M A, NUSBAUM D J, et al. Progestin therapy for obese women with complex atypical hyperplasia: levonorgestrel-releasing intrauterine device vs systemic therapy [J]. Am J Obstet Gynecol,2020,223(1):103e1-103e13.
[107] PAL N, BROADDUS R R, URBAUER D L, et al. Treatment of low-risk endometrial cancer and complex atypical hyperplasia with the levonorgestrel-releasing intrauterine device [J]. Obstet Gynecol,2018,131(1):109-116.
[108] YAMAGAMI W, SUSUMU N, MAKABE T, et al. Is repeated highdose medroxyprogesterone acetate (MPA) therapy permissible for patients with early stage endometrial cancer or atypical endometrial hyperplasia who desire

preserving fertility？［J］．J Gynecol Oncol，2018，29（2）：e21.

［109］CHEN M，JIN Y，LI Y，et al. Oncologic and reproductive outcomes after fertilitysparing management with oral progestin for women with complex endometrial hyperplasia and endometrial cancer［J］．Int J Gynaecol Obstet，2016，132（1）：3438.

［110］子宫肌瘤的诊治中国专家共识专家组．子宫肌瘤的诊治中国专家共识［J］．中华妇产科杂志，2017，52（12）：793－800.

［111］Practice Committee of the American Society for Reproductive Medicine. Myomas and reproductive function［J］．Fertil Steril，2008，90（5）：125－130.

［112］娄诤，李春明，周坚红．子宫肌瘤病因与预防［J］．实用妇产科杂志，2024，40（2）：81－83.

［113］张丹丹，卢美松．子宫肌瘤与生育及妊娠安全的相关问题［J］．中国实用妇科与产科杂志，2019，35（8）：864－868.

［114］YOSHINO O，HAYASHI T，OSUGA Y，et al. Decreased pregnancy rate is linked to abnormal uterine peristalsis caused by intramural fibroids［J］．Hum Reprod，2010，25（10）：2475－2479.

［115］伍宁，尚鹊，薛晴．子宫肌瘤对子宫内膜容受性的影响及治疗进展［J］．中国计划生育和妇产科，2023，15（5）：37－41.

［116］GOVERNINI L，MARROCCO C，SEMPLICI B，et al. Extracellular matrix remodeling and inflammatory pathway in human endometrium：insights from uterine leiomyomas［J］．Fertil Steril，2021，116（5）：1404－1414.

［117］PRITTS E A，PARKER W H，OLIVE D L，et al. Fibroids and infertility：an updated systematic review of the evidence［J］．Fertil Steril，2009，91（4）：1215－1223.

［118］CARRANZA－MAMANE B，HAVELOCK J，HEMMINGS R. The management of uterine fibroids in women with otherwise unexplained infertility［J］．Obstet Gynaecol Can，2015，37（3）：277－285.

［119］YAN L，DING L，LI C，et al. Effect of fibroids not distorting the endometrial cavity on the outcome of in vitro fertilization treatment：a retrospective cohort study［J］．Fertil Steril，2014，101（3）：716－721.

［120］ZEPIRIDIS L I，GRIMBIZIS G F，TARLATZIS B C. Infertility and uterine fibroids［J］．Clin Obstet Gynaecol，2015，34（15）：66－73.

［121］PARAZZINI F，TOZZI L，BIANCHI S. Pregnancy outcome and uterine fibroids［J］．Best Pract Res Clin Obstet Gynaecol，2016，34（2016）：74－84.

［122］CIAVATTINI A，CARPINI G D，CLEMENTE N，et al. Growth trend of small uterine fibroids and human chorionic gonadotropin serum levels in early pregnancy：an observational study［J］．Fertil Steril，2016，105（5）：1255－1260.

[123] SUSANNA D M, SHYAMAL P, ZHEN C, et al. Natural history of fibroids in pregnancy: NICHD fetal growth studies - Singletons cohort [J]. Fertil Steril, 2022, 118 (4): 656-665.

[124] 周蓉. 子宫肌瘤对生育力的影响及其围手术期保护 [J]. 实用妇产科杂志, 2024, 40 (2): 84-86.

[125] GARCÍA-SOLARES J, DONNEZ J, DONNEZ O, et al. Pathogenesis of uterine adenomyosis: invagination or metaplasia [J]. Fertil Steril, 2018, 109 (3): 371-379.

[126] MOAWAD G, KHEIL M H, AYOUBI J M, et al. Adenomyosis and infertility [J]. ARG, 2022 (5): 39.

[127] VERCELLINI P, CONSONNI D, DRIDI D, et al. Uterine adenomyosis and in vitro fertilization outcome: a systematic review and meta-analysis [J]. Hum Reprod, 2014, 29 (5): 964-977.

[128] HASHIMOTO A, IRIYAMA T, SAYAMA S, et al. Adenomyosis and adverse perinatal outcomes: increased risk of second trimester miscarriage, preeclampsia, and placental malposition [J]. J Matern-Fetal Neo M, 2018, 31 (3): 364-369.

[129] JUANG C M, CHOU P, YEN M S, et al. Adenomyosis and risk of preterm delivery [J]. BJOG, 2007, 114 (2): 165-169.

[130] MOCHIMARU A, AOKI S, OBA M S, et al. Adverse pregnancy outcomes associated with adenomyosis with uterine enlargement [J]. J Obstet Gynaecol Re, 2015, 41 (4): 529-533.

[131] 中国医师协会妇产科医师分会子宫内膜异位症专业委员会. 子宫腺肌病诊治中国专家共识 [J]. 中华妇产科杂志, 2020, 55 (6): 376-383.

[132] GUO S, LI Z, YAN L, et al. GnRH agonist improves pregnancy outcome in mice with induced adenomyosis by restoring endometrial receptivity [J]. Drug Des Devel Ther, 2018, 12: 1621-1631.

[133] LIANG Z, YIN M, MA M, et al. Effect of pretreatment with a levonorgestrel-releasing intrauterine system on IVF and vitrified-warmed embryo transfer outcomes in women with adenomyosis [J]. Reprod Biomed Online, 2019, 39 (1): 111-118.

[134] YANG X, ZHANG X, LIN B, et al. Combined therapeutic effects of HIFU, GnRH-a and LNG-IUS for the treatment of severe adenomyosis [J]. Int J Hyperthermia, 2019, 36 (1): 486-492.

[135] HAIYAN S, LIN W, SHUHUA H, et al. High-intensity focused ultrasound (HIFU) combined with gonadotropin-releasing hormone analogs (Gn-RHa) and levonorgestrel-releasing intrauterine system (LNG-IUS) for adenomyosis: a case series with long-term follow up [J]. Int J Hyperthermia, 2019, 36 (1): 1179-1185.

第四章　子宫内膜异位症性不孕

第一节　流行病学、发病机制及病理

一、流行病学

子宫内膜异位症（endometriosis，EM），简称内异症，是指子宫内膜组织（腺体和间质）在宫腔被覆内膜及子宫以外的部位出现、生长、浸润，反复出血，继而引发疼痛、不孕及结节或包块等。内异症是育龄女性的多发病、常见病。内异症病变广泛、形态多样，极具侵袭性和复发性，具有性激素依赖的特点。内异症的真正患病率尚无确切的数据。综合文献报道，约10%的育龄女性患有内异症，即全球约有1.76亿妇女为内异症患者。据报道，10%~15%的不孕症与内异症有关，内异症成为育龄夫妇面临的主要生育障碍之一。

不孕症是指夫妻双方性生活正常，同一性伴侣未采取避孕措施连续12个月仍未怀孕的生育障碍状态。据统计，全球10%~15%的育龄夫妇面临生育问题。内异症是导致不孕症的一个重要病因，估计20%~50%的不孕症妇女并发此病，71%~87%的慢性盆腔疼痛患者也存在内异症。30%~50%的内异症患者会遇到不孕问题，而在所有寻求不孕治疗的女性中，25%~40%被诊断患有内异症。内异症不仅引起痛经、不孕及慢性盆腔痛等临床症状，严重影响患者生活质量，还给社会卫生资源带来沉重负担。内异症的发病机制尚未完全阐明，该病对女性生育力和生活质量的影响巨大，包括持续疼痛、月经异常、性交疼痛以及不孕等。因此，开展内异症相关研究具有重要的临床意义。

从流行病学角度看，研究内异症与不孕之间的关系，有助于识别高风险人群，并通过早期干预措施减轻疾病负担。随着ART的不断进步，为内异症患者提供个性化的生殖医疗方案成为可能，但这需要深入探究内异症对女性生育力的影响机制。

二、发病机制

内异症是一种良性病变,但具有类似恶性肿瘤的远处转移和种植生长能力。内异症是子宫内膜腺体和间质出现在宫腔被覆内膜及子宫以外、累及多器官的一种妇科常见良性疾病,根据病变部位分为卵巢型子宫内膜异位症(ovarian endometriosis,OE)、腹膜型子宫内膜异位症(peritoneal endometriosis,PE)、深部浸润型子宫内膜异位症(deep—infiltrating endometriosis,DIE)和特殊部位子宫内膜异位症等。其发生与性激素、免疫、炎症、遗传等多种因素相关,但确切发病机制尚未完全阐明。

(一)内膜种植学说(endometrial implantation theory)

这是由约翰·A.桑普森(John A. Sampson)于1927年提出的、被广为接受的内异症发病机制之一。该学说认为,正常子宫内膜组织通过经血逆流、医疗操作相关因素、淋巴和静脉播散等途径,被异位种植并生长于宫腔外的其他部位,从而发展为内异症。这一学说阐释了异位内膜组织得以扎根和发展的可能来源,为内异症的发生提供了合理解释。

(二)经血逆流学说(retrograde menstruation theory)

该学说认为内异症的形成与经血逆流进入盆腔密切相关。具体而言,在月经期间,部分经血并未通过阴道排出,而是逆流进入腹腔,携带子宫内膜碎片种植于盆腔腹膜和其他器官表面。在体内激素(特别是雌激素)的促进作用下,这些异位内膜组织开始生长、分泌,并可能周期性出血,从而引发疼痛等相关症状。尽管经血逆流在育龄女性中普遍存在,但并非所有人都会发展为内异症,这说明个体的遗传背景、免疫状态、环境因素等也在发病过程中扮演重要角色。经血逆流学说为阐释内异症的发病机制奠定了生物学基础,但有待进一步探讨其他潜在因素和机制。

(三)医疗相关内膜异位种植

在妇科手术如剖宫产、子宫切除术或子宫内膜刮治术等医疗过程中,子宫内膜组织因手术操作被直接植入体内非正常部位,进而引发内异症。这类内异症的形成机制与经典的内异症类似,均基于内膜组织在体外或体内异位种植生长,区别在于前者由医疗干预直接导致。具体而言,在手术过程中,子宫内膜碎片可能附着于手术器械或因手术操作而被迁移种植至腹壁、手术瘢痕或盆腔等部位,并在那里生长增殖形成病变。医疗相关内膜异位种植虽然发生率不高,但也是不可忽视的一类病因,需要医护人员在手术中格外注意防范。

(四)淋巴及静脉播散

这是解释内异症全身多发的另一学说。该学说认为,子宫内膜组织碎片可通过淋巴系统或血液循环系统远离子宫原发部位,在身体其他远端部位如肺、脑或皮肤继续种植生长。淋巴播散假说基于观察到内异症病变存在于淋巴结中，表明子宫内膜细胞可经淋巴系统播散。而静脉播散学说则基于发现内膜样组织能在远离盆腔的血管内生长提出，支持内膜细胞可通过血液循环播散的观点。这两种播散方式说明内异症不局限于盆腔，还可影响身体其他部位，导致非典型临床表现。淋巴及静脉播撒学说有助于解释一些无盆腔手术史而发生肺部或脑部内异症等经典经血逆流学说难以解释的个案。该学说为部分特殊内异症病例提供了发病机制解释，但其在内异症发生发展过程中的确切作用有待进一步深入探讨。

（五）体腔上皮化生学说（coelomic metaplasia theory）

体腔上皮化生学说为内异症的发病机制提供了另一种解释。该学说建立在上皮化生的概念基础之上，认为在特定刺激（如激素变化、炎症或物理刺激等）的影响下，盆腔及腹腔内的某些体腔上皮细胞可能发生分化改变，转化形成具有子宫内膜细胞特征的组织。具体而言，腹膜及其他体腔表面的上皮细胞经过化生过程，获得了类似子宫内膜细胞的性质，包括对体内激素的反应性。这一理论为解释内异症发生在体腔内器官表面和盆腔腹膜远端区域的情况提供了合理解释。此外，该学说还支持育龄女性普遍存在内异症病变的观点，且发病风险可能与个体对炎症或激素刺激的反应差异有关。体腔上皮化生学说从细胞分化的角度阐释了内异症的发病过程，为相关研究提供了新的视角，但其具体作用机制有待进一步深入探讨。

（六）内异症诱导学说（induction theory）

内异症诱导学说提供了一种独特的视角。该学说主张内异症是由遗传或环境因素诱导所致，这些因素作用于盆腔内的细胞，促使它们转化为内膜样细胞。根据这一理论，内异症的发展可能源于特定的分子信号激活，如内分泌改变、炎症反应、免疫失调或细胞外基质变化等。这些信号能够诱导盆腔内正常组织中的干细胞或前体细胞沿子宫内膜细胞的分化途径发育，形成异位内膜组织。该机制解释了为什么内异症可发生于子宫外的多种位置，包括但不限于盆腔器官和腹膜表面。内异症诱导学说强调内异症是一种复杂的多因素疾病，细胞环境变化和干细胞在其发病过程中可能扮演关键角色。该学说从细胞分化的角度解释了内异症的发生发展，为相关研究提供了新的思路，但仍需深入探讨具体的诱导因素及其作用机制。

（七）其他

1. 免疫因素：内异症患者存在多种免疫系统功能异常，如自然杀伤细胞活性降低、细胞免疫应答改变，以及炎症介质（细胞因子、化学趋化因子等）表达异常。这些免疫异常可能导致异位内膜组织在盆腔内逃脱免疫监视，得以种植生长。过度产生的炎症介质不仅促进异位内膜增殖和神经生长（引发疼痛），还可影响周围组织反应，形成粘连和瘢痕。此外，免疫因素理论也解释了为何部分患者伴有自身免疫性疾病及其他免疫相关疾病。免疫功能紊乱使异位内膜组织逃脱免疫清除、炎症反应导致症状加重，以及免疫异常与其他疾病的共存，均有力地支持了免疫因素在内异症发病机制中的重要作用，为相关研究提供了新的视角。

2. 遗传因素：研究发现，内异症患者的女性亲属较普通人群明显有更高的患病风险，提示存在遗传倾向。具体而言，一些与雌激素代谢、炎症反应及细胞黏附相关的基因变异可能增加内异症的患病风险，如雌激素受体基因和细胞外基质组分基因的突变已被证实与疾病发展有关。最新的全基因组关联研究（genome-wide association studies，GWAS）和表观遗传学研究也揭示了更多可能参与内异症发生的遗传和表观遗传机制，有助于深入阐明其遗传背景，并为未来个性化治疗提供潜在靶点。因此，评估家族史对于判断个体患病风险和制定预防措施具有重要的参考价值。遗传因素的作用为内异症的发病机制研究提供了新的视角，也暗示了基因检测在疾病预警和个体化治疗中的潜在应用前景。

3. 环境因素：近年来研究发现，某些环境污染物如二噁英、多氯联苯（PCBs）和部分塑化剂等，可能通过干扰人体内激素平衡而促进内异症的发生。这些物质广泛存在于环境中，人们易通过饮食、呼吸和皮肤接触等多种途径受到影响。它们具有模拟或干扰体内雌激素活性的能力，可能增加内异症的患病风险。环境因素为解释内异症的发病机制提供了新的视角，提示控制相关污染物暴露水平对于预防和干预该疾病具有一定的潜在价值，但仍需开展更多研究来阐明其确切的作用机制。

4. 在位子宫内膜特性：内异症患者在位子宫内膜的黏附性、侵袭性、促血管生成能力等均强于非内异症患者的子宫内膜，这是内异症发生发展的决定因素，种植部位的局部微环境是影响因素。

三、病理

内异症的主要病理表现：异位内膜组织在卵巢激素的影响下发生周期性出血，周围纤维组织随之增生形成粘连，引起病变区域出现紫褐色斑点或小疱。随着病情进展，可逐步形成大小不等的紫蓝色实质性结节或包块。不过，具体病理改变可因病变部位和程度的差异而有所不同。总的来说，周期性出血及纤维化增生是内异症的基本病理特征，但临床表现可能多样化。

（一）巨检

1. 卵巢：卵巢是内异症最常见的发生部位，约80%的患者病变累及一侧或双侧卵巢。早期病变表现为卵巢表面及皮层中可见紫褐色斑点或小疱。随着病情进展，异位内膜组织因反复出血而形成单个或多个囊肿，以单个多见，称为卵巢子宫内膜异位囊肿。该囊肿内含暗褐色陈旧性血液，状似巧克力液体，故又称卵巢巧克力囊肿。囊肿大小不等，一般直径在5~6cm，但最大者可达25cm。当囊肿增大时，整个卵巢表面呈灰蓝色。经期时，囊肿内出血加重导致内压升高，囊壁可出现小裂隙并有少量渗血，但随即被局部炎症反应和纤维化修复。此外，由于卵巢与邻近子宫、阔韧带或结肠等组织粘连固定于盆腔内，手术分离时囊壁易破裂，流出暗褐色陈旧性血液。卵巢与周围器官粘连是该病的临床特征之一，有助于与其他出血性卵巢囊肿的鉴别诊断。

2. 宫骶韧带、直肠子宫陷凹和子宫后壁下段：因位于盆腔后部较低处，易与经血中的内膜碎屑接触，因此是内异症的好发部位。早期可见这些部位散在的紫褐色出血点或颗粒状结节。随着病情进展，子宫后壁与直肠前壁粘连，直肠子宫陷凹变浅甚至消失。严重时，异位内膜可向直肠阴道隔内生长形成包块，并向阴道后穹隆或直肠腔凸出，但极少穿透阴道或直肠黏膜层。总的来说，这些盆腔底部区域由于其解剖位置的特殊性，容易被异位内膜植入，并可能导致相邻器官的粘连、肿块形成等并发症，但穿孔并不常见。该部位的病变为内异症的临床表现提供了重要参考。

3. 宫颈：内异症累及宫颈的情况相对较少。病变可位于宫颈黏膜表浅处或较深的间质层内。表浅病变多由内膜组织直接种植于宫颈表面所致，表现为暗红色或紫蓝色小颗粒状病灶，月经期略有增大，易被误诊为宫颈腺囊肿。而深部宫颈内病变则可能源于直肠子宫陷凹内的异位内膜向宫颈间质层蔓延，在宫颈剖面可见紫蓝色小点状病灶或含有陈旧性血液的小囊腔。总的来说，无论是表浅还是深部病变，宫颈处的内异症病灶表现为不同程度的出血点、颗粒或囊腔改变，需结合其他临床表现进行鉴别诊断。

4. 输卵管：一般直接累及黏膜者少，偶可在其管壁浆膜层见到紫褐色斑点或小结节。输卵管常与其周围病变组织粘连，甚至因扭曲而影响其蠕动，但管腔多通畅。

5. 腹膜：早期内异症病变可通过腹腔镜检查发现。除了典型的色素沉着病灶外，还可见无色素的早期异位内膜腹膜病变，包括白色混浊腹膜灶、火焰状红斑、腺样息肉状病变以及卵巢下粘连等。这些无色素早期病变需6~24个月的时间方可发展为典型的含色素沉着病灶。腹腔镜检查不仅有助于发现内异症的早期病变，而且可直观呈现病变的形态和分布特征，对于疾病的早期诊断和分期评估具有重要价值。

（二）镜检

内异症的病理特征：通过镜下检查可见到异位内膜上皮、腺体或腺样结构、间质细胞及出血迹象。但反复出血后，典型组织结构可能被破坏，导致临床表现与病理所见不完全一致的情况。由于出血主要来自间质内血管而非腺上皮，因此在镜检中发现少量间质细胞即可确诊。即使仅见到如红细胞或含铁血黄质的巨噬细胞等出血证据，若临床和手术所见病理改变典型，也应诊断为内异症。无色素早期病变在镜检时一般可见典型异位内膜组织。虽然异位内膜组织可随卵巢周期发生增生分泌改变，但这一改变往往不同步于子宫内膜，且常仅表现为增生期改变，可能与周围组织纤维化导致血供不足有关。总的来说，内异症的病理特征以异位内膜组织及出血为主，但临床上需结合多方位检查证据进行综合判断。内异症发生恶变的风险极低。

第二节 引起不孕的机制

一、卵巢功能障碍

内异症可能导致卵巢内异位囊肿的形成,这些囊肿被称为内异症囊肿或巧克力囊肿。长期存在的巧克力囊肿可能导致卵巢组织损伤和纤维化,减少有效的卵泡储备,干扰卵巢的正常功能,从而影响卵泡的成熟和排卵,最终影响女性的生育力。此外,内异症患者通常表现出较高的体内雌激素水平,这可能进一步促进异位内膜组织的生长,形成恶性循环,干扰正常的生殖激素反馈机制,进而影响排卵、月经周期及生殖能力。持续的局部炎症反应也是内异症的特点,这种炎症环境对卵巢组织有直接的损害作用,可能影响卵泡的成熟和排卵。慢性炎症还可激活免疫系统,产生针对卵巢组织的自身抗体,进一步损害卵巢功能。炎症环境和激素失衡可能干扰卵子的正常成熟过程,影响卵子的质量,而卵子质量的下降直接影响其受精能力及后续胚胎的发育潜力。

二、子宫内膜容受性下降

内异症对女性生育力的负面影响之一是通过降低子宫内膜容受性,减少胚胎着床的可能性。子宫内膜容受性受到激素调节,特别是雌激素和孕激素的精细平衡。慢性炎症反应、免疫环境的改变以及激素失衡共同作用于子宫内膜,导致其结构和功能发生变化。炎症介质如细胞因子和化学介质的局部积累,可能直接干扰内膜细胞的分化和功能,影响其对胚胎的接纳能力。此外,内异症可能导致子宫内膜分泌功能异常,如蛋白质和生长因子的表达改变,这些分子对于胚胎的成功着床至关重要。慢性炎症还可能引起子宫内膜纤维化或形成粘连,进一步破坏内膜的结构完整性和功能,降低其对胚胎的容受性。

三、盆腔结构异常

子宫内膜组织在盆腔内的异常位置生长,导致慢性炎症、组织损伤和瘢痕形成。这些病理变化促使盆腔内形成粘连,影响盆腔器官的正常解剖位置和功能。粘连可导致输卵管的位置改变或阻塞,妨碍卵子和精子的正常运动,阻碍受精卵向宫腔内的正常运输,从而降低受孕概率或增加宫外孕的风险。

四、慢性疼痛和对性生活的影响

内异症引起的慢性疼痛和性交痛可能影响女性的性生活质量,间接影响生育力。疼痛和精神压力还可以通过神经－内分泌机制，影响排卵和月经周期的正常调节。

五、免疫系统与生殖系统的相互作用

内异症患者常伴有免疫系统的异常活动，包括自身抗体的产生和免疫细胞的异常调控。这些免疫反应不仅使异位组织产生炎症，还可能错误地攻击正常的生殖细胞或胚胎，导致生育力下降。内异症患者体内常见慢性炎症反应，异位内膜组织的存在激活局部和全身的免疫反应，释放炎症介质，这些物质干扰卵巢的正常功能，影响卵子的成熟和释放。研究表明，内异症可能与自身免疫机制的异常有关，免疫系统可能错误地攻击正常的生殖系统组织，包括卵巢、输卵管和子宫内膜，这不仅导致炎症和组织损伤，还可影响精子和卵子的相遇及胚胎的着床。内分泌和免疫系统之间存在密切的相互作用，例如，雌激素调节免疫细胞的功能，影响炎症介质的释放，而炎症环境又影响激素水平和反馈机制。这种相互作用的失衡可能加剧内异症的病理过程，进而影响生殖功能。

（一）内异症的免疫学变化

经血逆流和种植学说认为，内异症的发生发展是经血逆流进入盆腔，子宫内膜碎片经历黏附、增殖和血管形成后成功异位种植和生长的过程。然而，尽管 90% 的女性会经历经血逆流，但只有少数人会发生内异症。近年来的研究表明，免疫机制在内异症的发生发展中起着重要作用。免疫异常对异位内膜的生长、侵袭和血管形成具有直接或间接的影响，表现为免疫监视和清除功能减弱，黏附分子促进异位内膜的定位和着床，免疫活性细胞释放的细胞因子维持异位内膜的存活并加剧其炎症反应。异位内膜组织诱导腹腔局部慢性炎症反应和细胞因子变化，导致腹腔局部免疫环境改变，形成不适宜胚胎着床的子宫内膜环境，从而影响卵母细胞质量和早期胚胎发育。

（二）内异症性不孕与免疫细胞的关系

巨噬细胞来源于单核细胞，是参与特异性和非特异性免疫的主要功能细胞。在不同环境刺激下，巨噬细胞可活化为促炎的 M1 型或具有免疫抑制特性的 M2 型。M1 型参与正向免疫应答，发挥免疫监视功能，而 M2 型则促进组织修复和肿瘤血管生成。研究表明，内异症患者的各个分期中，M1 型和 M2 型巨噬细胞的数量均显著升高。M1/M2 平衡在妊娠启动、维持和终止中起重要作用。内异症相关巨噬细胞被诱导向 M2 型极化，促进子宫内膜基质细胞的发展和侵袭，导致一系列妊娠并发症。巨噬细胞数量增加、活性增强或极性改变时，会扰乱子宫内膜与囊胚的同步发育。同时，激活的巨噬细胞分泌的多种细胞因子对胚胎具有毒性作用，阻碍胚胎正常着床，导致内异症患者不孕。调整单核－巨噬细胞亚型，可能为内异症性不孕的免疫治疗提供新思路。

自然杀伤细胞（NK 细胞）作为无需致敏即具有细胞毒性的淋巴细胞，在抗肿瘤免疫中发挥重要作用。由于异位内膜组织类似肿瘤细胞广泛扩散和异位种植，NK 细胞被认为在内异症的发生发展中起作用。多数研究发现，内异症患者的外周血 NK 细胞数量无显著差异。子宫 NK 细胞（uNK 细胞）在子宫内膜中作为一种独特的 NK 细胞群，

在月经周期的增殖期数量较少,而在排卵后分泌期显著增加,参与螺旋动脉建模、胎盘发育和妊娠维持。在正常生理条件下,uNK 细胞不表现出细胞毒性作用,适宜的细胞数量及功能状态保障胚胎的成功种植。然而,在内异症患者中,子宫内膜中的干细胞因子水平显著降低,uNK 细胞成熟障碍、功能低下,参与内异症及相关不孕症的发病机制。具有细胞毒性作用的 NK 细胞减少,不成熟的 NK 细胞增多,阻碍子宫内膜血管重塑和胚胎生长,导致不孕、流产及妊娠期并发症。因此,uNK 细胞的异常表达在内异症导致的不孕中起重要作用。

3. 辅助 T 细胞（Th 细胞）主要包括 Th1 型细胞和 Th2 型细胞。Th1 型细胞通过刺激白细胞介素-2（IL-2）及干扰素-ν（INF-ν）等,增强 NK 细胞的免疫作用,促进内异症的发生发展；Th2 型细胞分泌 IL-4、IL-10、IL-13 等,参与 B 细胞活动,抑制免疫炎症,在疾病严重时期引发免疫逃逸机制,促进异位症病灶生长。有研究表明,复发性流产妇女围着床期的子宫内膜以 Th1 型细胞因子为主,而生育对照组的子宫内膜以 Th2 型细胞因子为主。已发表的研究还发现,内异症性不孕患者的子宫内膜中 IL-1β、TNF-α、IL-8 等 Th1 型细胞因子增加,抑制滋养细胞的侵袭,增强蜕膜巨噬细胞的活性,终止对发育中的胎盘的血液供应,Th1/Th2 比值升高,导致胚胎着床率降低。Th1 型细胞和 Th2 型细胞活性异常是内异症性不孕患者的重要发病机制。

（三）内异症性不孕相关的细胞因子

TNF-α 由巨噬细胞、NK 细胞、子宫和胎盘细胞等多种细胞产生,是内异症发生发展的关键分子之一。TNF-α 在卵泡发育、排卵、黄体形成及闭锁等过程中均有表达,正常水平的 TNF-α 对排卵和月经周期的调节有一定作用。研究发现,TNF-α 与不孕症合并内异症显著相关。内异症患者腹水中的高水平 TNF-α 能直接损害卵泡发育。动物实验表明,TNF-α 影响膜细胞和颗粒细胞的雄烯二酮和雌二醇产生,进而影响卵泡发育和排卵率。TNF-α 还抑制子宫内膜间质细胞的蜕膜化,增加子宫内膜上皮细胞前列腺素的产生,引起其他炎性因子的启动,影响胚胎着床过程。在大鼠研究中,糖尿病相关的胚胎丢失与子宫内过度产生 TNF-α 有关,暴露于 TNF-α 的囊胚细胞增殖减少,凋亡率增加,间接导致不孕。高浓度的 TNF α 还可降低精子活力,损伤 DNA,导致受精障碍和降低受孕概率。因此,TNF-α 在卵子发育、排卵、精子活力及胚胎等多方面影响生育力。使用抗 TNF-α 药物（如依那西普）治疗内异症的动物实验表明,抗肿瘤坏死因子药物可减小异位症病灶,但对生育力的改善仍需更大规模研究验证。

IL-8 诱导中性粒细胞趋化,促进子宫内膜细胞黏附。研究发现,内异症患者的异位子宫内膜中 IL-8 的受体 CXCR1 和 CXCR2 表达显著高于对照组,这表明 IL-8 及其受体可能参与内异症的发病。此外,内异症患者的腹水中 IL-8 浓度高于对照组,尤其在不孕妇女中,内异症组的 IL-8 水平显著升高。正常情况下,IL-8 主要由卵泡颗粒细胞合成,促进卵母细胞的排出。研究显示,内异症患者的 IL-8 水平与卵母细胞成熟度和胚胎质量负相关,IL-8 可作为预测内异症患者临床妊娠的有效指标。IL-8 通过影响免疫细胞,使内异症患者的非特异免疫功能降低,进一步促进病灶发展,增加相关性不孕的可能性。

IL-17 是一种来源于 T 细胞的促炎细胞因子，能增强 TNF-2、IL-1、IL-6、IL-8 和单核细胞趋化蛋白（MCP-1）等多种细胞因子的活性，增加促炎反应。内异症患者的腹水中 IL-17 水平升高，尤其是在内异症相关性不孕患者中。IL-17 包括 IL-17A、IL-17B、IL-17C、IL-17D、IL-17E（IL-25）和 IL-17F，其中 IL-17A 起主要作用，且在 IL-17 细胞因子家族中被研究得最多。IL-17A 已被证明可以诱导内异症基质细胞产生 IL-8 和环氧合酶 2，促进细胞增殖，其浓度与内异症的严重程度和患者的不孕症相关。这可能与 IL-17A 水平升高影响卵母细胞成熟，诱导 M2 型巨噬细胞极化，并促进异位内膜细胞的侵袭和种植有关。因此，IL-17 细胞因子的异常不仅促进内异症的发生发展，还可能是导致不孕的重要原因。

VEGF 是一种高度特异性的促血管内皮细胞生长因子，参与卵泡生长发育、细胞蜕膜化和受精卵着床等生理过程。有研究发现，内异症患者卵泡液中 VEGF 水平显著降低，卵泡液局部微环境异常，影响卵细胞成熟和优势卵泡形成，导致胚胎质量较差，植入率降低。也有研究表明，内异症患者卵泡液中 VEGF 水平显著升高，标志着缺氧状态。降低卵泡液中的 VEGF 含量可以改善卵母细胞质量，提高受精卵及优质胚胎比例，增加临床妊娠率。VEGF 水平的变化影响生育力，进一步引起内异症性不孕。

第三节 临床表现

内异症的临床表现多种多样，从几乎无症状到严重影响生活质量不等。理解这些临床表现对于诊断和管理内异症至关重要。临床表现受多种因素影响，包括异位组织的位置、患者的年龄、疾病的持续时间和整体健康状况。值得注意的是，疾病的严重程度并不总是与症状的严重程度成正比。

一、疼痛

（一）经期疼痛

经期疼痛（痛经）是内异症患者常见的症状之一。痛经通常分为原发性痛经和继发性痛经，内异症引起的痛经属于继发性痛经。与普通痛经不同，内异症引起的痛经往往更为严重，疼痛可在月经前开始，持续至月经结束，且随时间推移加重。

（二）性交疼痛

内异症病灶位于盆腔深部，特别是在子宫骶韧带及直肠子宫陷凹等位置时，可导致性交时产生深部疼痛。

（三）排便或排尿时疼痛

当内异症侵犯直肠或膀胱时，患者在排便或排尿时可能会感到疼痛，这种疼痛可能与月经周期有关。

（四）慢性盆腔疼痛

内异症患者可能会经历持续的、非经期的盆腔疼痛。这种疼痛可能由盆腔内异位内膜组织引起的炎症和纤维化所致。疼痛的严重程度并不总是与内异症的范围或程度成正比。一些患者可能有广泛的病灶但疼痛轻微，而另一些患者的病灶较少但疼痛却非常严重。这种差异可能与个体对疼痛的感受差异、病灶的具体位置以及病变周围神经密度有关。

二、月经紊乱

内异症患者常见的月经紊乱包括月经过多、月经周期缩短或延长、经期异常延长等。这些紊乱可能由异位内膜组织诱发的局部炎症反应引起，影响子宫内膜的正常生长和脱落。此外，异位内膜组织通过产生促炎介质和生长因子，影响子宫内膜的凝血功能和修复，从而导致月经出血量变化和周期不规则。

三、不孕

内异症与不孕的关联是多方面的。首先，异位内膜组织的生长可直接影响卵巢功能，包括卵泡的成熟和排卵。其次，盆腔内的炎症和纤维化可能损害输卵管功能，妨碍精卵结合和受精卵输送。此外，内异症患者的子宫环境可能因炎症而不利于胚胎着床。这些机制共同作用，显著降低受孕能力。30%～50%的内异症患者存在不孕问题。

四、其他症状

侵犯特殊器官的内异症常伴有其他症状。肠道内异症可导致便频、便秘、便血、排便痛或肠痉挛，严重时出现肠梗阻。膀胱内异症可引起尿频、尿急、尿痛甚至血尿。输尿管内异症常隐匿发病，多以输尿管扩张或肾积水就诊，甚至导致肾萎缩和肾功能丧失，若双侧输尿管及肾受累，可引起高血压。肺及胸膜内异症可导致经期咯血和气胸。剖宫产术后腹壁切口和会阴切口内异症表现为瘢痕部位结节伴随经期相关的疼痛。

五、体征

通过妇科检查（双合诊、三合诊）可以了解盆腔情况。内异症的典型体征包括子宫后倾固定，附件活动度差的囊性肿块，阴道后穹隆、直肠子宫陷凹和宫骶韧带的痛性结节及阴道后穹隆的紫蓝色结节。虽然妇科检查结果受医生的经验和技巧影响较大，但对诊断内异症尤其是深部浸润型内异症（deep infiltrating endometriosis，DIE）非常重要。DIE 病灶多位于后盆腔，因此三合诊尤为必要，阴道后穹隆和阴道直肠隔的痛性结节可提示 DIE。然而，三合诊不适用于无性生活的患者，也无法诊断早期或表浅的病灶。

内异症的临床表现反映了其作为系统性疾病的复杂性。准确评估和记录患者症状对于制订有效治疗计划至关重要。随着对该疾病理解的深入，未来有望开发出更精确的诊断工具和更有效的治疗策略，以改善患者的生活质量和生育结果。

第四节　诊断

内异症的诊断是一个多层次、全面评估的过程，其核心在于病史收集、详细的临床检查以及多种辅助检查手段的综合运用。首先，病史收集是诊断的基础，通过了解患者的症状、月经周期、疼痛特点及其严重程度，初步判断内异症的可能性。临床检查为进一步诊断提供线索。

一、影像学检查

影像学检查的灵敏度因内异症的病灶部位不同而有差异。对于卵巢子宫内膜异位囊肿和深部内异症的诊断，超声检查灵敏度高。

（一）超声检查

首选经阴道超声检查，其特别适用于诊断卵巢子宫内膜异位囊肿。对于无性生活史的患者，可考虑腹部超声或经直肠超声检查。经阴道超声检查与患者的症状、病史和妇科检查结果结合，可提高诊断准确率。对于位于宫骶韧带和直肠-乙状结肠的内异症病灶，经阴道和经直肠超声检查同样有效，二者的灵敏度和特异度相似。卵巢子宫内膜异位囊肿的典型超声特征：囊内容物呈"磨玻璃样"回声或均匀密集的点状回声，囊壁较厚或厚薄不均，部分囊肿内可见中等或中高回声；彩色多普勒血流显像显示囊肿内部无血流信号，仅在囊壁或分隔上见条状血流；多数病灶呈单房，少数呈多房或多发囊肿。

（二）MRI 检查

对于有临床症状或体征的疑似内异症，不推荐首选盆腔 MRI 检查用于确诊。MRI 检查在评估盆腔内深层内膜异位症、区分其他盆腔病变以及规划手术方案方面具有重要价值。MRI 检查的综合灵敏度为 82%，特异度为 87%。

早期内异症病灶影像学检查多无特殊发现，因此即使腹部或盆腔检查、超声或 MRI 检查结果正常，也不应排除内异症诊断。如果症状持续存在或高度怀疑内异症，需要进一步评估。

(三) 子宫输卵管造影 (hysterosalpingography, HSG)

HSG 是用于判断输卵管通畅性的首选检测手段，具有微创、廉价和方便的优点。HSG 通过导管向宫腔及输卵管注入造影剂，在 X 线透视下观察宫腔、输卵管的显影情况，输卵管伞端的开放状态及盆腔内造影剂的弥散情况，从而判断子宫有无畸形、输卵管通畅性及阻塞部位、有无结节性输卵管炎、盆腔有无粘连及宫颈功能等。输卵管通畅性根据输卵管走行和位置、延迟摄片盆腔造影剂弥散情况及输卵管内造影剂残留状况综合判断。输卵管通畅的表现为双侧输卵管显影良好，盆腔造影剂弥散均匀；不通畅的表现为推注造影剂时有阻力，造影剂通过输卵管缓慢，延迟摄片中输卵管可见少量造影剂残留，盆腔见少量造影剂弥散；梗阻的表现为间质部梗阻时一侧或双侧输卵管不显影，峡部梗阻时近端输卵管间质部及峡部显影，远端输卵管不显影，伞端梗阻时造影剂不能弥散入盆腔，同侧输卵管壶腹部积水扩张，延迟相病变输卵管内见造影剂残留，盆腔内无造影剂弥散。

(四) 子宫输卵管超声造影 (hysterosalpingo contrast sonography, HyCoSy)

通过向宫腔注入超声造影剂，利用其在超声下呈无回声或强回声的特点，在超声监视下实时观察造影剂在宫腔和输卵管内的流动情况，主要用于诊断宫腔病变和评价输卵管通畅性。HyCoSy 具有无放射性，可同时诊断子宫、输卵管和卵巢病变等优点，其诊断输卵管通畅性的灵敏度和特异度均较高，但不确定性较 HSG 高。

输卵管通畅性诊断标准：输卵管通畅指注入造影剂无明显阻力，宫腔充盈好，输卵管全程显示，显影清晰流畅，走行自然，粗细均匀，呈连续条带状强回声，伞端可见造影剂溢出。输卵管不通畅指注入造影剂有阻力，宫腔内造影剂流动缓慢，输卵管显影不全，呈纤细条带状或某一段不显影，输卵管伞端可见少量造影剂溢出；卵巢周围环状强回声不明显。输卵管梗阻指输卵管部分显影，有明显的管腔直径变化和迂曲，远端阻塞处不显影；仅远端阻塞时，输卵管扩张呈"串珠状"或"囊状"，梗阻侧卵巢周围无环形弥散。

二、实验室检查

迄今为止，尚无一种外周血或子宫内膜标志物能准确诊断内异症。CA125 水平检测对早期内异症的诊断意义不大。CA125 水平升高更多见于重度内异症、盆腔明显炎症反应、合并子宫内膜异位囊肿破裂或子宫腺肌病者。

三、其他特殊检查

对于可疑膀胱内异症或肠道内异症，术前应行膀胱镜或肠镜、经肠道超声检查并行活检，以排除器官本身的病变特别是恶性肿瘤。

四、手术诊断与评估

腹腔镜手术是内异症常用的手术诊断方法。通过腹腔镜可以对病变部位及范围进行探查,并能获得病变组织进行组织病理学检查。虽然组织病理学检查结果是内异症确诊的基本证据,但是临床上有一定数量病例的确诊未能找到组织病理学证据。

(一) 分期

常用的内异症分期是美国生殖医学学会(American Society for Reproductive Medicine, ASRM)分期。ASRM 分期主要根据腹膜、卵巢病变的大小及深度,卵巢、输卵管粘连的范围及程度,以及直肠子宫陷凹封闭的程度进行评分,分为 4 期:Ⅰ期(微小病变),1~5 分;Ⅱ期(轻度),6~15 分;Ⅲ期(中度),16~40 分;Ⅳ期(重度),>40 分。ARSM 分期详见表 4-1。

表 4-1 ARSM 分期

位置	病灶程度	病灶大小			程度	粘连包裹范围		
		<1cm	1~3cm	>3cm		<1/3	1/3~2/3	>2/3
腹膜	表浅	1分	2分	4分				
	深层	2分	4分	6分				
卵巢	右侧,表浅	1分	2分	4分	轻	1分	2分	4分
	右侧,深层	4分	16分	20分	重	4分	8分	16分
	左侧,表浅	1分	2分	4分	轻	1分	2分	4分
	左侧,深层	4分	16分	20分	重	4分	8分	16分
输卵管	右侧				轻	1分	2分	4分
					重	4分	8分	16分
	左侧				轻	1分	2分	4分
					重	4分	8分	16分
后穹隆	部分闭塞	4分						
	完全闭塞	40分						

注:内异症的分期是根据内异症病灶和粘连总分确定的。如果输卵管伞端完全粘连,评 16 分;如果患者只有单侧卵巢及输卵管,评分应乘以 2;空白处表示无此项。

(二) 分型

1. 腹膜型内异症或腹膜内异症(peritoneal endometriosis):盆腔腹膜的各种内异症病灶,主要包括红色病变(早期病变)、棕色病变(典型病变)和白色病变(陈旧性病变)。

2. 卵巢型内异症（ovarian endometriosis）或卵巢子宫内膜异位囊肿（ovarian endometrioma）：根据囊肿的大小和粘连情况分为Ⅰ型和Ⅱ型。

1）Ⅰ型：囊肿直径多 <2cm，囊壁多有粘连、层次不清，手术不易剥离。

2）Ⅱ型：分为 A、B、C 三种。

（1）ⅡA 型：卵巢表面小的内异症病灶合并生理性囊肿如黄体囊肿或滤泡囊肿，手术易剥离。

（2）ⅡB 型：囊肿壁有轻度浸润，层次较清楚，手术较易剥离。

（3）ⅢC 型：囊肿有明显浸润或多房，体积较大，手术不易剥离。

3. 深部浸润型内异症（DIE）：病灶浸润深度 ≥5mm，包括宫骶韧带、直肠子宫陷凹、阴道穹隆、阴道直肠隔、直肠或结肠壁的内异症病灶，也可侵犯膀胱壁和输尿管。

4. 其他部位的内异症：包括瘢痕内异症（腹壁切口及会阴切口）以及其他少见的远处内异症，如肺、胸膜等部位的内异症。

（三）评估

1. 生育力评估：内异症生育指数（endometriosis fertility index，EFI）主要用于预测内异症合并不孕患者腹腔镜手术后的自然妊娠情况，评分越高，妊娠概率越高。预测妊娠结局的前提是男方精液正常，女方卵巢储备功能良好且不合并子宫腺肌病。需注意的是，对青春期及育龄患者需在术前及术后均进行生育力评估。

2. 综合评估：对于患有内异症性不孕的患者，全面评估不孕因素是制订个性化治疗计划的关键。首先，需要对伴侣进行精液分析，评估精子数量、活动力和形态是否正常。其次，女性患者应进行输卵管通畅性检查，如输卵管通液术（HSG）、子宫镜检查和腹腔镜检查，以评估输卵管是否通畅。此外，还需考虑其他不孕因素，如排卵障碍、子宫异常和内分泌失调等。排卵监测、激素水平检测和子宫内膜活检有助于全面评估女性的生育力。内异症可能导致盆腔结构异常、局部炎症和免疫环境改变，影响受孕。基于评估结果，治疗计划可以包括药物治疗、手术治疗或 ART（如 IVF-ET）。全面的不孕因素评估为精准治疗提供基础，提高了治疗成功率和患者满意度。这一过程体现了对生育力保护的重视和对患者个体化需求的关注。

第五节　卵巢内异症的治疗

一、药物治疗

卵巢内异症的长期管理应充分利用药物治疗。主要治疗药物包括非甾体类抗炎药（NSAIDs）、孕激素类药物、复方口服避孕药（COC）、促性腺激素释放激素激动剂（GnRH-a）和中药。由于内异症无法治愈，药物治疗需有效、安全，并持续使用至绝经或计划妊娠时。计划妊娠的患者在完成生育后，应尽快恢复药物长期管理。药物治疗需要长期坚持，选择疗效好、耐受性好的药物。

（一）NSAIDs

1. 作用机制：抑制前列腺素的合成；抑制淋巴细胞活性和活化的 T 细胞的分化，减少对传入神经末梢的刺激；直接作用于伤害性感受器，阻止致痛物质的形成和释放。但不能延缓卵巢内异症的进展。

2. 用法：推荐与孕激素或 COC 联用。根据需要使用，间隔不少于 6 小时。

3. 不良反应：主要为胃肠道反应，偶有肝肾功能异常。长期应用要警惕胃溃疡的可能性。

（二）孕激素类药物

孕激素可引起子宫内膜蜕膜样改变，最终导致子宫内膜萎缩，并通过负反馈抑制下丘脑－垂体－卵巢轴。常用药物包括甲羟孕酮、注射用长效甲羟孕酮、LNG－IUS、地屈孕酮、孕三烯酮等。新型孕激素地诺孕素（2mg/d）具有中枢和外周双重作用机制，不仅能缓解卵巢内异症痛经，还能缩小卵巢子宫内膜异位囊肿，且随用药时间延长，效果更显著。由于其日剂量低，对肝肾功能及代谢影响小，耐受性好，长期应用 1 年以上的有效性和安全性证据充足，可作为卵巢内异症长期管理的首选药物。常见不良反应主要包括突破性出血、乳房胀痛、体重增加、消化道症状及肝功能异常。

（三）COC

COC 抑制排卵并通过负反馈抑制下丘脑－垂体－卵巢轴，形成体内低雌激素环境。药物可连续或周期性使用，不良反应较少，偶有消化道症状或肝功能异常。对于 40 岁以上或有高危因素（如糖尿病、高血压、血栓史及吸烟）的患者，应警惕血栓风险。

（四）GnRH－a

1. 作用机制：下调垂体功能，造成暂时性药物去势及体内低雌激素状态。也可在外周与 GnRH－a 受体结合，抑制在位和异位内膜细胞的活性。

2. 用法：皮下注射或肌内注射，每 28 天 1 次，共用 3~6 个月或更长时间。

3. 不良反应：主要是低雌激素血症引起的围绝经期症状，如潮热、阴道干燥、性欲下降、失眠及抑郁等。长期应用则有骨质丢失的可能。

4. GnRH－a＋反向添加（add－back）方案："雌激素窗口剂量理论"认为，不同组织对雌激素的敏感性不同，需将体内雌激素水平维持在不刺激异位内膜生长且不引起围绝经期症状和骨质丢失的范围内［雌二醇水平在 146~183pmol/L（40~50pg/mL）］，这样既不影响治疗效果，又可减轻不良反应。

常用雌孕激素连续联合用药方案，雌激素选择戊酸雌二醇 0.5~1.0mg/d，或每天释放 25~50g 的雌二醇贴片，或雌二醇凝胶 1.25g/d 经皮涂抹；孕激素多采用地屈孕酮 5mg/d 或醋酸甲羟孕酮 2~4mg/d。也可采用复方制剂雌二醇屈螺酮片，每天 1 片。此外，也可以连续应用替勃龙，推荐 1.25～2.50mg/d。使用上述方案时需要注意，何时开始反向添加尚无定论，虽然应用反向添加可延长 GnRH-a 的使用时间，但治疗剂量应个体化，并在有条件时监测雌激素水平。

5. GnRH-a 与联合调节：3个月内的 GnRH-a 短期应用，只为缓解症状，也可以采用植物药，如黑升麻异丙醇萃取物、升麻乙醇萃取物，每天2次，每次1片。

6. GnRH-a 在长期管理中可与其他药物序贯使用，不仅能维持治疗效果，还能减轻后续药物初期的不良反应。举例来说，不规则出血是孕激素应用初期的常见问题，短期 GnRH-a 预处理可强效萎缩子宫内膜，减少孕激素治疗初期的不规则出血。研究表明，GnRH-a 预处理能够降低 LNG-IUS 的脱落率，延长其使用时间。

（五）中药

中药在缓解痛经症状方面具有显著疗效，通过调节体内激素水平、改善血液循环和减轻炎症反应，能够有效减轻卵巢内异症引起的疼痛。此外，中药还可通过综合调理身体整体状况，增强免疫功能，从而对痛经症状产生持久的缓解效果，进一步改善患者的生活质量。

二、手术治疗

（一）手术治疗的目的

切除病灶，恢复解剖功能，促进生育。

（二）手术种类

1. 病灶切除术：即保守性手术。保留患者的生育力，手术尽量切除肉眼可见的异位病灶，剔除卵巢子宫内膜异位囊肿，分离粘连，恢复解剖功能，解除压迫甚至梗阻。该手术适用于年龄较轻或需要保留生育力者。保守性手术首选腹腔镜手术。

2. 子宫切除术：切除全子宫，保留卵巢。该手术主要适用于无生育要求、症状重或者复发经保守性手术或药物治疗无效，但年龄较轻希望保留卵巢内分泌功能者。

3. 子宫及双侧附件切除术：切除全子宫、双侧附件以及所有肉眼可见的病灶。该手术适用于年龄较大、无生育要求、症状重或者复发经保守性手术或药物治疗无效者。

（三）术前准备

1. 充分准备及评估：让患者充分地理解、认知和知情同意手术的风险、手术损伤，特别是泌尿系统以及肠损伤的可能性。必要时多学科团队（MDT）协作诊治。

2. DIE 的患者，在手术或其他治疗前应进行充分的肠道准备。这不仅有助于改善术野，减少术中并发症，还能降低术后感染风险。肠道准备包括使用泻药、清洁灌肠等措施，以确保肠道清洁，从而提高治疗的安全性和效果。

3. 对于阴道直肠隔内异症患者，术前应行影像学检查，必要时行肠镜检查及活检以排除肠本身的病变。有明显宫旁深部浸润病灶者，术前要常规检查输尿管、肾盂是否有积水，如果有输尿管、肾盂积水，要明确积水的部位、程度以及肾功能情况。

三、卵巢内异症相关疼痛的治疗

（一）治疗原则

1. 未合并不孕及附件包块直径<4cm 者，首选药物治疗。
2. 合并不孕或附件包块直径≥4cm 者，考虑手术治疗。
3. 药物治疗无效可考虑手术治疗。

（二）治疗方法

除前文提到的药物治疗，还可以进行手术治疗。首选腹腔镜手术。应有仔细的术前评估和准备、良好的手术设备、合理的手术方式、熟练的手术技术，以及合适的术后处理方案。手术方法包括盆腔粘连松解术、内异症病灶切除术、卵巢囊肿剔除术、一侧附件切除术、子宫腺肌病病灶切除术、子宫及双侧附件切除术、DIE（肠、膀胱、阴道、盆腔等）病灶切除术等。保守性手术后复发率较高，故手术后应辅助药物治疗并长期管理。

四、卵巢内异症合并不孕的治疗

（一）治疗原则

卵巢内异症易复发，对女性生育力影响较大，应积极治疗卵巢内异症合并不孕。卵巢内异症合并不孕常常是多因素共同作用的结果，应进行全面评估，并制订个体化治疗方案。

（二）管理

1. 符合不孕症诊断标准的卵巢内异症患者，首先应按照不孕症的诊疗路径进行全面的不孕症检查和生育力评估：①病情程度，包括既往治疗过程、卵巢囊肿大小、是否合并子宫腺肌病；②生育力评估，包括年龄、窦卵泡计数、抗苗勒管激素（anti-Müllerian hormone，AMH）水平、基础内分泌水平等；③输卵管通畅性检查；④男方精液检查；⑤排卵情况。如需行输卵管通畅性检查，建议优先采用宫腹腔镜联合检查。
2. 对于年龄>35 岁的不孕症患者，若存在男方精液异常或配子运输障碍等其他辅助生殖治疗适应证，疑似卵巢子宫内膜异位囊肿，建议直接行 IVF-ET。

EFI 综合了内异症严重程度、病史因素和输卵管功能，有效评估和预测内异症患者的自然生育力，并考虑到所有 ASRM 分期，但现有评分体系未考虑卵巢储备功能和合并子宫腺肌病的情况。EFI 评分≥5 分的患者，腹腔镜手术后可期待半年自然妊娠，或直接进行辅助生殖治疗。Ⅰ~Ⅱ期患者，术后使用或未使用GnRH-a的临床妊娠率无显著差异。对于EFI评分≤4分者，建议直接行IVF-ET。对于Ⅲ~Ⅳ期患者，可依据具体情况在术后ART前选择是否使用GnRH-a治疗。EFI的相关内容见表4-2、表4-3。

表4-2 EFI的评分标准

类别		评分
病史因素	年龄<35岁	2
	年龄35~39岁	1
	年龄≥40岁	0
	不孕年限<3年	2
	不孕年限≥3年	0
	原发性不孕	0
	继发性不孕	1
手术因素	LF评分7~8分	3
	LF评分4~6分	2
	LF评分0~3分	0
	ASRM评分（异位病灶评分之前）<16分	2
	ASRM评分（异位病灶评分之前）≥16分	0
	ASRM总分<71分	2
	ASRM总分≥71分	0

注：LF表示最低功能（least function），指单侧（左侧或右侧）卵巢、输卵管的评分。每个评分基于三部分进行评估，分别是输卵管评分、卵巢评分和邻近器官结构评分，最后取两侧更差的评分。

表4-3 最低功能评分标准

评估部分	评分	描述
输卵管评分	4分	功能正常
	3分	轻度功能障碍：输卵管浆膜层轻微受损
	2分	中度功能障碍：输卵管浆膜层或肌层中度受损，活动度中度受损
	1分	重度功能障碍：输卵管纤维化或完全阻塞
	0分	无功能或缺失
卵巢评分	4分	功能正常
	3分	轻度功能障碍：卵巢皮质或间质轻微受损
	2分	中度功能障碍：卵巢皮质或间质中度受损，邻近结构轻微粘连
	1分	重度功能障碍：卵巢皮质或间质重度受损，邻近结构严重粘连
	0分	无功能或缺失

续表4-3

评估部分	评分	描述
邻近器官结构评分	4分	功能正常
	3分	轻度粘连：邻近结构轻微粘连
	2分	中度粘连：邻近结构中度粘连
	1分	重度粘连：邻近结构严重粘连
	0分	无功能或缺失

3. 对于复发性卵巢子宫内膜异位囊肿合并不孕患者不建议反复手术，因手术不能明显改善术后妊娠率，且可能加重卵巢储备功能损害。在临床评估无恶变的前提下，建议直接行 IVF-ET。如卵巢子宫内膜异位囊肿影响取卵操作，可考虑在 B 超引导下穿刺治疗。

4. 对于 DIE 合并不孕的患者，手术不会增加妊娠率，且创伤大、并发症多。对于疼痛症状不明显的患者，尤其是 DIE 复发患者，首选 IVF-ET 治疗不孕。但若疼痛症状严重影响日常生活及性生活，或因 DIE 导致反复胚胎种植失败，可先进行手术治疗。

5. 对于有生育需求但未诊断不孕症的卵巢内异症患者，包括未婚者，建议评估卵巢储备功能及男方精液情况；对于已有生育力下降的患者，卵巢内异症可导致获卵数减少和输卵管中精子数量减少。在生殖医生与妇科医生联合会诊后，需尽快积极治疗。

6. 对于疑似卵巢内异症的不孕症患者，尤其是疑似卵巢子宫内膜异位囊肿的患者，建议在评估卵巢储备功能后进行宫腹腔镜联合检查，以确定卵巢内异症的诊断、分型、分期，并全面评估生育力，包括输卵管通畅性。对于要求剥除卵巢囊肿的患者，术前应告知相关风险，术中尽量保护卵巢功能。

第六节　卵巢子宫内膜异位囊肿性不孕的治疗

一、药物治疗

（一）适应证

卵巢子宫内膜异位囊肿直径 <4cm，有盆腔疼痛。卵巢子宫内膜异位囊肿诊断应比较明确，不能排除卵巢其他肿物时应行腹腔镜手术治疗。

（二）治疗药物

可选择口服避孕药物、孕激素类药物、孕三烯酮、GnRH-a 及中药等。循证医学证据表明，这些药物在治疗内异症痛经方面效果相近，但不良反应和价格各异，因此在选择药物时应与患者充分沟通，共同制订治疗方案。有证据表明孕激素类药物（如地诺孕素）和GnRH-a可以缩小卵巢子宫内膜异位囊肿。若患者近期有生育需求，可以使用地屈孕酮治疗，10~20mg/d可缓解内异症痛经，不抑制排卵。对于疑有黄体功能不足者，黄体期使用地屈孕酮还可能提高自然受孕率。药物治疗期间，建议每3个月复查临床症状、进行妇科检查和超声检查，注意监控药物不良反应。若囊肿增大达到手术指征，则建议手术治疗。

二、手术治疗

（一）适应证

卵巢子宫内膜异位囊肿直径≥4cm，合并不孕，疼痛药物治疗无效。

（二）术前生育力评估

卵巢子宫内膜异位囊肿剥除术容易导致卵巢储备功能下降。因此，对于有生育需求的年轻患者和不孕患者，术前应全面评估手术对卵巢储备功能的影响，特别是年龄超过35岁或双侧卵巢子宫内膜异位囊肿的患者。如已合并卵巢储备功能下降，应在妇科医生与生殖医生会诊后积极治疗。对于复发性囊肿患者不建议反复手术。证据表明，单纯剥除单侧直径6cm的卵巢子宫内膜异位囊肿并不会显著提高自然妊娠率。对于Ⅲ~Ⅳ期内异症患者，手术是否能提高妊娠率仍缺乏证据。

（三）术前预处理

一般不建议术前进行药物治疗。但对于粘连较重、子宫较大（如合并子宫腺肌病或子宫肌瘤）或合并DIE估计手术困难者，可术前应用GnRH-a 3个月，以减少盆腔充血并缩小病灶，从而降低手术难度并提高手术安全性。

（四）手术方式

首选腹腔镜手术，推荐囊肿剥除术。术中应先分离与周围的粘连，吸尽囊内巧克力样液体，正确分离囊肿与卵巢皮质，并将囊内壁冲洗干净后剥除囊壁。注意解剖层面，尽量保护正常卵巢组织。术毕用大量生理盐水彻底冲洗盆腔，并使用防粘连制剂预防粘连。对于无生育要求的年长患者（如年龄≥45岁），可考虑行患侧附件切除术。循证医学证据表明，与囊肿穿刺术及囊内壁电凝术相比，囊肿剥除术后复发率更低，妊娠率更高。对于合并不孕的患者，如果直肠子宫陷凹封闭，应在安全的前提下尽可能切除病灶，开放直肠子宫陷凹，但完全切净DIE病灶会增加周围器官损伤的风险。术前应充分告知，术中注意防范，及时发现并处理。

(五) 术后管理

卵巢子宫内膜异位囊肿保守性手术后复发率高，应进行药物治疗并长期管理。有证据显示，患者术后连续使用地诺孕素 24 个月，可显著降低复发率。对于有生育计划且术中病灶切除彻底的患者，建议积极试孕，术后 6~12 个月是妊娠的最佳时期。有痛经者，试孕期间可口服地屈孕酮。疑有黄体功能不足者，可在月经后半期使用黄体酮或地屈孕酮补充治疗。

第七节　深部浸润型子宫内膜异位症性不孕的治疗

深部浸润型子宫内膜异位症（DIE）是指腹膜下子宫内膜种植、纤维化和肌组织增生，局部病灶浸润深度≥5mm，疼痛是其主要临床表现。DIE 最具侵袭性，常见于子宫骶韧带、直肠子宫陷凹、阴道穹隆和直肠阴道隔，常累及肠道、膀胱和输尿管。患者多以疼痛和不孕为主诉，生活质量和身心健康受到不同程度的影响。DIE 的规范综合诊治是重点。近年来，DIE 对生育的影响逐渐受到关注，其导致不孕的机制：①盆腔解剖结构改变，DIE 可导致盆腔粘连，影响输卵管的结构和功能，导致直肠子宫陷凹封闭、子宫极度后屈，影响精子输送；②盆腔内环境改变，腹腔液中炎性细胞和炎性因子增多，免疫环境改变，影响配子质量；③心理和性功能影响，DIE 患者深部性交痛的发生率为 50%~90%，女性因惧怕疼痛而减少性生活，降低受孕概率。此外，约 2/3 的内异症患者还有其他形式的性功能障碍。

一、临床表现

下腹痛和痛经是 DIE 的主要临床症状，疼痛的部位及程度与病灶的分布及浸润周围组织器官的严重程度有关，可表现为渐进性痛经、慢性盆腔痛、深部性交痛和排便痛等。痛经通常在月经初期最重，随着经量减少逐渐减轻或缓解。病变累及消化道（结直肠）时，可表现为周期性便秘或腹泻、周期性少量便血、里急后重感，严重时可因肿块压迫肠腔，表现为肠梗阻症状。部分消化道 DIE 可不伴有消化道症状。病变累及泌尿道时，可出现尿路刺激、经期腰痛和血尿等症状。若病变累及输尿管，可导致输尿管部分狭窄或梗阻、病灶上段的输尿管扩张和肾盂积水，甚至造成肾损伤。病变累及肾脏相对少见，症状隐匿，可表现为经期腰痛和血尿。

内异症临床分期仍沿用 1985 年美国生育学会修正的子宫内膜异位症分期法（revised American Fertility Society，r-AFS），但该分期法未涵盖 DIE。ENZIAN 分期系统将盆腔 DIE 病灶划分为 a、b、c 三个区，并根据病变的严重程度分类：a 区包括直肠子宫陷凹、阴道、子宫后壁垂直平面；b 区包括子宫骶韧带、宫旁组织并延伸至盆壁；c 区代表直肠和结肠病灶。E 代表病灶，数字表示病灶大小，后缀小写字母代表病变的解剖部位，双侧病变以两个小写字母表示。该系统还描述了其他部位的内异症病灶，如子宫腺肌病（adenomyosis，AM）、膀胱输尿管受累及小肠受累。ENZIAN 分期系统弥补了 r-AFS 对 DIE 病灶描述的不足，但未涵盖疼痛、不孕等因素，仍有一定的缺陷和不足。

Chapron 解剖分型根据解剖部位将 DIE 分为前盆腔型（A 型）和后盆腔型（P 型）。A 型包括膀胱型（异位病灶浸润膀胱固有肌层）和膀胱反折型（异位病灶未浸润膀胱固有肌层）。P 型分为 P1 型（骶韧带型，病灶仅浸润子宫骶韧带）、P2 型（阴道型，病灶浸润阴道后穹隆及直肠阴道隔，未累及肠道）和 P3 型（肠道型，病灶浸润肠道），其中 P3 型又分为无阴道浸润型、有阴道浸润型和多发肠道病灶型。

二、诊断

详细询问病史和仔细的妇科检查是诊断 DIE 的关键。典型的 DIE 具有特征性的疼痛病史，尤其是深部性交痛。妇科检查重点评估阴道后穹隆、子宫骶韧带、直肠子宫陷凹和直肠阴道隔的受累程度，阴道后穹隆向上牵拉悬吊感、紫蓝色结节以及触痛性结节或包块是 DIE 的典型体征。推荐使用 TVUS 作为 DIE 诊断的一线辅助检查方法。对于侵及输尿管、膀胱和肠管的 DIE，推荐 MRI 为首选检查方法。腹腔镜检查可提供诊断 DIE 的组织病理学依据。

（一）病史采集

DIE 通常具有特征性的疼痛病史，病史采集需询问是否有性交痛，尤其是深部性交痛，有无痛经及严重程度，是否合并不孕，有无泌尿系统症状，如尿频、尿急、尿痛及血尿，以及里急后重感、排便痛、便秘、腹泻及便血等消化道症状。

（二）妇科检查

三合诊对于 DIE 的诊断至关重要。阴道后穹隆向上牵拉悬吊感或后穹隆可见紫蓝色结节，以及子宫后壁、子宫直肠陷凹、子宫骶主韧带和阴道直肠隔触痛性结节或包块是 DIE 的典型体征。双合诊及三合诊可帮助了解病变范围、判断病灶大小、评估病情严重程度及选择手术方式。对于高度怀疑 DIE 但多次妇科检查无阳性体征者，征得其知情同意后可在经期行妇科检查，以提高诊断率。妇科检查可初步预判泌尿系统和（或）肠道受累，为术前多学科讨论及制订手术方案提供依据。即使妇科检查未发现异常，也不能完全排除 DIE 的可能。

（三）辅助检查

1. 超声检查：诊断 DIE 常用的超声检查包括经腹部超声（TAS）、经阴道超声（TVUS）、经直肠超声（TRUS）和内镜超声（EUS）。TVUS 具有精准预判优势，可评估盆腔各部位 DIE 病灶的分布及浸润情况，推荐作为诊断 DIE 的一线辅助检查方法，但难以评估直肠与乙状结肠交界处以上的病灶。对于疑似肠道浸润的 DIE，TRUS 是有效的辅助检查方法。EUS 能用于直接观察直肠腔外形态，帮助辨识 DIE 是否侵犯直肠壁，并指导选择合适的手术方式。上述超声检查方法都有一定的主观局限性，对超声医生的经验及操作技能要求较高。高度怀疑的 DIE 时，临床医生应向超声医生提供详细的妇科查体特征，以提高 DIE 的超声诊断率。

2. MRI 检查：DIE 累及子宫骶韧带、直肠子宫陷凹和阴道直肠隔时，推荐进行 MRI 检查。MRI 检查对子宫骶韧带和阴道直肠隔 DIE 的灵敏度、特异度及准确率均较高，并能全面评估盆腔其他部位的内异症，清晰显示片状和浸润性病灶及其与周围组织结构的关系，推荐作为输尿管、膀胱和肠管 DIE 的首选检查方法。TVUS 联合 MRI 检查能够提高 DIE 的检出率，是制订治疗方案和评估预后的重要参考依据。MRI 检查对浅表腹膜病灶缺乏敏感性，不适用于评估直径<1.5cm 的乙状结肠及回盲部病灶。

3. 血清 CA125 水平：血清 CA125 水平对辅助诊断中重度内异症和 DIE 有一定参考意义，但诊断的灵敏度和特异度较低。对于血清 CA125 水平升高的 DIE 患者，其可用于评估手术效果和预测复发。

4. 泌尿系统相关检查：膀胱是泌尿系统 DIE 最常见的部位，推荐在膀胱充盈状态下进行 MRI 检查以评估 DIE 累及膀胱肌层的深度和程度。膀胱镜检查结合病理组织活检可排除膀胱肿瘤的可能性。输尿管 DIE 首选泌尿系超声或 CT 检查，其他可选方法包括输尿管镜、静脉肾盂造影、泌尿系统 CT 重建、泌尿系统 MRI 和肾血流图检查。输尿管镜检查结合病理组织活检对于腔内型输尿管异位症的诊断意义较大。静脉肾盂造影可明确输尿管梗阻部位。肾血流图检查有助于评估肾功能。

5. 肠道检查：肠道 DIE 最常见的部位是直肠和乙状结肠，除选择 TRUS、EUS 和 MRI 检查外，气钡双重对比造影可以较清晰地显示肠道外 DIE 压迫导致的形态学变化，但不能提供 DIE 的浸润深度和病灶大小的直接证据，也不能鉴别 DIE 和其他占位性病变。直肠乙状结肠镜检查能发现直肠和（或）结肠是否狭窄、黏膜是否受侵，必要时可同时进行病理组织活检。

6. 腹腔镜检查：若疼痛或痛经症状持续存在，高度怀疑或无法排除 DIE，即使妇科检查和影像学检查均未发现异常，也可考虑腹腔镜检查。腹腔镜检查能在直视下判断 DIE 病灶的分布、评估浸润深度，并取材以获取组织病理学依据。由于 DIE 具有向腹膜下深层浸润的特点，腹腔镜检查有一定的局限性，但可协助诊断并指导药物治疗。

三、治疗

（一）药物治疗

主要用于控制疼痛症状，也可作为 DIE 手术后长期管理的维持治疗方法。

1. 口服避孕药物：可以降低垂体性腺激素水平，直接作用于在位子宫内膜和异位内膜，导致内膜萎缩。推荐低剂量炔雌醇和高效孕激素复合制剂，一般用法为 1 片/天，连续或周期性应用至少 6 个月。

2. 高效孕激素类药物：通过抑制垂体促性腺激素分泌，导致高孕激素性闭经和内膜蜕膜化形成假孕。地诺孕素具有高效孕激素活性以及一定的抗雄激素活性，抗促性腺激素作用弱。用法：口服治疗，2mg/d，可长期服用。

3. GnRH-a：大多数DIE病变范围广泛，盆腔粘连严重，手术难度大，尤其是保留生育力的手术具有较高的复发率。术前应用GnRH-a 3个月，有利于降低手术难度，减少损伤和术后严重并发症的发生。对于暂时无生育要求的患者，术后应用GnRH-a配合反向添加雌激素治疗，能够降低复发率，延缓复发。临床常用的GnRH-a及用法：亮丙瑞林，3.75mg，月经第1天皮下注射1针后，间隔28天注射1次，共治疗3~6次；戈舍瑞林，3.6mg，皮下注射，用法同前；曲普瑞林，3.75mg，肌内注射，用法同前。

4. LNG-IUS：为孕激素类缓释药物，主要作用于子宫局部，不引起低雌激素血症，能够缓解DIE所致疼痛，预防术后症状复发。LNG-IUS全身不良反应少，依从性较好，可作为DIE患者首选的长效无创治疗手段。用法：月经开始7天内放置于宫腔内，可维持5年有效。

（二）中医治疗

DIE患者还可考虑中药口服和（或）联合中药灌肠等综合疗法。在服用中药汤剂不便的情况下，可选择中成药或中西药物联合治疗，以提高临床总有效率，降低炎性因子水平和血清CA125水平。

（三）手术治疗

单纯药物治疗仅能缓解DIE的疼痛，对自然妊娠无益。因此，学者开始探讨手术对DIE性不孕患者生育力的改善情况。Iversen等的回顾性研究发现，DIE手术可能改善自发性妊娠率，并对IVF结局有积极影响，但手术并发症可能延长手术与怀孕的间隔时间。Blanc等对63名DIE患者手术后生育力及妊娠结局的研究发现，38%的DIE患者经历不止一次手术，并发症发生率为25.4%；42.9%的患者DIE术后妊娠，第一次怀孕的平均时间为术后14.2个月，34.9%的患者在术后24个月内妊娠。对深部DIE结节患者妊娠期间和产后并发症的研究显示，与对照组相比，DIE患者怀孕早期并发早产、胎盘早剥及高血压的风险较高；剖宫产和并发症（子宫切除术和膀胱损伤）的风险显著高于非内异症妇女。Ballester等的研究发现，DIE患者接受1、2、3个IVF/ICSI周期的临床妊娠率逐渐增加，分别为29.3%、52.9%和68.6%；超过35岁和抗苗勒管激素<2ng/mL的患者临床妊娠率降低。作者认为，DIE患者的主要问题是根据优先级确定治疗策略。若优先考虑改善症状和生活质量，可采用腹腔镜结肠直肠切除术；若优先考虑生育，可告知患者各种治疗选择。由于缺少高质量、大样本的随机对照研究证据，DIE患者的助孕策略需综合考虑后制定，考虑的因素包括夫妇对生育的迫切程度、是否存在其他导致不孕的因素、手术可能获得的益处和风险、DIE患者对盆腔疼痛的耐受及手术治疗意愿、夫妇对IVF/ICSI的接受程度。

DIE的主要治疗方法是手术切除，手术包括开腹手术和腹腔镜手术，推荐首选腹腔镜手术，开腹手术适用于存在严重粘连或有多次盆腔手术史者。

手术指征：①疼痛症状严重，药物治疗无效；②合并较大的卵巢子宫内膜异位囊肿和（或）AM；③合并不孕；④侵犯肠道、输尿管等器官致梗阻或功能障碍。手术目的是去除病灶，恢复盆腔正常解剖结构，缓解和治疗疼痛，促进生育。

DIE 的手术方式分为 3 类：①保守性手术，即保留子宫及卵巢，适用于年轻和有生育要求的患者；②半根治性手术，即切除子宫和异位病灶，至少保留部分卵巢，适用于症状明显、无生育要求、具有子宫切除指征的患者；③根治性手术，即切除子宫、双附件及异位病灶，适用于症状严重、无生育要求的围绝经期患者。

DIE 手术难度大、风险高，应由经验丰富的医生进行，推荐术前常规肠道准备。全身麻醉下取膀胱截石位，举宫或做子宫临时悬吊（无性生活者）。首先分离粘连，探查输尿管走行或游离输尿管，对于直肠子宫陷凹封闭者需分离直肠侧间隙，开放直肠子宫陷凹。在保证安全的前提下尽可能切除病灶，如宫骶韧带结节、阴道壁病灶。强调个体化手术治疗。为预防 DIE 病灶及相关疼痛症状复发，术后可考虑联合药物治疗。除合并不孕外，复发性 DIE 患者可首选药物治疗，不建议直接再次手术。

DIE 粘连环压迫或浸润导致输尿管梗阻及扩张时，建议术前或术中置入输尿管支架（DJ 管），术前置入 DJ 管者也可应用 3 针 GnRH－a 后再行手术治疗。手术需切除粘连环及周围 DIE 病灶，解除梗阻，尽可能保留输尿管的血运及输尿管管腔的完整性。如输尿管肌层明显受累或 DIE 已造成输尿管完全梗阻，则需切除受累部位的输尿管，行输尿管端端吻合或输尿管膀胱植入术。膀胱 DIE 以病灶切除术为主，应注意 DIE 病灶与输尿管口的关系，术后留置导尿管。如 DIE 病灶位于膀胱三角区靠近输尿管开口，可以考虑较为保守的膀胱镜下病灶电切术，该部位 DIE 病灶电切术可能会造成输尿管开口的功能受损，出现尿液反流，甚至是膀胱瘘。

有症状的肠道 DIE 首选手术治疗，最大限度地切除盆腔内所有可见的异位病灶。广泛彻底的手术切除创伤大，并发症多，术后复发率低；而较为保守的手术切除安全性较高，但 DIE 病灶往往切除不彻底，术后复发率高，需要辅以较长时间的药物治疗。术前需与患者和（或）家属充分沟通，讨论并告知肠管切除术的风险，并取得知情同意。肠道 DIE 手术方式有病灶削切术、碟形切除及节段性肠管切除吻合术，碟形切除和节段性肠管切除吻合术的直肠瘘风险高，需严格掌握指征、谨慎操作。若 DIE 合并肠壁浸润但无肠狭窄和明显肠黏膜侵犯，手术以病灶减灭为宜，尽量保证肠壁的完整性。如 DIE 病灶大，合并肠狭窄、肠梗阻或周期性便血，建议行肠段切除吻合术。

DIE 累及膀胱和肠道时，由于盆腔粘连严重，解剖部位变异，手术难度明显增大，手术并发症发生风险高。术前需结合查体及各种辅助检查，判断 DIE 累及器官的程度，由妇科、泌尿外科和胃肠外科等协作商定手术方案。

（四）DIE 合并不孕的治疗

药物治疗、手术治疗和 ART 的选择尚存争议。研究认为，单纯药物治疗不能提高 DIE 患者的妊娠率，对于疼痛症状严重且合并不孕的 DIE 患者，手术治疗可去除病灶，改善疼痛症状，恢复盆腔正常解剖结构，同时可以排除极罕见的 DIE 恶变，恢复盆腔免疫微环境，从解剖和生理学角度而言，可能会提高术后妊娠率，是首选治疗方式，手术对 DIE 合并不孕患者妊娠结局的作用仍缺乏足够的证据。术前应用 GnRH-a 有利于缩小病灶,降低围术期风险,建议咨询生殖医生。对于有生育要求的患者,术后可选择 ART 助孕,争取尽早妊娠。已有证据表明,ART 不会增加 DIE 复发的风险。

在规范治疗后,如果病灶去除或缩小且临床症状完全缓解持续半年,之后再次出现临床症状或再次出现 DIE 病灶,称为复发。DIE 的复发率为 4%~25%,复发率与初次手术的彻底程度相关。复发后进行手术治疗的并发症更多,难度也更大,需要谨慎评估风险与收益才可实施。如果无临床症状,仅影像学检查发现 DIE 复发,则不推荐再次手术治疗。对于有生育要求的 DIE 复发患者,建议全面评估卵巢储备功能和生育力,鉴于再次手术可能导致卵巢功能进一步受损,推荐在应用 GnRH-a 保守治疗后行 IVF-ET。对于无生育要求的 DIE 复发患者,可选择 GnRH-a、口服短效避孕药、口服孕激素、LNG-IUS 以及中药等长期治疗。

第八节 长期管理

一、内异症需要长期管理

内异症的病因不明,难以彻底去除,且伴有经血逆流现象,保守性手术后容易复发,难以根治。它具有类似恶性肿瘤的生物学侵袭行为,常累及肠管、泌尿系统等,手术切除存在一定困难,且存在一定的癌变风险,可能危及患者生命。因此,内异症应被视为慢性病,需要长期管理,使用药物控制病情,避免重复手术。长期管理应坚持以临床问题为导向,以患者为中心,分年龄段综合治疗,目标是减轻和消除疼痛,保护生育力,延缓和减少复发,警惕和早期发现恶变,提高患者的生命质量。规范手术时机、术式选择,重视术后综合治疗和长期管理,使患者获益最大化、手术损伤最小化,分年龄进行阶段管理,解决不同年龄阶段的主要临床问题。

二、青少年内异症患者的长期管理

青少年内异症也是一种进展性疾病,影响青少年患者的生命质量及未来的生育力。对于青少年内异症患者,要警惕合并梗阻性生殖器官畸形如阴道闭锁或阴道斜隔综合征。

临床常见痛经或周期性腹痛,可伴有胃肠道或膀胱症状,可出现卵巢子宫内膜异位囊肿,但 DIE 少见。

青少年内异症的主要问题是疼痛和卵巢囊肿。长期管理的目标主要是控制疼痛、保护生育力、延缓进展、预防复发。

1. 疼痛:疼痛的控制以药物治疗为主。药物选择应考虑青少年的发育特点。口服避孕药是青少年内异症患者的一线治疗药物，对于年龄＜16岁的内异症患者也是安全、有效的。孕激素治疗有效，但长期使用需要警惕骨质丢失，因此，青少年内异症患者应慎用单一的孕激素类药物。GnRH－a是公认的治疗成年内异症最有效的药物，也用于青少年内异症的治疗。但由于可引起骨质丢失，对于尚未达到骨密度峰值的青少年内异症患者，应用GnRH－a对骨质的沉积有一定的影响。建议对≤16岁的青少年内异症患者，选用连续或周期性口服避孕药作为药物治疗的一线方案，对＞16岁的患者可考虑使用GnRH－a。

2. 囊肿：青少年内异症患者的卵巢子宫内膜异位囊肿手术方式首选腹腔镜手术，但要注意掌握手术指征。单侧卵巢囊肿，直径＜4cm，可经验性使用NSAID和（或）口服避孕药缓解疼痛，减缓疾病进展。用药后，如症状缓解或改善，可长期药物治疗；需每6个月随访影像学、妇科检查、肝功能、肿瘤标志物等。如疼痛未缓解，建议行影像学检查排除其他疾病，必要时行腹腔镜检查评估。对于双侧卵巢囊肿，手术可能影响卵巢储备功能，且有囊肿复发的风险，建议由有经验的医生进行诊治。需充分告知患者手术的利弊，术后需要辅助药物治疗，以减少复发，保护生育力，根据青少年的特点进行心理治疗和健康教育。对合并梗阻性生殖器官畸形的患者，应及时解除梗阻。

3. 青少年内异症长期管理的随访：建议对青少年内异症患者每6个月随访1次，随访内容应包括疼痛控制情况、药物不良反应、妇科超声检查，有卵巢囊肿者应复查肿瘤标志物，同时应对青少年患者及其家属进行健康教育。

三、育龄内异症患者的长期管理

育龄内异症患者的临床特点：疼痛和不孕。最典型的临床症状是盆腔疼痛，70%～80%的患者有不同程度的盆腔疼痛，包括痛经、慢性盆腔痛、性交痛、肛门坠痛、排便痛、疼痛过敏以及中枢性疼痛等。痛经常是继发性的，进行性加重。临床表现中也可有月经异常。40%～50%的患者合并不孕，17%～44%的患者合并盆腔包块。育龄内异症患者长期管理的目标：控制疼痛，保护、指导和促进生育，预防复发。

（一）内异症相关疼痛的长期管理

1. 内异症相关疼痛的治疗原则：
1）未合并不孕及附件包块直径＜4cm的疼痛患者，首选药物治疗。
2）合并不孕或附件包块直径≥4cm者，有手术指征，首选腹腔镜手术治疗。
3）药物治疗无效可考虑手术治疗。

2. 经验性药物治疗：全世界范围内，内异症均存在不同程度的诊断延迟，从症状首发到确诊内异症平均需要7.5年。各国的指南已经认识到对于年轻女性，结合症状、体征、辅助检查对盆腔痛进行诊断的过程中，应该尽早考虑内异症的可能，及时诊断。内异症的非手术诊断已被证实高度可信。腹腔镜检查是内异症的最后决定性诊断。经验性药物治疗不仅被用于治疗症状，也有助于内异症的推定诊断。可选择的一线药物包括NSAIDs、口服避孕药及高效孕激素（如醋酸甲羟孕酮等），二线药物包括GnRH－a、

LNG-IUS。一线药物治疗无效改用二线药物，如依然无效，可以考虑手术治疗。痛经也可考虑中医药治疗。

3. 手术治疗：对于盆腔包块直径≥4cm或不孕或药物治疗无效者，应进行手术治疗，首选腹腔镜手术。应有仔细的术前评估和准备、良好的手术设备、合理的手术方式、熟练的手术技术，以及合适的术后处理方案。手术切除内异症病灶特别是DIE可有效缓解疼痛症状。对于DIE，应尽可能切净病灶，但应权衡利弊。病灶切除不彻底者疼痛复发率高，但完全切净病灶可能增加手术的风险，如肠管或输尿管的损伤。

4. 内异症相关疼痛的术后长期管理：

1）对于有生育要求的患者，指导和帮助妊娠是长期管理中的重要内容，应该明确建议患者积极妊娠。

2）无生育要求的患者的术后长期管理应该是综合治疗，包括药物治疗、定期随访、健康教育、心理问题的咨询，长期管理中也应该注意药物不良反应的管理。

3）对于内异症的药物治疗，Meta分析的证据显示，内异症手术后长期（>12个月）口服避孕药不仅可以控制痛经，还可以减少复发。但对于40岁以上或存在高危因素（如糖尿病、高血压、血栓史、吸烟）的患者，应警惕口服避孕药带来的血栓栓塞风险。

常见的GnRH-a包括戈舍瑞林、亮丙瑞林和曲普瑞林等。Meta分析证据支持，内异症保守性手术后长程（6个月）使用GnRH-a比短程用药更能显著降低复发风险，同时成本-效益分析也显示6个月的GnRH-a治疗在预防复发方面具有较好的成本效益比。作为唯一能够彻底降低血雌激素水平的药物，GnRH-a可在内异症长期管理的序贯治疗中联合其他药物使用，发挥其迅速减轻症状、萎缩病灶的作用。已有证据表明，术后GnRH-a联合口服避孕药或GnRH-a联合LNG-IUS的长期管理可以有效预防内异症复发。

GnRH-a的主要不良反应是引起低雌激素状态而导致围绝经期症状及骨质丢失。长期使用GnRH-a会使机体处于低雌激素水平，出现潮热、阴道干燥、性欲下降、情绪不稳定、睡眠障碍等围绝经期症状；同时，应用6个月以上可能导致骨密度下降，骨质丢失可达4%～6%。因此，对于长期使用GnRH-a的患者，推荐采用反向添加方式，即维持体内雌激素水平在一个既不刺激异位内膜生长，又不引起围绝经期症状及骨质丢失的范围（雌二醇146～183pmol/L），以维持疗效并减少潜在的不良反应，增加患者依从性。对反向添加的具体时机尚无定论，可根据患者症状决定，但建议使用GnRH-a 6个月以上时采用反向添加以减少骨质丢失。反向添加可延长GnRH-a使用时间，剂量应个体化，必要时可监测雌激素水平。

常用的反向添加方案如下：

（1）雌孕激素方案：雌孕激素连续联合用药。戊酸雌二醇0.5～1.5mg/d，或结合雌激素0.3～0.45mg/d，或半水合雌二醇贴每7天1/2～1帖，或雌二醇凝胶1.25g/d经皮涂抹；孕激素多采用地屈孕酮5mg/d或醋酸甲羟孕酮2～4mg/d。也可采用复方制剂雌二醇屈螺酮片，每天1片。

（2）单用孕激素方案：醋酸炔诺酮1.25～2.5mg/d。

（3）连续应用替勃龙：推荐1.25~2.5mg/d。反向添加治疗虽然可以有效缓解围绝经期症状，但可能引起阴道流血，患者的依从性不高。因此，既不影响GnRH-a治疗期间的雌激素水平又能改善围绝经期症状的联合调节管理逐渐成为GnRH-a不良反应管理的又一途径。

黑升麻可能通过受体介导或受体调控作用于中枢神经系统，有稳定体温中枢及情绪中枢、缓解围绝经期症状的作用，故而用于联合调节，用于防治GnRH-a的不良反应（雌激素水平剧烈变化而导致的围绝经期症状）。3个月内的GnRH-a应用，只为缓解症状的需要，可以采用植物药，如黑升麻异丙醇萃取物，每天2次，每次1片。联合调节长期使用时，由于不能阻止骨质丢失，需要加用活性钙。

4）育龄内异症患者术后随访建议：建议术后半年内每3个月随访1次，半年后每6个月随访1次。随访内容的重点在于药物治疗、药物不良反应的管理、病情的监测、生育问题的指导。随访内容包括妇科检查、盆腔超声检查、卵巢储备功能监测、CA125检测等。

（二）内异症合并不孕的长期管理

1. 内异症的发病机制不清，内异症相关的不孕常常是多因素共同作用的结果。
2. 主张积极治疗，不宜等待。
3. 治疗方案应根据男方精液的检查情况、患者年龄、病情程度、既往治疗过程、卵巢囊肿大小、卵巢储备功能及子宫情况等充分评估，制订个体化的方案。
4. 按照不孕症的诊疗路径进行全面的不孕症检查，排除其他的不孕因素。
5. 对于怀疑合并不孕的内异症患者，建议进行腹腔镜探查，以确定疾病诊断、类型、分期，并全面评估生育力。在手术过程中，需计算EFI，同时清除异位内膜病灶，并用大量生理盐水充分冲洗盆腔，改善盆腔微环境，提高术后妊娠率。由于手术可能会对卵巢储备功能造成损害，因此术前需评估卵巢储备功能，尤其是对于年龄较大（>35岁）、双侧卵巢存在子宫内膜异位囊肿、术前月经紊乱的高危患者，如果已经出现卵巢储备功能减退，应直接采取IVF-ET，而非手术治疗。
6. 术前需要评估内异症的类型、分期及EFI评分，以评估病变严重程度并指导生育预后。对于年轻、轻中度内异症且EFI评分≥5分的患者，术后可在生育指导下自然试孕，若未孕则建议行促排卵加宫腔内人工授精（IUI）3~4个周期。对于EFI评分≤4分、存在高危因素（年龄≥35岁、不孕年限>3年，尤其是原发性不孕、重度内异症、病灶切除不彻底、输卵管不通畅）的患者，以及存在男方因素或促排卵加IUI治疗3~4周期未孕者，建议直接行IVF-ET。
7. 腹腔镜手术后半年内或术后GnRH-a药物治疗停药半年内，是患者的最佳妊娠时间，应对患者给予妊娠指导。
8. 对于复发性卵巢子宫内膜异位囊肿伴不孕的患者，不主张反复手术，因为手术无法提高生育力，反而可能进一步损害卵巢储备功能。在无恶变迹象的前提下，建议采用B超引导下穿刺治疗及GnRH-a 2~3个月预处理后行IVF-ET。如果出现以下手术指征，如疼痛症状严重或可疑卵巢子宫内膜异位囊肿恶变、囊肿逐渐增大无法穿刺、穿刺无效、IVF-ET 反复失败，则需要行腹腔镜探查手术，并经病理学检查确诊，但手术本身不能明显改善术后妊娠率。

9. 对于 DIE 合并不孕的患者，手术治疗可能不会增加术后妊娠率，且手术创伤较大、并发症风险较高。因此，如果患者无明显疼痛症状，建议首选 IVF-ET，将手术作为 IVF-ET 失败后的二线治疗方式。

10. 内异症合并不孕患者的长期管理随访建议：建议每 3~6 个月随访 1 次，随访的重点应包括内异症症状的控制、对子宫腺肌病及卵巢囊肿的监测以及再次生育的指导。随访内容包括妇科检查、盆腔超声检查、卵巢储备功能监测等。

（三）内异症复发的长期管理

1. 治疗原则：
1）内异症复发的长期管理重在初治规范、预防复发。
2）药物治疗后痛经复发，应手术治疗。术后疼痛复发，若药物治疗无效，也应考虑手术治疗。如年龄较大、无生育要求且症状重，可考虑根治性手术。
3）对于卵巢子宫内膜异位囊肿复发，若患者无生育要求可手术或超声引导下穿刺，术后给予 GnRH-a 治疗，之后换用其他药物行长期维持治疗。对于有生育要求或合并不孕的患者建议先进行卵巢储备功能和生育力评估，若卵巢储备功能已经下降可选择超声引导下穿刺。
4）反复手术会进一步降低卵巢储备功能，甚至导致卵巢功能衰竭。对复发者行 IVF-ET，其妊娠率是再次手术后的 2 倍。
5）对于未合并卵巢子宫内膜异位囊肿的不孕患者，于 GnRH-a 治疗 3 个月后行 IVF-ET。对于 DIE 复发伴不孕的患者，手术治疗时损伤的风险增加，且无确切证据表明 DIE 复发的手术可以提高妊娠率，故也建议 GnRH-a 治疗后行 IVF-ET。若患者疼痛症状严重影响日常生活及性生活，则建议先手术治疗缓解症状。

2. 内异症复发长期管理的随访建议：建议对于内异症复发的患者，无论是症状复发还是卵巢囊肿复发，每 3~6 个月随访 1 次。随访的重点应包括内异症症状的控制、生命质量、卵巢囊肿情况、卵巢囊肿良恶性质的监测、药物不良反应以及生育指导。随访内容包括妇科检查、盆腔超声检查、卵巢肿瘤标志物、卵巢功能等，对于连续使用 GnRH-a 6 个月以上的患者，应监测骨密度。

四、围绝经期内异症患者的长期管理

围绝经期内异症患者的长期管理需关注与内异症相关的肿瘤，特别是警惕内异症恶变的风险。临床有以下情况应警惕内异症恶变：围绝经期内异症患者的疼痛节律改变；卵巢囊肿过大、增长过快、直径>10cm；影像学检查发现卵巢囊肿内部实性或乳头状结构，病灶血流丰富，阻力指数低；血清 CA125 水平过高（>200U/L）（排除感染或子宫腺肌病）。围绝经期卵巢子宫内膜异位囊肿患者出现以上情况时应积极进行手术治疗，可行患侧附件切除或子宫加双侧附件切除，对 DIE 病灶最好一并切除，或至少活检行病理学检查。

内异症存在一定的恶变风险，主要发生在卵巢部位，文献报道卵巢囊肿的恶变率为0.5%~1.0%，称为内异症相关的卵巢恶性肿瘤（EAOC）。其他部位如阴道直肠隔、腹壁或会阴切口内异症恶变的情况则较少见。EAOC的治疗应遵循卵巢癌的常规方案，由于发病年龄较轻、期别较早，其预后较非EAOC者好。还缺乏高质量研究证据指导如何管理既往有内异症病史的围绝经期患者的症状，激素补充治疗对内异症复发和恶变风险的影响也未明确。建议围绝经期内异症患者每3~6个月随访1次，随访的重点包括症状控制、卵巢囊肿情况、卵巢囊肿良恶性质的监测以及盆腔其他肿瘤发生情况。随访内容包括妇科检查、盆腔超声、卵巢肿瘤标志物（如CA125、CA199）检测、卵巢功能检查等。

五、子宫腺肌病患者术后的长期管理

如患者要求生育可直接给予4~6个月的GnRH-a治疗，在停药后可直接行IVF-ET或自然妊娠。如患者不要求生育，则在GnRH-a治疗6个月后放置LNG-IUS，或口服避孕药或孕三烯酮或高效孕激素（地诺孕素）等治疗，进行序贯或交替治疗以达到长期治疗的目的。

子宫腺肌病患者长期管理的随访建议：每6个月随访1次。随访的重点包括子宫腺肌病症状的控制、生命质量、药物不良反应以及生育指导。随访内容包括妇科检查、盆腔超声检查、CA125、血常规等，对于连续使用GnRH-a 6个月以上的患者，应监测骨密度。

六、内异症患者的教育

（一）教育内容

教育内容包括月经相关的生理知识，内异症的症状、高危因素，各项检查的必要性，各种治疗方案及其优缺点，心理健康辅导等。

（二）教育方式

教育方式包括健康讲堂，术前宣教、术后教育，建立健康教育宣传栏，制作健康教育宣传手册，播放科普视频，鼓励并指导患者记录自己的疼痛及其他症状的变化。

对患者的健康教育，不仅可以增加与患者之间的交流，消除不良情绪，加强其对疾病的认识，而且便于即时了解患者的状态，找寻更佳的治疗方法。内异症被认为是慢性病，需要进行长期管理。不同年龄阶段的内异症患者的需求和问题存在个体化差异，只有充分理解，真正做好分阶段处理、分层次治疗，才能在面对内异症错综复杂的临床问题时始终保持思路清晰，才能在患者的各个年龄阶段给予最需要的帮助。

第九节 生育力保存

内异症会导致30%～50%的患者伴有不孕。内异症病变形态多样，引起不孕的机制也复杂多样，各种因素相互影响。因此，针对内异症性不孕，治疗方法应该因人而异，治疗选择和顺序极为重要。首先评估不孕的原因，包括内异症症状、类型、分期，既往治疗，卵巢储备功能，子宫输卵管情况，男方精液等，也可采用EFI评分预测。内异症治疗药物为卵巢抑制剂，目的是抑制病灶发展、改善疼痛，但证据表明，无论单药、联合手术或ART，均不能提高妊娠率。因此，内异症性不孕一般不推荐单纯药物治疗，建议选择手术和ART。对于年轻（≤35岁）、卵巢储备正常、无其他不孕因素的患者，建议首选手术治疗。对于高龄（>35岁）、卵巢储备差、合并男方因素或其他辅助生殖适应证、合并内异症性盆腔疾病但无明显疼痛、复发性内异症的患者，应直接行IVF-ET。

对于内异症患者，生殖功能评估和生育力保存至关重要。应鼓励有生育需求的患者积极尝试自然受孕。手术治疗和ART是治疗内异症性不孕的主要方法，治疗方式的选择需要综合考虑患者的年龄，内异症病变程度、范围和症状，卵巢储备功能以及是否存在其他不孕因素等，并进行个体化评估。

随着医学技术的不断进步，女性生育力保存技术日臻完善，临床应用范围也在逐步扩大，不仅服务于肿瘤患者，也为各种原因导致的卵巢储备功能下降的女性提供生育机会。常用的生育力保存方法包括胚胎冷冻、卵母细胞冷冻和卵巢组织冷冻（ovarian tissue cryopreservation，OTCP），前两种技术较为成熟，而OTCP则需要更多临床研究来证实其有效性。近10年来，生育力保存技术已在全球范围内应用于内异症患者。2022年，欧洲人类生殖与胚胎学会的内异症指南指出，对于存在广泛卵巢异位病灶的患者，应权衡生育力保存的利弊，但其真正获益有待进一步确认。

一、胚胎冷冻

胚胎玻璃化冷冻是最为成熟的生育力保存技术。胚胎冷冻指将需要保存生育力的妇女卵母细胞与其丈夫精子通过体外受精培育成为胚胎后进行冷冻保存。胚胎冷冻技术仅适用于已婚妇女，是已婚妇女首选的生育力保存方法。已婚有生育需求的患者，在接受高风险的卵巢异位病灶切除而卵巢储备功能已经下降，或者复发的卵巢子宫内膜异位囊肿需要再次手术的情况下，在术前通过IVF-ET，冷冻储存一定数量的胚胎后再实施内异症手术，术后即使卵巢功能衰退，也可以通过人工周期方式准备子宫内膜，完成术前已冷冻胚胎的复苏、移植，以及妊娠和分娩。

二、卵母细胞冷冻

随着玻璃化冷冻技术的发展,卵母细胞冻融后的复苏率、受精率及妊娠率显著提升。卵母细胞冷冻适用于未婚或已婚的育龄女性。首先,通过促排卵获取更多成熟卵母细胞,取卵后进行玻璃化冷冻,待患者有生育需求时复苏卵母细胞,并采用卵胞质内单精子注射(intracytoplasmic sperm injection,ICSI)进行受精,体外培育成胚胎后再进行移植。2009年,学者首次为严重卵巢子宫内膜异位囊肿的年轻妇女实施了卵母细胞冷冻,经过3个COS周期成功冷冻了21个卵母细胞。但这些卵巢功能减退的内异症患者在COS后获取的卵母细胞数量少,往往需要通过重复取卵来增加卵母细胞数量。回顾性分析显示,平均年龄35.7岁的行卵母细胞冷冻的内异症患者,有46.0%通过解冻卵母细胞、体外受精和胚胎移植,共分娩225例婴儿,累积活产率达到46.4%,35岁及以下妇女的冷冻卵母细胞数量、妊娠率和活产率均优于35岁以上者,因此,年轻的内异症患者采取卵母细胞冷冻获益更大。但是,卵母细胞冷冻并不等同于胚胎冷冻,其中的利弊需要更多的数据支撑。注意做好术前的充分沟通、咨询和个体化管理。胚胎冷冻和卵母细胞冷冻技术成熟,可在具有胚胎和卵母细胞冷冻复苏技术的辅助生殖单位进行,是内异症患者首选的生育力保存方法。对于需要进行生育力保存的内异症患者,建议冷冻一定数量的胚胎或卵母细胞后再进行手术治疗。

三、卵巢组织冷冻

卵巢组织冷冻(OTCP)是应用低温生物学原理冷冻保存卵巢组织的生育力保存方法,主要过程:内异症手术过程中进行部分卵巢组织的取材,低温转运至卵巢组织冻存库,卵巢组织被处理为厚度1 mm、大小8 mm×4 mm的皮质片,置于冷冻保护剂中平衡,慢速程序化降温或玻璃化冷冻,最后储存于液氮罐中。待患者出现卵巢功能衰退或有生育需求时,将冻存的卵巢皮质复苏后移植回自体,通常移植至卵巢原位或卵巢窝对应的腹膜袋。我国的生育力保存专家共识指出,OTCP适用于肿瘤、非肿瘤性疾病患者的生育力及卵巢内分泌功能的保护,重度和复发性内异症被纳入其中。对于不能或不愿意进行卵母细胞冷冻和胚胎冷冻者,或需要切除卵巢的内异症患者,OTCP是一种选择,卵巢组织取材手术可与内异症手术同时进行,无需额外手术,但要求患者进行OTCP时仍有一定的卵巢储备功能。

尽管现有的研究表明,给予内异症患者提供生育力保存是有益的,但内异症患者生育力保存的适应证、实施时机及利弊风险尚存在争议,需要更多的研究关注患者的受益和风险以及费用和效果等问题,以期为不同年龄、不同卵巢储备功能及不同疾病程度的患者制订个体化的生育力保存方案。对于卵巢功能下降或有卵巢功能衰竭高风险的内异症患者,在进行双侧卵巢子宫内膜异位囊肿剥除或者复发的卵巢子宫内膜异位囊肿剥除手术前,有必要告知患者和家属有关生育力保存的方法和利弊。

第十节 结论

内异症是一种影响女性生殖健康的复杂疾病，其对患者的生理和心理健康都可能产生深远的影响。尽管尚无根治内异症的方法，但通过综合治疗策略，可以有效地管理症状，提高生活质量，并在可能的情况下，保持或恢复生育力。

需个性化设计治疗方案，考虑患者的年龄、症状、疾病严重程度以及生育愿望等因素。治疗内异症效果最佳的方法是多学科合作方式，包括妇科医生、生殖医学专家、疼痛管理专家和心理健康专家的共同努力。内异症的管理是一个长期的过程，需要定期的医疗跟踪、治疗方案的调整以及持续的心理和情感支持。

随着对内异症病因和发病机制研究的深入，未来有望开发出更为有效的治疗方法，可能包括靶向治疗和个性化医疗策略。ART 的持续进步为内异症患者提供了更多生育的机会，这方面的创新将继续扩大治疗选择和提高成功率。提高公众对内异症的认识和理解是非常重要的，这有助于早期诊断、及时治疗以及减少对患者生活的影响。同时，患者教育和自我管理的强化，将使患者能更好地掌握自己的健康状况，提高生活质量。总之，虽然内异症的治疗和管理充满挑战，但通过综合治疗方法、推进科学研究和加强社会支持，可以为患者带来希望，帮助她们实现生活和生育的目标。

病案分析

病案分析一

病案概述：患者，女，28 岁，已婚，无生育史。半年前开始出现经期腹痛加重，并伴有腰酸和月经紊乱。最近 1 个月来腹痛进一步加重，并出现阴道不规则出血。就诊于当地医院，经阴道 B 超示双侧卵巢囊实性包块，考虑卵巢肿瘤的可能，随后转入四川大学华西第二医院就诊。

主诉：痛经半年。

既往史：患者自 17 岁来经，月经规律，无明显痛经史。婚后 3 年未孕。否认手术、输血、药物过敏史。

体格检查：一般情况良好，发育正常。腹平软，双侧腹肌轻度紧张压痛，McBurney 点及双侧腹股沟区无明显反跳痛。双侧附件区有球形包块，边界尚清，质软，中度活动度。

辅助检查：

1. 阴道 B 超：双侧卵巢实性-囊实性包块，内见点状强回声，界面不规整，考虑内膜异位囊肿的可能。

2. CA125 为 155U/mL（正常<35U/mL）。

3. MRI：双侧卵巢囊实性占位，T1WI 等/略低信号，T2WI 稍高信号，考虑内膜异位囊肿的可能性大。

4. 诊断性腹腔镜检查：双侧卵巢可见直径约 5cm 的囊实性包块，囊壁局部增厚，内容为血性液体。盆腔腹膜散在少量内膜异位病灶。

诊断：根据临床表现、影像和腹腔镜检查等综合分析，该患者可明确诊断为双侧卵巢子宫内膜异位囊肿。

分析：内膜异位灶广泛生长在盆腔及双侧卵巢，导致严重痛经和不孕。CA125 水平轻度升高，提示存在一定程度的卵巢组织损伤。

处理及随访：经术前评估后，给予患者腹腔镜下双侧卵巢囊肿切除＋全盆腹膜病灶电凝环切术。术后患者痛经及盆腔不适症状明显缓解。建议患者术后 6 个月开始尝试自然受孕，如果无效再考虑辅助生殖治疗。同时需要定期复查追踪病情，评估异位症的复发风险。

综上所述，这是一个典型的因卵巢子宫内膜异位囊肿导致严重痛经和不孕的病例。及时准确的诊断和外科积极治疗对缓解患者临床症状和保留生育力至关重要。手术切除异位内膜灶后需要密切随访，以监测疾病复发和评估辅助生育需求。

病案分析二

病案概述：患者，女，35 岁，不孕 8 年，伴有经期下腹疼痛，诊断为盆腔内异症，进行手术治疗。

主诉：已婚 8 年未孕。

病史：患者 8 年前结婚，从未怀孕。经期前后经常腰腹部疼痛，伴有月经过多、周期不规律等症状。曾在多家医院就诊，但具体诊断不明。近一年经期腹痛症状加重，同时发现小腹包块。为查明病因及治疗，再次入院。

体格检查：全身未见明显异常，双侧附件区有压痛，左侧包块约孕 8 周大小。

辅助检查：

1. B 超：子宫内膜较厚，内膜不均匀回声增多。宫旁及子宫后壁见多个实性结节样回声，最大约 3cm。双侧附件区囊实性包块，左侧大小约 5cm×6cm。

2. 宫腔镜：子宫内膜呈蓝莓酱样改变。

3. CA125：118U/mL（正常＜35U/mL）。

手术及病理所见：全身麻醉下行腹腔镜探查，见子宫后壁、直肠旁、卵巢周围及膀胱周围均有肉眼可见的内膜组织异位生长，部分已形成结节或包块。予以充分剥离。切除标本病理示：内异症及内膜异位囊肿。

诊断：中重度盆腔内异症

分析：内异症患者常有痛经、不孕等临床表现。本例患者符合内异症的典型临床和手术病理表现。

治疗建议：

1. 手术治疗：彻底切除异位内膜组织，消除病因。部分保留卵巢组织，以保留生育力。

2. 药物辅助治疗：根据患者需求给予促排卵、辅助生育等治疗。

3. 定期随访：监测复发情况，必要时再次手术治疗。

综上所述，内异症本身就可导致不孕，手术切除异位内膜组织是治本之策。药物及辅助生育措施则有助于提高受孕率。对于本病例，需高度重视手术彻底性和术后随访，并根据具体情况制订后续治疗计划。

病案分析三

患者基本信息：患者，女，32 岁。

主诉：未避孕未孕 3 年。

病史：患者结婚 3 年未孕，月经周期略缩短，且痛经现象明显。半年前曾在外院就诊，诊断为内异症。为进一步治疗，来四川大学华西第二医院就诊。

月经史、婚育史：初潮 13 岁，周期 25~28 天，持续 6~8 天，经量中等，伴有明显痛经。3 年前结婚，未采取任何避孕措施，但至今未怀孕。

体格检查：体态消瘦，营养中等。腹部略隆起，双侧附件区压痛阳性。

辅助检查：

1. B 超：双侧卵巢内可见多个实性结节，大小 0.5~3.0cm 不等。宫旁及子宫后凹见多个低回声结节样影。
2. CA125：108U/mL（正常 <35U/mL）。
3. 宫腔镜检查：子宫内膜呈蓝莓酱样改变。

手术所见：全身麻醉下行腹腔镜探查，见双侧卵巢包膜存在多发结节，粘连明显。膀胱旁及直肠旁可见多个肉眼可见的内膜异位灶。经充分游离剥离，切除患侧卵巢及所有异位灶。

诊断：中重度盆腔内异症伴双侧卵巢子宫内膜异位囊肿。

分析：本例患者符合内异症的临床、影像及手术病理表现。

本例诊断为中重度盆腔内异症合并卵巢子宫内膜异位囊肿。内膜广泛异位生长影响了生育力，这是导致不孕的主要因素。

治疗建议：

1. 彻底切除异位内膜组织，保留部分卵巢组织，以维持一定的卵泡储备。
2. 根据具体情况，在手术后及时采取促排卵治疗、ART 等措施，以提高受孕机会。
3. 密切随访复发情况，如有需要再次手术切除。

综上所述，对于本例内异症合并不孕症的患者，手术切除广泛异位的内膜组织是根治性治疗。术后积极采取辅助生育措施，有利于尽早实现受孕目标，但也需长期随访，防止复发。制订个体化、全程化的诊治方案至关重要。

病案分析四

病案概述：患者，女，32 岁，自 20 多岁起就一直遭受剧烈的痛经，此外还伴有盆腔痛和继发性不孕症的困扰。经过多年的检查治疗无果，最终通过阴道镜检查和腹腔镜手术明确诊断为内异症。医生采取了保守性激素治疗和手术切除异位内膜组织的综合方案。治疗后该患者的痛经症状显著缓解，半年后成功怀孕并顺利生产。

主诉：痛经 10^+ 年，未避孕未孕 4 年。

病史：患者自 20 岁起虽然月经规律，但每次月经来潮都伴有剧烈的下腹部绞痛，疼痛可持续 3～5 天。起初以镇痛药物缓解，但疼痛逐渐加重。28 岁后，除经期痛经外，还出现间歇性的下腹部疼痛，活动后加重。就医检查未发现明确病因。同时，患者从结婚后未避孕却迟迟未能怀孕。

既往史：无特殊外科手术和其他重大疾病史。

辅助检查：

1. 妇科常规检查未见明显异常。
2. 盆腔 B 超示双侧卵巢有多个 5～20mm 不等的囊实性包块回声。
3. 宫腔镜检查示宫腔形态正常，未见内膜异常增生。
4. 阴道镜检查发现子宫旁有囊实性肿块，活检示有子宫内膜组织。
5. 诊断性腹腔镜检查明确发现在子宫壁深层肌层、直肠子宫陷凹、盲肠区等处有内膜异位灶分布。

诊断：内异症伴继发性不孕。

分析和讨论：

1. 临床表现分析：患者自青春期起即有痛经史，提示内异症可能从青春期开始即有发病苗头。28 岁后出现阵发性盆腔绞痛，活动后加重，反映异位内膜组织随月经周期生长、坏死而引起盆腔周围组织刺激反应。不孕是该患者就诊的另一主诉，内异症可引起盆腔粘连、卵巢功能减退等，造成继发性不孕。

2. 辅助检查评价：经阴道 B 超可发现卵巢实体包块，提示可能存在内膜异位灶。宫腔镜检查排除宫腔内膜异常增生所致痛经，为确诊内异症做准备。阴道镜发现子宫旁包块并活检证实为异位内膜组织，这是关键线索。诊断性腹腔镜是确诊内异症的"金标准"，直接观察到异位灶的分布情况。

3. 治疗方案探讨：首先采取手术治疗，切除可及的异位灶，减轻病情，为今后保胎创造条件。术后联合 GnRH-a 等治疗 6 个月，使异位灶缩小乃至消失。药物治疗后再进行辅助生育，避免单纯使用促排卵药物而加重异位灶生长。

4. 需要进一步讨论的问题：
1）如何更早发现和诊断内异症？
2）内异症是否与遗传、生活方式等因素相关？
3）保守治疗的效果如何？年轻患者是否可考虑单纯药物治疗，避免手术？
4）治疗后是否需要长期随访和复诊？如何防止复发？

主要参考文献

[1] 中国医师协会妇产科医师分会，中华医学会妇产科学分会子宫内膜异位症协作组. 子宫内膜异位症诊治指南（第三版）[J]. 中华妇产科杂志，2021，56（12）：812-824.

[2] 中华医学会超声医学分会妇产超声学组. 子宫内膜异位症超声评估中国专家共识[J]. 中华超声影像学杂志, 2022, 31 (10): 837-844.

[3] 黄薇, 冷金花, 裴天骄, 等. 子宫内膜异位症患者生育力保护的中国专家共识(2022版) [J]. 中华妇产科杂志, 2022, 57 (10): 733-739.

[4] 山东省疼痛医学会妇产科专业委员会, 山东省医师协会女性盆底功能障碍防治医师分会. 深部浸润型子宫内膜异位症多学科诊治的专家共识(2022年版) [J]. 北京医学, 2022, 44 (12): 1113-1119.

[5] 国家放射与治疗临床医学研究中心, 中华医学会超声分会超声介入学组, 中国医师协会介入医师分会超声介入委员会, 等. 卵巢子宫内膜异位囊肿超声引导穿刺硬化治疗专家共识 [J]. 中华超声影像学杂志, 2020, 29 (12): 1013-1024.

[6] 中国医师协会妇产科医师分会子宫内膜异位症专业委员会, 中华医学会妇产科学分会子宫内膜异位症协作组. 子宫内膜异位症长期管理中国专家共识 [J]. 中华妇产科杂志, 2018, 53 (12): 836-841.

[7] 林勇清, 刘君, 张少芬, 等.《2022欧洲人类生殖与胚胎学学会子宫内膜异位症》指南解读 [J]. 现代妇产科进展, 2023, 32 (6): 452-454, 457.

[8] 山东省妇幼保健协会妇科肿瘤综合防治专业委员会, 中国医师协会微无创医学专业委员会妇科肿瘤学组. 子宫内膜异位症相关卵巢癌的诊断及治疗山东专家共识(2022) [J]. 山东医药, 2022, 62 (18): 1-6.

[9] 李亚, 白文佩, 陈俊雅, 等. 输卵管性不孕全流程管理中国专家共识(2023年版) [J]. 中国实用妇科与产科杂志, 2023, 39 (3): 318-324.

[10] 不孕症"一站式"超声检查体系多中心研究专家团队. 不孕症"一站式"子宫输卵管超声造影技术专家共识 [J]. 中华医学超声杂志(电子版), 2020, 17 (2): 108-114.

[11] 输卵管通畅性检查专家共识编写组. 输卵管通畅性检查专家共识 [J]. 中华生殖与避孕杂志, 2021, 41 (8): 669-674.

[12] 郎景和. 子宫内膜异位症研究的深入和发展 [J]. 中华妇产科杂志, 2010, 45 (4): 241-242.

[13] 张俊吉, 冷金花, 戴毅, 等. 临床症状和妇科检查对术前诊断深部浸润型子宫内膜异位症的意义 [J]. 中华妇产科杂志, 2014, 49 (8): 599-603.

[14] 李雷, 冷金花, 戴毅, 等. LNG-IUS治疗子宫腺肌病相关重度痛经的前瞻性研究 [J]. 中华妇产科杂志, 2016, 51 (5): 345-351.

[15] 王迎瑶, 陈友国. 子宫内膜异位症所致不孕的免疫学研究进展 [J]. 大连医科大学学报, 2022, 44 (4): 362-365, 369.

[16] 张丽, 刘效群. 子宫内膜异位症相关不孕症的治疗策略 [J]. 生殖医学杂志, 2018, 27 (8): 804-808.

[17] 冷金花, 史精华. 子宫内膜异位症复发的高危因素及其防治策略 [J]. 中华妇产科杂志, 2018, 53 (9): 640-643.

[18] 刘海燕. 子宫内膜异位症合并不孕的病因病理研究进展 [J]. 中国当代医药,

2022,29(14):36-40.

[19] 黄筱,郁琦.子宫内膜异位症相关不孕症的病因探究[J].生殖医学杂志,2023,32(5):802-806.

[20] SALLISS M E, FARLAND L V, MAHNERT N D, et al. The role of gut and genitalmicrobiota and the estrobolome in endometriosis, infertility and chronic pelvic pain [J]. Hum Reprod Update, 2021, 28 (1): 92-131.

[21] BECKER C M, BOKOR A, HEIKINHEIMO O, et al. ESHRE guideline: endometriosis [J]. Hum Reprod, 2022 (2): hoac009.

[22] ATA B, MUMUSOGLU S, ASLAN K, et al. Which is worse? Comparison of ART outcome between women with primary or recurrent endometriomas [J]. Hum Reprod, 2017, 32 (7): 1427-1431.

[23] ZHENG Q, MAO H, XU Y, et al. Can postoperative GnRH agonist treatmentprevent endometriosis recurrence? A meta-analysis [J]. Arch Gynecol Obstet, 2016, 294 (1): 201-207.

[24] DUNSELMAN G A, VERMEULEN N, BECKER C, et al. ESHRE guideline: management of women with endometriosis [J]. Hum Reprod, 2014, 29 (3): 400-412.

[25] LEE D Y, LEE J Y, SEO J W, et al. Gonadotropin-releasing hormone agonist with add-back treatment is as effective and tolerable as dienogest in preventing pain recurrence after laparoscopic surgery for endometriosis [J]. Arch Gynecol Obstet, 2016, 294 (6): 1257-1263.

[26] KVASKOFF M, HORNE A W, MISSMER S A. Informing women with endometriosis about ovariancancer risk [J]. Lancet, 2017, 390 (10111): 2433-2434.

[27] LEE J H, SONG J Y, YI K W, et al. Effectiveness of dienogest for treatment of recurrent endometriosis: multicenter data [J]. Reprod Sci, 2018, 25 (10): 1515-1522.

[28] UNCU G, KASAPOGLU I, OZERKAN K, et al. Prospective assessment of the impact of endometriomas and their removal on ovarian reserve and determinants of the rate of decline in ovarian reserve [J]. Hum Reprod, 2013, 28 (8): 2140-2145.

[29] MUZII L, GALATI G, DI TUCCI C, et al. Medical treatment of ovarian endometriomas: a prospective evaluation of the effect of dienogest on ovarian reserve, cyst diameter, and associated pain [J]. Gynecol Endocrinol, 2020, 36 (1): 81-83.

第五章 子宫腺肌病性不孕

第一节 发病机制及病理

子宫腺肌病是育龄女性常见的妇科疾病。由于缺乏规范的诊断标准,其准确的发病率不明,文献报道发病率从5%到70%不等,21.8%的内异症患者同时患有子宫腺肌病。子宫腺肌病的临床表现各异,40%~60%的患者月经量过多,15%~30%的患者有痛经,30%的患者则无明显症状。

近年来,随着诊断水平的提高,越来越多不孕症患者在诊治过程中被检查出合并子宫腺肌病,子宫腺肌病与不孕症的相关性日益受到重视。根据MRI特征,伴有痛经和(或)月经过多的年轻不孕症患者中约53%患有子宫腺肌病。经阴道三维超声检查的横断面研究显示,40岁以下不孕症患者中子宫腺肌病发病率为20.0%,40岁以上不孕症患者中子宫腺肌病发病率为29.7%,而在辅助生殖患者中,发病率为30%~40%。

一、子宫腺肌病的发病机制

子宫腺肌病的病理生理机制不明,临床表现多样化,并无单一学说可以解释此复杂病症。主要的发病机制学说如下。

1. 子宫内膜基底部内陷及组织损伤修复学说:该学说可以解释临床上子宫腺肌病好发于已生育、多产或有多次宫腔操作史的妇女。学说的主要内容包括子宫内膜-肌层结合带的改变与在位内膜的内陷,以及高雌激素、高蠕动状态与微损伤。

2. 苗勒管遗迹化生及成体干细胞分化学说:该学说可以解释本病部分见于年轻、无婚育史、无宫腔操作史的妇女以及某些子宫浆肌层局限性病灶周围合并深部浸润型子宫内膜异位症结节的情况。该学说认为,子宫腺肌病起源于子宫肌层内的胚胎多能干细胞化生,包括苗勒管遗迹化生、来自经血逆流时种植在子宫肌层的子宫内膜上皮祖细胞和子宫内膜间质祖细胞分化。

3. 炎症刺激学说:子宫腺肌病病灶中高表达炎性因子及神经源性介质,两者相互作用,共同参与本病的发生发展。该学说在一定程度上解释了子宫腺肌病的疼痛及异常出血机制,在位内膜的炎性因子表达异常升高也部分解释了子宫腺肌病继发不孕的机制。

4. 其他：可能的机制还有上皮－间质转化学说、血管生成学说、遗传学说、免疫学说等。

二、子宫腺肌病引起不孕的发病机制

1. 子宫肌层结构和功能异常：子宫肌层增厚，可使宫腔内解剖形态异常，子宫输卵管传输功能受损，导致自然受孕率、IVF 妊娠率下降。子宫增大，结合带区功能障碍，宫颈－宫底蠕动波频率加快，蠕动增强，子宫正常节律收缩受损，可干扰配子运输和胚胎着床。

2. 子宫内膜容受性改变：子宫腺肌病会导致子宫内膜容受性相关基因的表达发生改变，如同源框基因 A10（homeobox genes A10，HoxA10）和白细胞抑制因子（leukocyte inhibitory factor，LIF）基因的表达水平降低。同时，腺肌病灶局部激素代谢异常，雌激素相对升高而孕激素相对不足，降低了子宫内膜容受性。这种内环境的改变导致子宫内膜发育与胚胎发育不同步，影响蜕膜化过程，从而影响胚胎着床，降低妊娠率。

3. 子宫局部炎症和免疫功能紊乱：子宫腺肌病患者的子宫内膜活性氧与抗氧化平衡被破坏，氧自由基增多，损害精子和受精卵，抑制胚胎发育和妊娠维持。子宫腺肌病患者局部细胞免疫和体液免疫异常，导致子宫内膜免疫恶性循环。免疫系统过度激活，细胞表面抗原和黏附分子表达增加，巨噬细胞增多，免疫球蛋白和补体沉积。在固有免疫方面，子宫在位和异位内膜细胞高表达Ⅱ类人类白细胞抗原，其被巨噬细胞识别后激活 T 细胞，增多的巨噬细胞产生炎性因子，如 TNF－α、IL－1，T 细胞分泌细胞 IL－6、IL－8、IL－10 等，又激活 B 细胞从而产生免疫球蛋白。细胞因子及免疫球蛋白，特别是自身抗体能够导致早期胚胎着床障碍及流产。

三、病理

子宫腺肌病患者的子宫常均匀增大，但很少超过 12 周妊娠子宫大小。子宫内病灶有弥漫性和局限性两种形式，一般为弥漫性生长，且多累及后壁，故后壁常较前壁增厚。剖开子宫壁可见其肌层明显增厚且质地坚硬。切面没有像肌瘤那样明显且规则的旋涡状结构，仅在肌壁中见到粗厚的肌纤维束和微小囊腔，囊腔内偶可见陈旧性血液。少数病例中，子宫内膜在子宫肌层中呈局限性生长形成结节或团块，类似肌壁间肌瘤，称为子宫腺肌瘤。腺肌瘤与肌瘤的不同之处在于其周围无包膜存在，故与四周肌层无明显分界，难以将其自肌层剥离。镜检可见肌层内有呈岛状分布的子宫内膜腺体与间质。异位内膜细胞对卵巢激素特别是对孕激素不敏感，故异位腺体常处于增生期，仅偶见局部区域有分泌期改变。

第二节 临床表现和分型

一、临床表现

子宫腺肌病的典型临床表现为继发性痛经且进行性加重、慢性盆腔痛、月经失调、子宫增大以及不孕、流产,典型的临床表现对于临床诊断非常有价值。其临床表现复杂,但约35%的患者无典型症状。子宫腺肌病患者妊娠期出现流产和不良妊娠结局的风险增加。

1. 痛经:子宫腺肌病特异的临床症状。患者可有典型的继发性进行性加重的痛经,但少数痛经症状不典型;同时还可伴有性交痛或慢性盆腔痛等临床症状。15%~30%的患者出现进行性痛经,严重时可伴呕吐,也可表现为慢性盆腔痛、性交痛。

2. 月经异常:可表现为月经过多、经期延长及月经前后点滴出血。40%~50%的患者表现为经量增多、经期延长或者月经淋漓不尽,也可有不规则子宫出血。严重时可导致贫血,并伴相应症状。月经过多最常见,严重时可致贫血。这与子宫体积增大、宫腔内膜面积增加及子宫肌壁间病灶影响子宫肌纤维收缩等有关。

3. 子宫增大:患者几乎均有不同程度的子宫增大。

4. 不孕:本病有20%以上的患者合并不孕。子宫腺肌病对生育具有负面影响,导致生育力下降,多为继发性不孕症。子宫腺肌病患者IVF-ET的着床率、临床妊娠率、活产率均显著下降。

5. 流产:子宫腺肌病自然妊娠的流产率增加,IVF助孕的流产率也增加。子宫腺肌病是独立的流产高危因素。妊娠后出现流产、早产和死产的概率显著增高。

6. 不良产科结局风险增加:不良产科结局包括妊娠期高血压病、胎盘位置异常、早产、小于胎龄儿、产后出血等。新生儿重症监护病房入院率增加。

7. 其他相关症状:子宫增大可压迫邻近器官引起相关的临床症状,压迫膀胱可引起尿路症状,压迫肠管可引起肠道刺激症状。长期疼痛以及不孕可引起精神心理相关的躯体障碍等。

8. 妇科检查子宫呈均匀增大、饱满或有局限性结节隆起,宫体质硬且有压痛,子宫活动度差或无活动,且可有举痛及摆痛。

二、分型

1882年卡伦(Cullen)提出弥漫性子宫腺肌病和局灶性子宫腺肌病两种类型。子宫腺肌病的其他分型仍存在一定争议。

1. 弥漫性子宫腺肌病:异位的子宫内膜腺体和间质在子宫肌层内形似小岛状,弥漫性生长，可以部分或完全累及子宫后壁和（或）前壁，导致子宫前后径增大，子宫对称或不对称性体积增加，呈球形。子宫剖面见子宫肌壁显著增厚且质地较硬，无子宫肌瘤的漩涡状结构，在子宫肌壁中可见粗厚的肌纤维束和微小囊腔，腔内偶有陈旧性血液。临床上以此型居多。

2. 局灶性子宫腺肌病包括子宫腺肌瘤和子宫囊性腺肌病。子宫腺肌瘤是指异位的子宫内膜腺体和间质在子宫肌层内局限性生长，与正常肌层组织结集形成结节或团块，类似子宫肌壁间肌瘤。子宫囊性腺肌病也称为囊性子宫腺肌瘤或子宫腺肌病囊肿，其特征是子宫肌层内出现一个或多个囊腔，囊腔内含有棕褐色陈旧性血性液体，囊腔内壁上皮有子宫内膜腺体和间质成分。

3. 特殊类型：

1）子宫内膜腺肌瘤样息肉，也称子宫腺肌瘤样息肉（adenomyomatous polyp of the uterus）或子宫内膜息肉样腺肌瘤（polypoid adenomyoma of the endometrium），是由子宫平滑肌纤维、子宫内膜腺体和子宫内膜间质交错构成的混合性病变。

2）非典型息肉样腺肌瘤（atypical polypoid adenomyoma，APA）是一种较罕见的恶性潜能未定的宫腔内病变。该病细胞生长活跃，显微镜下见杂乱不规则的腺体，似子宫内膜复杂性增生，基质中含有大量的平滑肌细胞，而且腺体结构及细胞学形态存在不同程度的不典型改变。

第三节　诊　断

患者的病史、临床症状、体征以及相关的辅助检查结果是诊断子宫腺肌病的重要依据，但确诊的"金标准"仍是病理学检查。辅助检查包括影像学检查、病理学检查及血清学检查。随着无创影像技术的发展，超声和MRI在子宫腺肌病诊断中的重要性日益凸显。MRI与经阴道超声在诊断灵敏度和特异度方面相当，但超声检查无创、便捷、经济且患者易于接受，逐渐成为子宫腺肌病的首选检查方式。MRI多用于超声检查无法确诊或超声阴性而有临床症状者，以及手术前的辅助检查。

一、影像学诊断

（一）超声

近年来，超声技术迅速发展，经阴道2D超声（2D-TVUS）、经阴道3D超声（3D-TVUS）及实时超声弹性成像技术广泛应用于临床，国际上普遍采用非侵袭性的超声影像学来诊断子宫腺肌病，并将其作为诊断的标准方法之一。特别是对于早期病灶和临床尚未出现症状的患者，影像学诊断的价值尤为突出。超声表现为子宫体积增大，前后壁肌层对称性或不对称性增厚（多见于后壁），肌层回声不均匀、呈条状，内膜-肌层分界不清，结合带增厚、不规则或栅栏样回声，并可见片状小液性暗区（肌层囊肿）。虽然学者对超声诊断子宫腺肌病的标准尚未达成共识，但推荐采用2018年国际妇产科协会（Federation International of Gynecology and Obstetrics，FIGO）授权的子宫形态超声评估（morphological uterus sonographic assessment，MUSA）协作组制定的基于TVUS的诊断标准。其包括8项超声特征：子宫肌层不对称增厚、子宫肌层囊性灶、岛状高回声信号、扇形阴影、子宫内膜下线状或点状回声、病灶内条状血流信号、结合带形态不规则及结合带不连续。结合带的评估建议结合3D-TVUS。如果超声检查存在2项或2项以上上述征象，则拟诊为子宫腺肌病。在临床实践中，这些超声特征对子宫腺肌病合并不孕患者的个性化治疗方案的制订具有指导意义。子宫腺肌病的超声图像见图5-1。

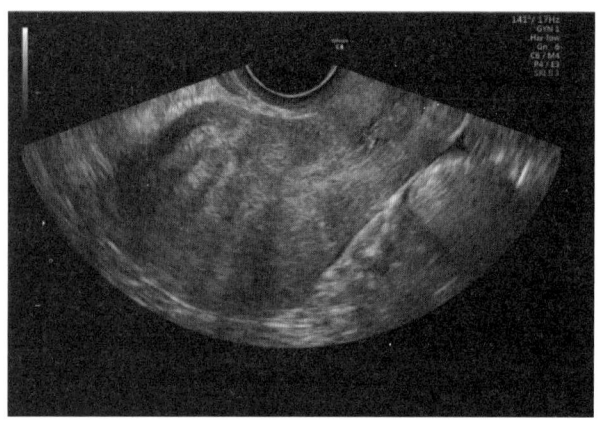

图5-1 子宫腺肌病的超声图像

（二）MRI

子宫腺肌病在MRI图像上具有特征性表现。局灶性子宫腺肌病在T2WI上显示为肌层内边界不清的卵圆形、不规则形或类圆形肿块，信号与结合带相近，呈低信号，病变内散在点状或片状高信号，表现为囊性扩张或出血。弥漫性子宫腺肌病在T1WI上呈等信号，部分病灶内可见点状高信号，而在T2WI上则显示子宫内膜-肌层结合带被破坏，呈弥漫性增厚。当结合带厚度超过12mm时，高度怀疑子宫腺肌病；结合带厚度在8~12mm，若伴有高信号斑点或结合带边界不规则等表现，也可诊断为子宫腺肌病。然而，结合带厚度易受月经周期、是否绝经、激素状态（如口服避孕药）及子宫肌层收缩等因素影响，此外，20%~30%的患者无法清晰显示结合带。

二、病理学诊断

以往通过手术或病灶穿刺活检取材进行病理学检查被认为是诊断的"金标准"，但这些方法属于有创操作，且手术本身具有风险，加上穿刺病灶取材活检的阳性率不高，这些因素限制了其在疾病诊断中的应用。

三、血清 CA125

CA125 是一种来源于上皮组织的高分子糖蛋白，内异症患者血清 CA125 水平通常不超过 100IU/mL，而在子宫腺肌病患者中，这一水平可能正常或升高，尤其是在严重子宫腺肌病（子宫大于孕 12 周大小）的患者中，CA125 可高达 800IU/L。由于 CA125 在部分卵巢肿瘤及其他一些疾病中也会升高，因此其作为单一诊断指标的意义有限，但可以辅助诊断，评估病灶活跃程度，并作为疗效观察的重要指标。

第四节 治疗

一、药物治疗

缓解疼痛、减少出血和促进生育是子宫腺肌病的主要治疗目标。但药物治疗的疗效是暂时性的，停药后症状复发，因此需要长期使用，药物治疗前应当充分告知患者。可用于子宫腺肌病治疗的药物主要有：

1. NSAIDs：主要用于缓解子宫腺肌病的疼痛，以及减少月经量。不良反应主要为胃肠道反应，偶有肝肾功能异常。长期应用要警惕胃溃疡的可能。

2. COC：主要用于缓解子宫腺肌病的疼痛，以及减少月经量。不良反应较少，偶有消化道症状或肝功能异常。40 岁以上或有高危因素（如糖尿病、高血压、血栓史及吸烟）的患者，要警惕血栓栓塞的风险。

3. 口服孕激素类药物：可缓解子宫腺肌病的疼痛，以及减少月经量。地诺孕素是一种新型合成孕激素，作用机制：通过负反馈作用中度抑制促性腺激素的分泌，造成低雌激素的内分泌环境；抑制子宫内膜增生，抑制子宫内膜中的炎症反应和抑制内膜血管生成。不良反应主要是子宫不规则出血，其他少见不良反应包括体重增加、头痛、乳房胀痛等。

4. GnRH－a：可以有效、快速地缓解疼痛，治疗月经过多以及缩小子宫体积。GnRH－a 也可作为大子宫或合并贫血患者的术前预处理及术后巩固治疗。不良反应主要是低雌激素血症引起的绝经相关症状，如潮热、阴道干燥、性欲降低、失眠及抑郁等，长期应用则有骨质丢失的可能。

1）GnRH－a 治疗子宫腺肌病伴不孕的建议：对于年龄≤35 岁、卵巢储备功能正常、子宫体积<孕 12 周，未合并其他不孕因素者，GnRH－a 治疗 3～6 个月后可期待自然妊娠，停药后 3～6 个月是妊娠的黄金时期，超过 12 个月未孕，应考虑行 IVF－ET；对于年龄≤35 岁、卵巢储备功能正常、子宫体积≥孕 12 周或腺肌瘤≥6cm，GnRH－a 治疗 3～6 个月后子宫体积仍无法接近正常者，可以采用保守性手术加

GnRH-a 治疗 3~6 个月或更长时间，待子宫体积恢复或接近正常及子宫瘢痕修复后，期待自然妊娠不超过 6 个月或直接行 IVF-ET。对于年龄 >35 岁，或伴有卵巢储备功能下降，或合并其他不孕因素者，建议先行积累冻存胚胎，后续 GnRH-a 治疗 3~6 个月，待子宫体积接近正常后行 FET；如经 GnRH-a 治疗 3~6 个月后子宫体积或腺肌瘤体积缩小不理想，可改行保守性手术加 GnRH-a 治疗 3~6 个月或更长时间，待子宫体积恢复或接近正常及子宫瘢痕修复后行 FET。

2) GnRH-a 的用法及注意事项：一般建议月经期第 1~5 天注射。如果能排除妊娠，也可以在黄体中期（月经周期第 21 天）注射，这样"点火效应"的时间与月经期重叠，可减少一次阴道出血。每 28 天为 1 个治疗周期，推荐治疗 3~6 个周期，停药 4~8 周后月经复潮，绝大多数自然妊娠发生在 GnRH-a 治疗后恢复第一次月经的 6 个月内，极少超过 1 年。常用的 GnRH-a 包括亮丙瑞林（贝依、抑那通）、戈舍瑞林（诺雷得）、曲普瑞林（达菲林、达必佳）、戈那瑞林。为预防及减轻 GnRH-a 治疗的低雌激素不良反应，可从注射第二针起采用反向添加治疗。

5. LNG-IUS：放置方便，可持续缓释左炔诺孕酮长达 5 年。临床应用显示，LNG-IUS 对子宫腺肌病引起的痛经、慢性盆腔痛和月经过多均有效，已被多个指南推荐，并广受患者认可，其效果优于复方口服避孕药。因此，LNG-IUS 是月经过多的子宫腺肌病患者的首选治疗方法。不良反应包括月经模式的改变，如淋漓出血和闭经；在子宫腺肌病患者中，LNG-IUS 可能会脱落和下移，使用前应让患者充分知情。

放置时机：①可于月经来潮的 7 天内直接放置，避开月经量多时放置；②对于子宫过大、重度痛经或严重贫血的患者，可在 GnRH-a 预处理后再放置；③对于月经不规律或影像学提示子宫内膜异常者，应在放置前诊刮或行宫腔镜检查并诊刮以排除子宫内膜病变。

6. 中医药：主要用于缓解痛经，通过辨证施治，选用活血化瘀、理气镇痛的药物，能够有效减轻疼痛。同时，中药调理还注重整体功能的改善，通过调节气血、疏通经络，促进子宫内膜病灶的吸收和消退，进一步缓解患者的不适症状，提高生活质量。

7. 其他可用于减少出血的药物：云南白药、氨甲环酸。氨甲环酸有血栓形成的可能性，有血栓形成倾向及有心肌梗死倾向的患者应慎用。缺铁性贫血患者在止血的同时还应使用铁剂，同时服用维生素 C，可提高铁的吸收率。子宫腺肌病药物治疗的选择取决于患者的年龄、症状严重程度和生育要求，药物治疗时需个体化与规范化结合、长期疗效与不良反应兼顾。子宫腺肌病患者也需要长期管理甚至终身管理。

二、手术治疗

1. 子宫全切除术：有症状的子宫腺肌病患者的根治性治疗是子宫全切除术，可以经腹腔镜、开腹或经阴道完成，手术路径的选择基于子宫大小、盆腔粘连情况等多种因素考虑。需要指出的是，应避免子宫次全切除术，因为有宫颈或直肠阴道隔病灶复发的报道。

2. 保留子宫的手术：从缓解症状和促进生育的角度，子宫腺肌病患者应优先选择药物治疗；对于无法耐受长期药物治疗或药物治疗失败的生育年龄患者，可以考虑保留子宫的手术，即保留生育力的手术（fertility-sparing procedures）。

1）术前预处理：需要手术治疗的子宫腺肌病伴不孕的患者，若子宫体积增大、病灶弥散，或合并贫血，卵巢功能尚可，术前可酌情行GnRH-a治疗3~6个周期，使子宫腺肌病病灶萎缩，这样在保守性手术中更容易鉴别病灶组织与正常肌层组织，减少术中出血，有利于相对完整地剔除子宫腺肌病病灶和术后子宫成形。但对于那些月经量正常、腺肌瘤界线较清楚且无贫血的患者，术前可不进行GnRH-a预处理。

2）手术适应证：药物治疗无效或其他不适合药物治疗的严重痛经和（或）月经量过多；在胚胎移植前子宫体积较大，GnRH-a处理后子宫体积或腺肌瘤无明显缩小，子宫腺肌病病灶>6cm；排除其他原因后的反复早期流产或胚胎种植失败。

3）手术禁忌证：子宫腺肌病伴不孕者除严重心肺功能障碍无法耐受手术外无绝对禁忌证，相对禁忌证主要包括GnRH-a治疗3~6个周期后子宫仍大于孕12周，且呈弥漫性增大，手术后子宫成形困难；既往有盆腹腔手术史或考虑盆腔粘连严重，发生肠管、膀胱等器官损伤的风险大；既往已行子宫腺肌病保守性手术，术后短期内复发。另外，弥漫性子宫腺肌病的保守性手术依然会影响到卵巢的血供。对于合并卵巢功能减退尚无胚胎冻存的患者，选择手术治疗仍需谨慎。

4）手术方式：可选择腹腔镜手术或经腹手术。腹腔镜手术具有切口小、术后恢复快及住院时间短的优势。但腹腔镜子宫腺肌病手术治疗中缝合困难、没有触感，以及应用电设备，电凝止血的组织焦化，增加了子宫腺肌病组织残留、切口愈合不良等风险。故腹腔镜子宫腺肌病保守性手术更推荐用于局灶性子宫腺肌病，对于弥漫性子宫腺肌病，推荐经腹手术。因子宫腺肌病病灶位置和大小等个体差异性很大，并没有固定的手术方式，不论腹腔镜手术还是经腹手术，术者需根据患者子宫腺肌病病灶的具体情况进行个体化处理。主要的术式有：

（1）楔形切除术：宫体矢状切开后根据子宫腺肌病与正常肌层的界限，使用楔形切口尽可能切除病灶。这种术式有利于缝合成形子宫和快速止血，是临床上对于局限性腺肌瘤最常用的术式。掌握腹腔镜下快速缝合技能的医生也可在腹腔镜下完成该手术。该术式多用于弥漫性或者混合性子宫腺肌病。

（2）不对称性病灶切除术：靠近病灶侧不对性地纵行切开子宫，从切口开始，将子宫肌层像挖空宫腔一样进行对角切开。然后横切口打开宫腔，将食指插入宫腔，子宫腺肌病病灶被切除到距子宫内膜的5mm处，外侧病变切除至距子宫浆肌层5mm。最后缝合并闭合宫腔，进行子宫重建，左侧浆肌层覆盖右侧，连续缝合。

（3）三瓣法：三瓣法是基于传统手术的一个改良手术方式，既可用于局灶性子宫腺肌病，也可用于弥漫性子宫腺肌病，将切口双侧肌瓣及子宫浆膜侧肌瓣叠加，用正常子宫肌肉重建子宫壁的缺损，可预防术后及术后妊娠中子宫破裂的发生。

（4）双瓣法：该术式是在三瓣法的基础上改良而来的。如果在手术过程中无需打开宫腔，子宫壁由浆膜侧子宫肌肉肌瓣增加而成，称为双瓣法。在保留生育力的术式中，双瓣法与三瓣法一样病灶相对切除比较彻底，多用于弥漫性子宫腺肌病。

（5）重症子宫腺肌病病灶切除+重叠法子宫成形术（PUSH术式）：国内学者在三

瓣法的基础上提出了 PUSH 术式，其核心要点是自宫底部纵行切开宫壁全层，打开内膜腔，直视下基本上可彻底切除肉眼可见病灶（包括宫底、前后壁、宫角及宫颈内口周围），间断缝合子宫黏膜下层，原位缝合切口，关闭宫腔，以肌层填补病灶挖除后的空腔，以肌层重叠法成形子宫。本法主要应用于弥漫性子宫腺肌病。不管采取何种术式，在保守性手术过程中术者要尽量避免打开子宫内膜腔，并在不破坏内膜的情况下将病灶清除干净。缝合过程中要注意避免穿透至内膜层，且不留死腔，使缝合紧实，止血充分，修复子宫，缩短手术时间，减少术中并发症的发生。子宫腺肌病的保守性手术治疗无法完全切除病灶，因此为了最大限度地降低复发的可能性，建议术后先使用 3～6 个周期 GnRH-a。

5）术后妊娠的产科风险：子宫腺肌病伴不孕患者行保守性手术治疗后，视术中切除病灶的范围、子宫缝合成形的状态及术后影像学检测子宫愈合的情况综合决定避孕的时间。一般建议患者避孕 1 年以上。术后妊娠患者的最大风险是妊娠期和分娩期的子宫破裂，因此在妊娠中、晚期应适当增加产检的次数，严密监测剩余肌层厚度，剩余肌层厚度 7mm 被认为是警戒线，较为安全的厚度范围是 9～15mm。在妊娠晚期和分娩期建议适当放宽剖宫产指征。

3. 子宫腺肌病的宫腔镜治疗：不推荐宫腔镜作为子宫腺肌病的一线治疗方案，其仅在部分局灶性及浅层弥漫性子宫腺肌病中有一定的治疗作用。可在微型器械或双极电极下去除囊性出血灶和直径 <1.5cm 的浅层子宫腺肌瘤。在腺肌瘤切除术中要注意动态监护正常子宫肌层的完整性，防止切除过深。电切镜下治疗适用于去除直径 <1.5cm 的浅层子宫腺肌病结节及弥漫性子宫腺肌病。子宫内膜－肌层切除术（endomyometrectomy）为治疗浅层子宫腺肌病的手段之一，成功率不尽相同，也可能造成异位内膜播散，从而加重病情。深层弥漫性子宫腺肌病无法通过宫腔镜治疗。

三、介入治疗

子宫腺肌病的介入治疗包括子宫动脉栓塞术（uterine arterial embolization, UAE）、高强度聚焦超声（high intensity focused ultrasound, HIFU）及微波（射频）消融等。在临床应用中，应充分认识这些方法仅能缩小病灶、改善症状，而不能切除病灶，无法获取病变组织进行病理学检查，故应严格掌握治疗的适应证。

1. UAE：通过栓塞双侧子宫动脉，导致异位内膜缺血、缺氧，发生坏死、吸收，从而起到减小病灶及子宫体积、减轻临床症状的治疗作用。医生及患者均应充分了解治疗过程及风险。

符合下列情况之一的患者可选择 UAE：①子宫腺肌病导致大量急性子宫出血；②非手术治疗失败或拒绝手术治疗或有多次手术史而再次手术治疗难度大或患者难以耐受手术治疗。

禁忌证：

1）有介入治疗的一般禁忌证，如造影剂过敏，全身严重感染或穿刺点皮肤感染，严重的心、肝、肾等重要器官功能障碍无法耐受治疗，严重凝血功能障碍，严重的免疫抑制。

2）月经期、妊娠期或哺乳期的子宫腺肌病患者。

3）合并急性泌尿、生殖系统感染者。

4）已知或可疑子宫腺肌病恶变，或合并子宫及其他可疑或已知的恶性病变者，除病变引起急性大量子宫出血时可行介入治疗止血外，一般不行介入治疗控制其他症状。

5）CT血管成像数字化三维重建提示病灶主要由双侧卵巢动脉供血者。

UAE对妊娠及生育的影响仍不明确，有UAE后正常妊娠并分娩的报道，但UAE有导致卵巢功能下降的风险，考虑与栓塞剂沿血流至卵巢动脉有关，且与患者年龄正相关。UAE可能造成子宫内膜粘连，可能增加不良妊娠结局的风险。因此，对于有生育要求的子宫腺肌病患者应慎重采用UAE治疗。

2. HIFU：一种新型的无创治疗方法，应用超声波良好的穿透性、方向性和可聚焦性，将超声波自体外聚焦于体内靶区域，使组织温度骤升至65℃以上产生热效应，导致病变局部组织细胞发生凝固性坏死，同时产生空化效应及机械效应，以达到不损伤周围组织但破坏病灶的效果。

1）适应证：

（1）有症状的子宫腺肌病。

（2）病变处肌壁厚度>3cm。

（3）绝经前妇女。

（4）机载影像学设备定位成功，有足够声通道。

（5）患者要求HIFU治疗。

2）禁忌证：

（1）盆腔急性感染或慢性感染急性发作。

（2）月经期、妊娠（包括可疑妊娠）期及哺乳期。

（3）不排除恶变或合并需行子宫切除的良恶性病变。

（4）下腹部多次手术史或腹壁抽脂术史致瘢痕形成严重者。

（5）预定位超声波入射通道内有不能推离的肠管。

（6）严重的心、脑、肺等重要器官功能障碍，无法耐受治疗者。

（7）患者无法正常交流或无法耐受俯卧位。

并发症主要有治疗区域皮肤水疱、橘皮样改变，下腹部疼痛，阴道排液及流血，骶尾部和（或）臀部疼痛，下肢感觉异常等。

3）对妊娠的影响：缺乏高质量的临床证据，有研究报道未增加不孕、流产等产科并发症的发生，但也有治疗后子宫内膜损伤的病例报道。因此若患者有生育要求，应严格把握指征，做好治疗前的影像学评估，严格控制消融剂量及范围，避免损伤子宫内膜，影响治疗后的妊娠。

3. 微波（射频）消融：对于子宫腺肌病临床应用较少，缺乏对妊娠影响的随机对照大样本研究。考虑微波（射频）消融不排除造成子宫内膜热损伤的可能，且有文献报道经阴道射频消融后出现宫腔粘连，对于有生育要求的患者应慎重选择。

四、子宫腺肌病恶变的相关问题

子宫腺肌病的恶变十分罕见,缺乏典型的临床表现,易被忽略。其临床表现主要有绝经前异常子宫出血或绝经后阴道流血,下腹部或盆腔疼痛。恶变机制不明,可能的危险因素包括高龄、初潮早、月经周期短、分娩年龄小、多产、妊娠早期刮宫、肥胖、他莫昔芬摄入史等。

1. 诊断:病理学诊断是子宫腺肌病恶变的"金标准"。在子宫内膜及盆腔其他部位无癌灶;确保恶性病变来源于子宫腺肌病的上皮或间叶部分,而不是来自其他部位的恶性侵袭或转移;子宫内膜腺体或基质细胞位于肿瘤周围,或有证据表明子宫腺肌病的存在;有证据表明腺体结构从良性转变为恶性。子宫腺肌病恶变的主要病理类型为子宫内膜样腺癌,其他病理类型有浆液性癌、苗勒腺肉瘤、透明细胞腺癌、苗勒黏液性交界性肿瘤(MMBT)及子宫内膜间质肉瘤,也有恶变为腺鳞癌的个例报道。

2. 治疗:早发现、早诊断至关重要。治疗方式为手术 + 术后化疗,手术为子宫全切除、双侧输卵管卵巢切除、盆腔及腹主动脉旁淋巴结切除,然后紫杉醇联合卡铂辅助化疗。

3. 预防:加强子宫腺肌病患者的定期随访是早发现并预防恶变的重要机制。积极开展患者教育,包括月经相关的生理知识、子宫腺肌病的症状和高危因素、各项检查的必要性及各种治疗方案的优缺点,同时提供心理健康辅导。教育可以通过在医院内外、传统及新媒体平台上举办健康讲堂,制作健康教育宣传手册,播放科普视频,举办患者沙龙等形式进行。鼓励并指导患者记录症状变化,这不仅增加医生与患者的交流,消除不良情绪,增加对疾病的认识,还便于及时了解患者状态,寻找更佳的治疗方法。

五、子宫腺肌病保留生育的治疗

以保留和改善女性生育力为目标的子宫腺肌病治疗方法包括 ART、病灶切除手术、药物治疗、手术联合药物治疗、三联治疗(手术联合药物治疗及 ART)、HIFU 等。治疗方式应根据患者子宫体积、病灶部位与性质(局灶性或弥漫性)、卵巢储备功能及是否合并其他不孕因素等综合决定。

(一)药物治疗

药物治疗通过缩小子宫体积、减轻炎症、改善免疫功能及提高子宫内膜容受性来改善生育。最常用的药物是 GnRH-a。研究表明,子宫腺肌病患者在 GnRH-a 治疗后行 FET 可以提高妊娠率。具体内容见上文所述。

(二)助孕治疗

1. IVF-ET 的适应证:①子宫腺肌病合并输卵管缺如、阻塞或通而不畅,导致配子运输障碍等输卵管性不孕。②子宫腺肌病合并排卵障碍,成功诱导排卵 3 个周期和

（或）宫腔内人工授精（intrauterine artificial insemination，IUI）3个周期仍无法获得妊娠。③子宫腺肌病合并内异症，对于复发型内异症、深部浸润型内异症，其自然妊娠率低至2%~4%，建议GnRH-a治疗3~6个月后行IVF-ET助孕；对于Ⅰ/Ⅱ期的轻度内异症患者，首选手术治疗，术后GnRH-a治疗子宫腺肌病3~6个月后试孕半年，若未妊娠或内异症复发，则应积极行IVF-ET助孕。④子宫腺肌病合并男性因素，包括少、弱、畸形精子症，不可逆的梗阻性无精子症，生精功能障碍。⑤子宫腺肌病合并卵巢储备功能减退，建议连续多个周期取卵储存胚胎，GnRH-a治疗后行胚胎移植。⑥子宫腺肌病不孕症患者>35岁，或≤35岁人工授精3个周期仍无法获得妊娠。

2. 禁忌证：①子宫腺肌病子宫体积≥孕12周且肌层厚未行处理；②子宫腺肌病病灶切除术后时间短（如3个月内），子宫肌层过薄，存在子宫破裂高风险；③其他非子宫腺肌病因素的男女方IVF/ICSI禁忌证。

3. 预处理方法：既往研究证实子宫腺肌病对患者的IVF/ICSI结局有不利影响，使种植率、临床妊娠率、持续妊娠率和活产率均明显降低，而流产率明显增加。IVF前采取保守性手术或应用GnRH-a治疗（预处理）均可改善ART结局。与手术切除相比，IVF前进行GnRH-a预处理是无侵入性和更实际的治疗方式。在新鲜周期中应用GnRH-a超长方案的缺点是卵巢刺激时间较长，促性腺激素使用剂量较高，在FET移植周期之前使用可能更具成本效益比。

4. 助孕方案的选择：对于卵巢功能正常的患者，可用于子宫腺肌病IVF/ICSI的促排卵方案有多种，包括IVF治疗前GnRH-a的超长方案、长方案、短方案和拮抗剂方案。经过超长方案降调节后，子宫腺肌病患者可获得与对照组相似的妊娠率。有研究表明，超长方案组的妊娠率和种植率均明显高于长方案组和短方案组，而三组的流产率差异无明显的统计学意义。另有研究显示，子宫腺肌病患者应用超长方案，其种植率和临床妊娠率显著高于长方案。因此，子宫腺肌病患者采用超长方案应该是更优的选择。先用GnRH-a治疗2~3个月或GnRH-a预处理后的拮抗剂方案等行IVF-ET，反复失败者再考虑行病灶切除术。Meta分析表明长方案可使子宫腺肌病患者获得与无子宫腺肌病者类似的临床妊娠率，长方案明显优于短方案。Thalluri等通过超声波诊断子宫腺肌病，对照组为非子宫腺肌病患者，结果显示采用拮抗剂方案，子宫腺肌病组临床妊娠率显著低于对照组。子宫腺肌病患者采用超长方案可能是更优的选择。

子宫腺肌病患者行IVF/ICSI助孕，长方案明显优于短方案，而拮抗剂方案可能不适于未经GnRH-a预处理的子宫腺肌病患者。目前尚无子宫腺肌病伴卵巢储备功能减退患者IVF/ICSI的适宜促排卵方案，考虑到GnRH-a长时间预处理（如2个月以上）及超长方案均需长时间应用GnRH-a抑制卵巢，部分患者可能面临低反应或自此绝经的可能，故治疗前应充分告知患者相关风险。也可在应用2~3次常规促排卵方案或微刺激方案失败后再采用GnRH-a长时间预处理及超长方案。

5. 助孕方案中的移植策略。

1）新鲜胚胎移植：尚无充分的循证医学证据证实子宫腺肌病患者新鲜或解冻移植方案的优劣。新鲜周期中高雌激素水平可能加重子宫腺肌病病情，影响胚胎种植成功率。但由于FET会使患者到达妊娠的时间延长、增加患者冷冻胚胎的费用及胚胎解冻不存活的风险。因此对于年轻、卵巢功能正常的患者，建议选择 1 次或多次长效 GnRH-a 降调节的超长方案促排卵，进行新鲜胚胎移植，未经任何预处理的新鲜周期的妊娠结局较差。

2）FET：对于以下情况的患者，可以考虑先取卵，储存胚胎后解冻移植。

（1）子宫腺肌病伴不孕患者年龄偏大和（或）卵巢储备功能减退。GnRH-a 降调节对垂体的抑制作用，可能导致这些患者取卵较少或取不到卵。因此，可先选择拮抗剂方案、微刺激方案取卵储存胚胎。

（2）对于子宫体积≥孕 12 周或腺肌瘤≥6cm，经长效 GnRH-a 降调节的促排卵方案后子宫状况仍不宜移植的患者，也可选择冻存胚胎，经 GnRH-a 继续治疗或手术后择期行 FET。子宫腺肌病患者 FET 前建议进行预处理。多数学者建议应用≥1 支长效 GnRH-a 进行预处理。GnRH-a 降调节比非降调节激素替代周期 FET 有更高的种植率、临床妊娠率和持续妊娠率。

（三）手术治疗

对子宫腺肌病伴不孕患者的手术治疗为保守性手术，其治疗原则和首要手术目的是为妊娠创造有利条件，在尽可能剔除子宫腺肌病病灶的同时，兼顾子宫结构修复、功能重建及最大限度地降低妊娠后子宫破裂的风险。具体内容参见上文。

（四）物理治疗

近年来，一些新兴的物理治疗技术为子宫腺肌病合并不孕患者提供了保留子宫的治疗新选择，主要包括射频消融（radiofrequency ablation，RFA）、HIFU 以及微波消融（microwave ablation，MWA）等。由于这些物理疗法尚缺乏长期疗效观察和前瞻性随机对照试验的数据支持，其对妊娠结局及卵巢功能的影响有待进一步评估。

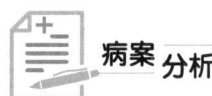

病案分析一

患者基本信息：患者，女，35 岁。

主诉：已婚 6 年未孕。

病史：患者 6 年前结婚，自婚后未避孕但未怀孕。2 年前因下腹部疼痛、月经周期紊乱就诊，查体发现子宫增大。后经多家医院检查，诊断为"子宫腺肌病"，建议手术治疗。为进一步治疗，遂来四川大学华西第二医院就诊。

月经史、婚育史：近年月经周期缩短至 20~25 天，经量明显增多，伴有严重痛经。患者 6 年前结婚，未采取任何避孕措施，但至今未怀孕。

体格检查：体态消瘦。腹部略隆起，压痛阳性。子宫明显肿大，相当于孕 8~10 周大小，活动度稍受限。双侧附件区无明显异常。

辅助检查：

1. 盆腔 MRI 示：宫体部及宫颈局部增大不等，呈不规则包块状，内部呈现典型

"夹心征"，提示子宫腺肌病。

2. 宫腔镜检查发现子宫内膜增生肥厚，内腔变形。

3. 血生化检查CA125正常。

手术所见及治疗：全身麻醉下行子宫次黏膜切除术（切除宫腔内病变）及腹腔镜下子宫肌瘤剥离术（剥离子宫肌层内肌瘤）。术中切除少量子宫肌层瘤组织及增生内膜组织，尽可能保留正常子宫肌层。

诊断：子宫腺肌病。

分析：子宫腺肌病是一种常见的良性子宫肌层病变，其本质为子宫内膜异位生长于子宫肌层内，导致子宫局部或广泛增生，并可形成肌瘤样肿块。临床以月经异常、盆腔痛及不孕为主要表现。本例患者符合子宫腺肌病的临床、影像及手术所见。

治疗原则：

1. 手术治疗是主要方式，彻底切除子宫内病灶，尽量保留子宫肌层供今后妊娠。

2. 对于严重或复发病例，必要时行子宫全切除术。

3. 辅以促排卵或ART以提高受孕率。

对本例患者而言，通过保守性手术切除内膜及肌瘤病灶，有利于尽量保留生育力。术后密切随访，结合促排卵或其他辅助生育措施，争取实现妊娠。不排除再次手术的可能。总之，针对子宫腺肌病合并不孕，需制订个体化、循序渐进的综合诊治方案。

病案分析二

患者基本信息：患者，女，33岁。

主诉：已婚5年未孕。

病史：患者5年前结婚，自婚后未采取任何避孕措施，但一直未能怀孕。半年前因经期延长、下腹绵绵作痛到四川大学华西第二医院就诊。经检查发现子宫明显肿大，子宫内膜增生肥厚。初步诊断为"子宫腺肌病"。为进一步治疗入院。

月经史、婚育史：患者月经周期由原先的28天逐渐延长至35~40天，经量亦逐渐增多，且伴有明显痛经。5年前结婚，从未采取避孕措施，但至今未能怀孕。

体格检查：营养中等。腹部平坦，压痛阳性，宫体大约相当于孕8周大小，质地略增硬，活动度减低。双侧附件区无明显异常。

辅助检查：

1. 盆腔MRI：宫体部局部不等增大，内部呈现不均匀混杂信号，且有"夹心征"，提示子宫腺肌病。

2. 宫腔镜检查：子宫内膜增生明显，内腔变形。

3. CA125：32U/mL（正常<35U/mL）

手术所见：全身麻醉下行腹腔镜探查，见宫体部局部肿大增生呈肿块，并占及宫颈部。未见明显卵巢及其他盆腔器官受侵犯。予以子宫次黏膜切除术（切除内膜病灶）及腹腔镜下子宫肌瘤剥离术（切除肌层内病灶），尽可能保留正常肌层。

诊断：子宫腺肌病伴局部子宫肌瘤。

分析：本例患者符合子宫腺肌病的影像、内镜及手术所见。

治疗原则：
1. 手术是主要的治疗方式，彻底切除肌层内膜病灶及肌瘤病变。
2. 尽量保留正常子宫肌层，为今后妊娠提供基础。
3. 对于严重病变或复发病例，不排除需行子宫全切除术。
4. 术后结合促排卵或ART，以提高受孕率。

对本例患者而言，通过子宫次黏膜切除术及子宫肌瘤剥离术，已切除大部分病变组织，同时最大限度地保留了正常子宫肌层。术后需密切随访，及时处理可能的复发情况。同时结合辅助生育治疗，争取实现受孕目标。对于子宫腺肌病合并不孕患者，需要制订个体化、循序渐进的系统诊治方案。

主要参考文献

[1] 子宫腺肌病伴不孕症诊疗中国专家共识编写组. 子宫腺肌病伴不孕症诊疗中国专家共识 [J]. 中华生殖与避孕杂志, 2021, 41 (4): 287-295.

[2] 中国医师协会妇产科医师分会子宫内膜异位症专业委员会. 子宫腺肌病诊治中国专家共识 [J]. 中华妇产科杂志, 2020, 55 (6): 376-383.

[3] 盛燕霞, 马彩虹, 杨蕊, 等. 不同控制促排卵方案对子宫腺肌病患者体外受精-胚胎移植结局的影响 [J]. 生殖与避孕, 2010, 30 (6): 375-378.

[4] 吴泽璇, 张清学. 子宫内膜异位症和子宫腺肌病患者降调节促排卵方案的选择 [J]. 生殖医学杂志, 2017, 26 (11): 1083-1087.

[5] 张信美, 徐萍. 子宫腺肌病分层治疗及管理 [J]. 浙江大学学报 (医学版), 2019, 48 (2): 123-129.

[6] 林小娜, 张松英. 子宫腺肌病对生育的影响和治疗选择 [J]. 中国实用妇科与产科杂志, 2019, 35 (5): 510-513.

[7] 中国超声医学工程学会超声治疗及生物效应专业委员会. 子宫肌瘤与子宫腺肌病聚焦超声消融手术围手术期护理专家共识 [J]. 肿瘤综合治疗电子杂志, 2023, 9 (3): 69-73.

[8] 何玉洁, 刘昌贺, 李衡, 等. 子宫动脉栓塞术治疗子宫腺肌症患者的中期疗效评价及卵巢储备功能变化 [J]. 南通大学学报 (医学版), 2023, 43 (5): 443-446.

[9] GORDTS S, GRIMBIZIS G, CAMPO R. Symptoms and classification of uterine adenomyosis, including the place of hysteroscopy in diagnosis [J]. Fertil Steril, 2018, 109 (3): 380-388.

[10] VAN DEN B T, DE BRUIJN A M, DE LEEUW R A, et al. Sonographic classification and reporting system for diagnosing adenomyosis [J]. Ultrasound Obstet Gynecol, 2019, 53 (5): 576-582.

[11] HORTON J, STERRENBURG M, LANE S, et al. Reproductive, obstetric, and perinatal outcomes of women with adenomyosis and endometriosis: a systematic reviewand meta-analysis [J]. Hum Reprod Update, 2019, 25 (5):

592-632.

[12] SAM M, RAUBENHEIMER M, MANOLEA F, et al. Accuracyof findings in the diagnosis of uterine adenomyosis on ultrasound [J]. Abdom Radiol (NY), 2020, 45 (3): 842-850.

[13] ALCÁZAR J L, VARA J, USANDIZAGA C, et al. Transvaginal ultrasound versus magnetic resonance imaging for diagnosing adenomyosis: a systematic review and head-to-head meta-analysis [J]. Int J Gynaecol Obstet, 2023, 161 (2): 397-405.

[14] MUNRO M G. Classification and reporting systems for adenomyosis [J]. J Minim Invasive Gynecol, 2020, 27 (2): 296-308.

[15] PARK C W, CHOI M H, YANG K M, et al. Pregnancy rate in women with adenomyosis undergoing fresh or frozen embryo transfer cycles following gonadotropin-releasing hormone agonist treatment [J]. Clin Exp Reprod Med, 2016, 43 (3): 169-73.

[16] WANG P H, LIU W M, FUH J L, et al. Comparison of surgery alone and combined surgical-medical treatment in the management of symptomatic uterine adenomyoma [J]. Fertil Steril, 2009, 92 (3): 876-885.

第六章 免疫性不孕

第一节 概述

免疫学因素在不孕症中占比较小，其重要性仍然存在争议。随着生殖医学和免疫学的快速发展，我们对免疫性不孕的理解显著进步。从抗精子抗体（ASA）的发现，到抗卵巢抗体（AoAb）和抗子宫内膜抗体（AErnAb）的研究，再到免疫调节治疗的探索，每一步都体现了科学界在解决这一复杂问题上的努力。然而，尽管已取得了诸多进展，免疫性不孕的确切机制仍然不是完全明了，其治疗方法也仍在不断探索和完善中。这一领域的研究不仅要求我们深入理解免疫系统与生殖系统的相互作用，还需要跨学科的合作，将免疫学、生殖医学、分子生物学等领域的知识和技术整合起来，共同寻找解决方案。

免疫系统是体内一个复杂的防御系统，负责识别和清除外来入侵者，如细菌、病毒和其他有害微生物，同时也监控和调节体内环境的平衡。它在生殖健康和疾病，特别是在不孕症的发生中扮演着关键角色。免疫系统主要分为两大类：先天免疫和获得性免疫。

先天免疫是人体的第一道防线，提供即时但非特异性的防御，包括皮肤、黏膜屏障、吞噬细胞、自然杀伤细胞等。先天免疫在个体出生时就已经存在，并不针对特定的病原体。

获得性免疫是一种特异性的防御机制，通过识别和记忆特定的病原体来提供长期的保护。它依赖于 B 细胞和 T 细胞的活动，这些细胞能够识别特定的抗原，并在再次遇到时快速且有效地响应。

免疫耐受是指免疫系统对特定抗原的不应答状态。在妊娠中，母体免疫系统展现出对胚胎的特异性免疫耐受，这是通过多种机制实现的，包括调节胎盘的免疫环境、产生免疫抑制性细胞和分子等。这种耐受状态保证了胚胎的生长和发育，而免疫系统对此的失调可能导致生殖问题，如流产、早产和免疫性不孕。

生殖系统与免疫系统之间的相互作用对维持正常的生殖健康至关重要。例如，在正常妊娠过程中，母体免疫系统必须调整其反应，以避免攻击胚胎。胚胎是一种半同种异体，因为其携带来自父亲的外源抗原。这些基础概念帮助我们理解免疫性不孕的可能病因和发病机制。不当的免疫反应，无论是针对精子、卵子还是胚胎，都可能导致不孕。

免疫学因素在不孕中的作用主要涉及对精子和卵子的免疫反应。抗精子抗体和抗卵巢抗体可以通过破坏配子、阻碍精子与卵子透明带的结合，或阻止胚胎的分裂和早期发展来导致免疫性不孕。精子通常通过血-睾丸屏障与免疫系统隔离，但感染、输精管切除术、睾丸扭转或创伤可能破坏这一屏障，引发免疫反应和抗精子抗体的形成。不受保护的性交会导致对精子或精液的持续抗原暴露，可能导致生殖道液体或血清中产生抗精子抗体。抗精子抗体可以通过多种机制干扰受孕，包括抑制精子通过宫颈黏液的运动、干扰精子的活化和顶体反应。虽然抗精子抗体不是不孕的绝对原因，但它们降低了妊娠的可能性，抗体在生殖道分泌物中的浓度似乎会影响生育力。抗卵巢抗体在早期卵巢衰竭、肾上腺功能不全和多腺体自身免疫病中被描述，但对生育力的影响仍不明确。治疗抗精子抗体的尝试包括使用避孕套、免疫抑制疗法、精子处理和宫腔内人工授精，但结果尚存争议。ART如体外受精，可以绕过精子在女性生殖道内暴露的不利环境，但对免疫性不孕的治疗效果尚不明确。

第二节 病因

临床发现抗精子抗体、抗磷脂抗体（APL）、抗卵巢抗体、甲状腺自身抗体（ArA）、抗子宫内膜抗体、抗核抗体（ANA）等多种抗体及其亚型对不孕症的临床诊断具有重要的参考价值。自身免疫抗体可能通过降低精子活力及质量、影响卵泡发育、抑制精卵结合和胚胎着床等参与女性不孕症的发生。

一、抗磷脂抗体

抗磷脂抗体是一种针对膜磷脂和磷脂结合蛋白的自身抗体，主要包括抗心磷脂抗体（ACA）和抗B2糖蛋白Ⅰ抗体（aB2-GPⅠAb）。当女性生殖道感染、手术等使细胞膜表面磷脂受到刺激时，会诱导机体产生抗磷脂抗体。作为抗磷脂综合征（APS）的标志性抗体，抗磷脂抗体通过多种机制参与女性不孕的发生。抗磷脂抗体可作用于胎盘血管内皮细胞，抑制血管内皮生长因子的产生，阻碍子宫内膜血管生成；抑制血管内皮细胞合成前列环素，使前列环素12/血栓素A2失衡；作用于血小板，抑制血小板凝血酶原活性，导致胎盘血栓形成；作用于卵巢组织，阻止卵母细胞的成熟和排出；作用于精子，抑制精子活性；还能直接与胚胎结合，使胚胎形态异常。另外，抗磷脂抗体使T细胞和NK细胞水平显著降低，而T细胞和NK细胞在蜕膜化、滋养层侵袭和螺旋动脉重构中发挥重要作用；抑制合体滋养层细胞的生长甚至诱导其死亡，减少hCG的产生；作用于蜕膜细胞，使子宫内膜产生单核细胞趋化蛋白-1（MCP-1）、IL-1以及IL-8等，导致滋养层细胞死亡，从而影响子宫内膜和胎盘的血流。除此之外，抗磷脂抗体还能抑制白血病抑制因子（LIF）和同源框基因A10（*HOXA10*）在子宫内膜的表达。LIF

属于 IL-6 家族，是建立子宫内膜和囊胚所必需的物质，参与胚胎着床期、着床期、胚胎发育和胎盘形成；HOXA10 是一种转录因子，参与子宫内膜发育和基质蜕膜化。两者均是评估子宫内膜容受性的重要标志物。抗磷脂抗体通过结合 Toll 样受体 4（TLR4）刺激滋养层细胞分泌 IL-1 和 IL-8；作用于滋养层细胞上的载脂蛋白 E 受体 2（ApoER2），限制滋养层细胞的迁移、阻止螺旋动脉侵入，使胎盘供血不足；通过与滋养层细胞结合使 C4d 补体通路激活，补体触发中性粒细胞募集，使肿瘤坏死因子-α（TNF-α）水平升高、VEGF 水平降低，导致异常胎盘形成。

二、抗精子抗体

生理情况下，精浆中的免疫抑制物和女性生殖道屏障可防止精子与女性生殖道的免疫系统接触。在女性生殖道受到损伤或精浆中的免疫抑制物缺乏的情况下进行性生活，精子作为抗原可诱发机体产生抗精子抗体。抗精子抗体有 IgA、IgG、IgM、IgE 和 IgD 五种亚型，免疫系统对精子抗原暴露的早期反应主要是产生 IgM，并逐渐减少，然后由 B 细胞转化为 IgG 和 IgA，IgG 升高并在血清中长期存在。与正常女性比较，不孕女性血清中的抗体主要是 IgG，生殖道黏膜分泌物中主要是 IgA，当≥50% 的活动精子与 IgA 结合后，精子活力受限，受精率下降。抗精子抗体可分别作用于受精前和受精后，从而影响生育力。抗精子抗体使精子细胞受损，造成多个精子凝结成簇，降低精子活性，阻止精子穿过宫颈黏液；影响精子获能，干扰顶体反应，抑制精子从宫腔向输卵管的迁移；阻止精子和透明带紧密结合，降低受精率；激活巨噬细胞和 NK 细胞，使受精卵着床以及胚囊发育受阻，导致不孕的发生。抗精子抗体可以通过多种机制干预受孕过程，包括破坏精子、阻碍精子与卵子透明带的结合，或阻止胚胎的早期分裂和发展。

三、甲状腺自身抗体

甲状腺自身抗体是一种甲状腺自身免疫（TAI）的特异性抗体，主要包括抗甲状腺球蛋白抗体（TGAb）和甲状腺过氧化物酶抗体（TPOAb）。甲状腺自身抗体可能通过多种方式影响自身免疫或甲状腺功能，从而导致妊娠失败。甲状腺自身抗体能增加卵泡液中异常蛋白的水平，如血管紧张素原、载脂蛋白 D、乳运铁蛋白等，进而活化机体的氧化应激系统，引发炎症反应，影响胚胎质量，抑制滋养层细胞的融合；甲状腺自身抗体以透明带、hCG 受体和其他胎盘抗原为靶点影响胚胎植入；甲状腺自身抗体阳性患者血清干扰素-7（INF-7）水平较高，IL-4、IL-10 及转化生长因子分泌减少，使子宫内膜 Th1/Th2 细胞比例失调，通过补体介导的细胞毒作用破坏甲状腺功能，影响子宫内膜免疫环境和激素水平。研究表明，TPO 主要表达于子宫内膜的腺体和管腔上皮细胞、胎盘的合胞滋养层细胞及侵袭性滋养层细胞，但在胚胎中未检测到 TPO 的表达。子宫内膜和胎盘中 TPOAb 的表达会影响甲状腺激素（TSH）的产生，干扰胚胎发育，与流产和不孕症有关。但 TPOAb 对子宫内膜和胎盘细胞功能的影响尚不明确。

四、抗子宫内膜抗体

抗子宫内膜抗体是一种针对子宫内膜腺上皮的特异性自身免疫性抗体，由异位的子宫内膜刺激产生。当经历宫腔操作和病理损伤后，可能发生子宫内膜异位，诱导抗子宫内膜抗体产生。抗子宫内膜抗体能与子宫内膜发生免疫反应，进而激活补体系统，破坏子宫内膜的结构和功能，影响胚胎的着床及发育，导致不孕。抗子宫内膜抗体一方面促进子宫内膜腺体和基底膜细胞进行有丝分裂，基底细胞出现空泡，纤毛和非纤毛细胞的比值相对下降，抑制腺体分泌糖原，使子宫内膜发育不良，影响胚胎的营养供给；另一方面通过增加子宫内膜中的抗原抗体复合物，抑制排卵、干扰精卵结合及运输，导致妊娠失败。

五、抗核抗体

抗核抗体是一组以自身细胞内 RNA、DNA、蛋白质以及可提取的核抗原等为抗原的抗体，常见于自身免疫性疾病患者的血清中。作为一种非器官特异性抗体，抗核抗体也存在于滑膜液、胸水和尿液。抗核抗体有抗 DNA 抗体、抗组蛋白抗体、抗非组蛋白抗体、抗核仁抗体和抗着丝粒抗体等几种亚型。其中抗着丝粒抗体能抑制卵母细胞从 M1 型到 M2 型的成熟，同时有数据表明，血清抗核抗体水平与卵泡液抗核抗体水平正相关，且抗核抗体水平与 IVF/ICSI 周期中获得的优质胚胎数量负相关。相关证据提示，抗核抗体可以直接影响卵母细胞成熟和胚胎发育，最终导致女性不孕的发生。Zeng 等的研究表明，抗核抗体能穿透细胞膜，进入细胞后产生抗体介导的细胞毒性反应，影响染色质重排、减数分裂和有丝分裂，干扰 DNA 合成。若受精卵在植入前受抗核抗体的影响，将严重影响胚胎的发育和质量，可导致着床失败。此外，抗核抗体通过 Toll 样受体诱导浆细胞样树突状细胞的活化，促进干扰素-α（INF-α）的产生，刺激体液免疫反应进一步促进抗核抗体分泌，从而影响胚胎质量和发育，故抗核抗体与植入率和妊娠率降低密切相关。

六、抗卵巢抗体

抗卵巢抗体是一种针对卵巢颗粒细胞、黄体细胞、卵母细胞以及间质细胞靶抗原的免疫性抗体。感染和手术会损伤卵巢组织，导致大量淋巴细胞和单核细胞在卵巢组织聚集，引发免疫反应，导致机体产生抗卵巢抗体。抗卵巢抗体可以作为判定卵巢损伤程度的重要指标，与女性不孕密切相关。抗卵巢抗体可通过破坏透明带抑制排卵并阻止精卵结合，还可通过作用于卵巢颗粒细胞、卵泡膜细胞及黄体细胞，造成机体雌激素、孕激素分泌不足，使下丘脑-垂体-卵巢轴功能紊乱，影响卵泡的发育，使卵泡提前闭锁，导致卵巢功能减退甚至衰竭。

七、其他相关抗体

hCG 是一种功能类似于卵泡刺激素（FSH）和黄体生成素（LH）的激素，一般由胎盘合体滋养层细胞产生，能刺激黄体产生孕酮，促进胚胎着床和维持黄体功能。绒毛膜组织作为抗原可以刺激母亲产生抗 hCG 抗体（AhCGAb），AhCGAb 作用于 hCG 的活性部位，能降低 hCG 维持妊娠的功能，从而导致自身免疫性不孕或习惯性流产。

第三节　诊断

免疫性不孕的诊断是一个复杂且细致的过程，旨在评估与免疫系统相关的各种因素，这些因素可能影响生育力。

以下是诊断免疫性不孕的主要方法。

一、详细收集病史与临床评估

详细收集患者及其伴侣的病史，特别是月经周期、性生活习惯、先前的妊娠经历、任何自身免疫性疾病以及家族史。临床评估可能包括对两性伴侣的生殖器官的检查，以排除其他可能导致不孕的因素。

二、体格检查

检查男性的睾丸大小、形态和是否存在静脉曲张等情况；对女性则进行盆腔检查，评估子宫和附件。

三、实验室检查

1. 男性精液检查。
2. 女性性激素、卵巢储备功能、甲状腺功能检查。
3. 免疫指标检测：
1）抗精子抗体：在男性精液或女性血清中检测抗精子抗体。
2）抗卵巢抗体和抗子宫内膜抗体：在血清中检测这些抗体，评估其对卵巢功能和胚胎着床的潜在影响。
3）淋巴细胞亚群分析：如 CD4＋ T 细胞、CD8＋ T 细胞和调节性 T 细胞（Treg），了解免疫系统的状态。
4）NK 细胞活性测试：评估 NK 细胞的活性，因为异常高的 NK 细胞活性可能与免疫性不孕和反复流产有关。

5）细胞因子检测：IL-6、IL-10 和肿瘤坏死因子-α（TNF-α）在免疫调节中起着重要作用。通过检测这些细胞因子的水平，可以评估免疫系统的状态和潜在的免疫异常。

4. 其他相关检测：

1）宫腔镜和腹腔镜检查：对于怀疑有解剖学异常或慢性盆腔炎症的患者，宫腔镜和腹腔镜检查不仅可以用于诊断，还可以进行治疗。

2）系统性自身免疫性疾病相关检测：对于有系统性自身免疫性疾病的患者，进行抗核抗体、抗磷脂抗体等的检测。

第四节　治疗

免疫性不孕的治疗旨在调节免疫系统的反应，以减少其对生殖过程的负面影响。由于免疫性不孕的原因多样，治疗策略需根据患者的具体情况制定。以下是治疗免疫性不孕症的主要策略。

一、药物治疗

1. 糖皮质激素：如泼尼松，用于抑制过度的免疫反应，减少抗体的产生，适用于有高水平抗体、自身免疫性疾病相关不孕的患者。

2. 静脉注射免疫球蛋白（IVIG）：通过调节免疫反应，降低 NK 细胞的活性，用于治疗反复种植失败和反复自然流产的患者。

3. 利库珠单抗（Anti-TNF-α）：针对过度活跃的 TNF-α，减少其对胚胎植入的负面影响。

二、调节性 T 细胞治疗

增加调节性 T 细胞的数量或功能，以恢复免疫耐受状态，减少免疫介导的胚胎损伤。

三、ART

1. 宫腔内人工授精：在一些情况下，如存在抗精子抗体，宫腔内人工授精可以将处理后的精子直接输送到子宫内，绕过自然受孕过程中可能遇到的免疫性障碍。

2. 体外受精：对于免疫因素导致的不孕，体外受精可以在受控环境下促成受精和胚胎发展，同时允许使用免疫调节治疗来提高着床率。

3. 胚胎植入前遗传诊断：对于有基因或染色体异常风险的夫妇，胚胎植入前遗传诊断可以帮助选择健康的胚胎，降低免疫相关失衡对妊娠成功率的影响。

四、生活方式调整

改善饮食、缓解压力和避免环境中的有害物质，可能有助于改善免疫功能和生殖健康。

五、辅助疗法

针灸、瑜伽和心理咨询等，可以作为辅助治疗手段，帮助患者减压，改善整体健康状况。

治疗免疫性不孕要结合药物治疗、ART 和生活方式调整等。治疗方案应根据患者的具体情况和需要制订，同时密切监测治疗效果和潜在的不良反应。免疫性不孕的临床管理要求对患者进行全面的评估，制订个性化的治疗计划，并进行持续的监测和调整。

第五节　总结

免疫性不孕是一种复杂的生殖障碍，随着分子生物学和免疫学研究的深入，我们对这种状况背后的细胞和分子机制的理解将显著增强，有望识别出新的生物标志物，并为诊断和治疗提供更准确的靶点。利用大数据和人工智能技术分析患者的遗传背景、免疫状态和生活习惯等信息，将发展出更加个性化的治疗方案，预测治疗反应，并为每位患者制订最适合的治疗计划。探索新的免疫调节治疗方法，如针对特定免疫细胞的小分子药物、生物制剂，以及利用基因编辑技术修正免疫功能缺陷，也将成为重要的研究方向。结合传统的 ART 和新兴的免疫调节治疗，强调生活方式调整和心理健康支持，将进一步提高治疗成功率并增强患者的整体福祉。免疫学家、生殖医学专家、遗传学家和心理学家等多学科专家的合作，将对全面理解和治疗免疫性不孕发挥关键作用。通过各方面的努力，未来免疫性不孕患者将获得更有效的治疗方法，提高生育力和生活质量。随着研究的深入，免疫性不孕症的更多谜团将被解开，为患者带来更多希望和治疗选择。

病案概述：患者，女，34 岁，已婚 6 年，未避孕但长期无法怀孕。体格检查未发现明显异常。

实验室检查：

血清和宫颈黏液中检测到高滴度 IgA 型抗精子抗体，卵巢储备功能尚可。宫腔镜和输卵管通液检查显示输卵管通畅。

丈夫的精液分析结果正常。

诊断和治疗：

1. 根据以上发现，医生诊断为免疫性不孕，由局部免疫因素所致，采取如下一系列治疗措施：

1）予以小剂量泼尼松免疫抑制治疗 3 个月，但效果不佳。

2）尝试宫腔内人工授精治疗 2 次，均未获得妊娠。

3）进行 IVF-ET 时，特意使用无血清培养基避免暴露于患者血清，但首次周期也失败了。

2. 在多次努力未果后，医生对这一疑难病例进行了全面评估和讨论：

1）IgA 型抗精子抗体主要影响精子穿透宫颈黏液的能力，导致人工授精治疗失败。

2）即使避免精子暴露于患者血清，抗体也可能已存在于卵子周围的卵泡液中，干扰受精过程。

3）患者的免疫状态可能对其他未检测的生殖抗原存在反应，影响胚胎发育。

3. 医生决定采取一种新的综合方案：

1）对患者实施强化的免疫抑制治疗，静脉输注高剂量免疫球蛋白 4 周。

2）进行 IVF-ET 时，特别采用患者卵泡液置换技术，用无血清培养基代替患者卵泡液。

3）选择优质胚胎进行囊胚移植，以尽量避免免疫因素的影响。

经过上述综合干预，令人欣喜的是，患者在第二个 IVF 周期成功怀孕！她最终顺利分娩一名健康婴儿。

启发：

1. 免疫性不孕往往涉及多种免疫机制和位点，单一检测或单一治疗方案可能难以奏效。

2. 除了体液免疫，细胞免疫等其他因素也可能参与免疫性不孕的发生，因此全面评估和综合干预尤为重要。

3. 新兴的 ART，如卵泡液置换和囊胚移植，为免疫性不孕提供了新的解决途径。

4. 妥善规划方案顺序，合理安排免疫抑制与辅助生殖，可能是关键所在。

主要参考文献

[1] 贺娟娟，王丽艳，申梦丹，等. 与女性不孕症相关的自身免疫抗体研究现状 [J]. 生殖医学杂志，2023，32（7）：1116-1121.

[2] 张盼. 自身免疫性抗体检测对女性不孕症的临床意义 [J]. 实用妇科内分泌电子杂志，2023，10（12）：87-89.

[3] 中华预防医学会生殖健康分会. 输卵管性不孕全流程管理中国专家共识（2023 年

版)[J]. 中国实用妇科与产科杂志, 2023, 39 (3): 318-324.

[4] SHUSHAN A, SCHENKER J G. Immunological factors in infertility [J]. Am J Reprod Immunol, 1992, 28 (3-4): 285-287.

[5] HIROAKI, SHIBAHARA, YU, et al. Anti-sperm antibodies and reproductive failures [J]. Am J Reprod Immunol, 2021, 85 (4): e13337.

[6] GUPTA S, SHARMA R, AGARWAL A, et al. Antisperm antibody testing: a comprehensive review of its role in the management of immunological male infertility and results of a global survey of clinical practices [J]. World J Mens Health, 2022, 40 (3): 380-398.

[7] LEATHERSICH S, HART R J. Immune infertility in men [J]. Fertil Steril, 2022, 117 (6): 1121-1131.

第七章　不明原因性不孕

第一节　概述

有规律、未避孕性生活至少1年，通过不孕因素的常规评估筛查（精液分析、输卵管通畅性检查、排卵功能评估）仍未发现明显的不孕原因可诊断不明原因性不孕（unexplained infertility，UI）。UI是一种生育力低下的状态，属于排除性诊断。尽管这些夫妇具备正常生育的生理条件，但在一年或更长时间的无保护性生活中仍未能实现妊娠。UI在不孕症患者中占有相当比例，估计其发病率为15%~30%。对UI的研究揭示了人类生殖过程的复杂性，以及我们对生育障碍的了解仍然有限。虽然医学进步极大地提高了对其他不孕因素的诊断和治疗能力，但UI的存在凸显了当前生殖医学领域中的知识空白。对于这类患者，缺乏明确病因往往使医生在提供个性化治疗方案时面临挑战。

国际上学者对UI的诊断标准基本达成共识，如NICE、ASRM和ESHRE相关指南或共识中已制定了相同的UI诊断标准，包括排卵功能评估、输卵管通畅性评估和男方精液分析三方面检查内容，对输卵管通畅性的评估可采用子宫输卵管造影（HSG）和（或）腹腔镜检查。当这三方面基本检查结果无异常时可诊断UI。ASRM在女性不孕诊断评估共识中也提出，如果患者有相关指征，包括有内异症的症状和体征、输卵管梗阻的危险因素，可以有选择地进行腹腔镜通液检查，不推荐对UI患者常规实施腹腔镜初筛。在我国UI的诊断标准尚未完全统一。我国《妇产科学》第9版和《生殖医学临床诊疗常规》等教材亦提出同样的UI诊断标准，但有学者提出质疑，提出必须经腹腔镜手术检查排除盆腔、输卵管异常等方能诊断UI。虽然在腹腔镜检查中可发现约40%的UI患者有轻中度内异症等异常，对UI患者初筛就实施腹腔镜检查是否可以改善UI的妊娠结局尚有争议，但显然会导致过度检查。仅基于三大不孕因素评估筛查而诊断UI的确需要商榷。然而从另一方面考量，即使是全面的各种检测，在明确不孕因素方面也远未达到足够的灵敏度和特异度。由于相关生殖功能的医学知识和检查手段的局限，影响生育的潜在因素的精确评估是困难的，做更"准确"的诊断必须考虑诊断过程所付出的更多的临床和经济成本是否有价值。因此，UI的诊疗管理应从临床和实践、经济成本与诊断价值角度全面考量。

由于定义、标准评估内容的差异，国外文献对 UI 的发病率报道不一，有 8%～37% 的不孕夫妇在完成不孕标准诊断评估后被诊断为 UI。但现有的这些流行病学资料主要来自欧洲和北美国家。国内《妇产科学》第 9 版将 UI 列为可能存在于男女双方的潜在不孕因素之一，占不孕症病因的 10%～20%。虽然国内已有多篇关于不孕症病因的单中心流行病学研究报告，但大多数研究设计不规范、样本量参差不齐、发表刊物级别不高，数据可靠性有待商榷。有学者对 2008—2010 年天津市住院不孕症患者进行流行病学调查分析，发现 UI 的发病率约为 4.8%，低于国外报道水平。因此，开展全国多中心、大样本的 UI 流行病学研究，获得权威流行病学数据，对指导临床实践及制定相关防治策略意义重大。

UI 的治疗策略的制定主要依赖于对患者特定情况的深入理解和评估，以及对现有治疗方法有效性的科学认知。尽管许多 UI 夫妇最终能通过自然或 ART 实现怀孕，但治疗过程中的不确定性和可能的失败给患者带来了极大的心理和情感压力。通过综述 UI 的现状，我们希望为患者带来希望，为医生提供更多支持治疗决策的信息，最终目标是提高 UI 夫妇的生育成功率，减轻他们的情感负担。

第二节 诊断

一、女性不孕的诊断评估

（一）子宫形态和输卵管通畅性评估

子宫形态和输卵管通畅性评估是女性不孕症评估的重要组成部分。推荐常规首选 X 线下子宫输卵管造影；超声子宫输卵管造影（HyCoSy）评估输卵管通畅性有一定价值，该技术的推广应用尚待进一步验证；腹腔镜下亚甲蓝通液是评估输卵管通畅性最准确的方法，但因操作复杂、价格昂贵等，不推荐其作为 UI 诊断的常规首选检查；如果不孕妇女有内异症的症状、体征或怀疑存在输卵管粘连，可考虑进行腹腔镜检查；宫腔镜下插管通液可作为排除假性近端梗阻的一种检查方式；不推荐子宫输卵管通液术用于评估输卵管通畅性。

1. 子宫输卵管通液术：输卵管通液术简便廉价，但准确性不高，具有较高的假阴性率和假阳性率。通液是一种盲性操作，无直视指标，不能确定是一侧或双侧输卵管病变，也不能准确判定病变的具体部位及是否有粘连，不能代替子宫输卵管碘油造影或腹腔镜检查评估输卵管的通畅性以及结构和功能。子宫输卵管通液术更多用于输卵管手术后的辅助治疗。2013 年的 NICE 指南指出，需要更多的随机对照试验验证输卵管通液术中使用碘油或液体介质的疗效，不推荐使用子宫输卵管通液术评估输卵管通畅性。

2. 子宫输卵管造影：X 线下子宫输卵管造影被认为是评估输卵管通畅性最好的检

查方法,与腹腔镜相比具有更微创、更廉价和并发症少的特点。2011 年,Broeze 等的研究发现子宫输卵管造影在诊断输卵管通畅性中的灵敏度和特异度分别为 53% 和 87%。子宫输卵管造影检测远端病变较近端病变更灵敏,近端病变更容易发生假阳性,然而子宫输卵管造影显示输卵管通畅并不表明拾卵功能正常。例如,患有严重内异症的妇女,卵巢可能粘连于直肠子宫陷凹和正常解剖位置的输卵管。有上述合并症的患者应考虑腹腔镜下行输卵管亚甲蓝通液术,可以同时对输卵管和其他盆腔情况进行评估。如上述评估都正常,则基本排除输卵管因素导致不孕。

3. 腹腔镜下行输卵管通液术:腹腔镜允许直视检查盆腔解剖结构,可以弥补子宫输卵管造影在检测输卵管功能方面的不足,发现输卵管结构异常,如输卵管周围及伞端粘连等,因此在临床实践中被认为是判断输卵管通畅性的"金标准"。但腹腔镜诊断也有 3% 左右的假阳性率,其价格昂贵、需要住院及可能产生手术相关的并发症。根据 2013 年 NICE 指南,对于既往存在盆腔炎性疾病、异位妊娠、内异症等病史的患者,应该先通过子宫输卵管造影检查输卵管通畅性,相比单纯腹腔镜,子宫输卵管造影具有微创、廉价、方便的特点。根据 ASRM 指南,在下列情况下需行腹腔镜检查:诊断为 UI 的患者伴有内异症症状或体征,或怀疑合并输卵管粘连;UI 患者不常规进行诊断性腹腔镜检查。因此,不建议腹腔镜作为输卵管通畅性的首选初筛检查,而是在有指征情况下选择性进行。

4. 超声子宫输卵管造影:超声子宫输卵管造影指在经阴道超声引导下向宫腔内注入造影剂,通过观察造影剂在宫腔、输卵管内的流动以及进入盆腔后弥散的情况来判断输卵管的通畅程度。随着特异性超声成像技术和新型造影剂的发展,该技术逐步在临床上应用。有研究已经证实超声子宫输卵管造影与腹腔镜下亚甲蓝通液术在评价结果准确性方面有较好的一致性。有文献回顾性指出超声子宫输卵管造影的灵敏度和特异度较子宫输卵管造影高,但超声子宫输卵管造影较子宫输卵管造影的结果为"不确定"(无法确定输卵管是通畅还是堵塞)的比例更高(8.8% vs 0.5%),且超声子宫输卵管造影的准确程度对超声检查医生的依赖性很大。

5. 宫腔镜下插管通液:宫腔镜检查不是不孕症的初筛评估内容。近年来,应用宫腔镜检查了解宫腔内情况,可发现宫腔粘连、黏膜下肌瘤、息肉、子宫畸形等,并同时进行手术治疗。它通常可用于子宫输卵管造影和超声检查异常者的进一步评估和治疗,2015 年 ASRM 指出宫腔镜下插管通液可以对子宫输卵管造影提示的输卵管近端阻塞进行确认和排除。

(二)评估排卵及卵巢储备功能

排卵功能障碍存在于约 40% 的不孕妇女中,常表现为月经紊乱。月经紊乱的患者需寻找原因,如多囊卵巢综合征、甲状腺疾病、高催乳素血症和下丘脑垂体问题等。既往月经周期正常是有规律排卵的标志,只有很少部分患者有规律月经而无排卵,因此月经史可以初步评估排卵是否正常。其他用于评估排卵的方法包括基础体温(BBT)记录、尿黄体生成素(LH)试纸、黄体中期血清孕酮测定和子宫内膜活检。

尽管对于依从性好的患者来说,基础体温记录是一种低成本的检测方法,但患者常常感到困惑，且难以坚持。基础体温记录和尿LH监测指导性生活并不能提高自然受孕的概率，但对于少数不能经常同房的夫妇，采用尿LH监测确定同房时间有一定意义。在月经周期为28天的女性中，第21天进行黄体中期孕酮水平测定，血清孕酮水平高于3ng/mL（9.51nmol/L）表明有排卵。子宫内膜活检曾用于诊断黄体功能不全，但由于与不孕无关，已不再作为常规检查。B超可用于监测卵泡发育，推荐经阴道超声，检测内容包括：子宫大小/形态、肌层回声、子宫内膜厚度及分型；卵巢基础状态，如卵巢体积、双侧卵巢内2～10mm的窦卵泡计数、卵巢内的回声情况；监测优势卵泡的发育、成熟卵泡的大小及排卵的发生，有无卵泡不破裂黄素化综合征及输卵管积水的征象。根据2012年ASRM指南，卵巢储备评估应包括月经第2～4天的血清卵泡刺激素和雌二醇水平、克罗米芬兴奋试验和超声监测卵巢窦卵泡计数。高龄和有卵巢手术史的妇女存在卵巢功能或储备功能降低的风险。根据2013年NICE指南，女性年龄是预测其自然受孕或通过体外受精受孕概率的主要指标。2008年ASRM关于年龄相关性生育力下降的共识指出，生育力在32岁开始下降，37岁后显著下降。我国《高龄女性不孕诊治指南》建议从年龄、基础性激素、抗苗勒管激素和经阴道超声检测基础窦卵泡计数等方面对卵巢储备功能进行综合评估。然而，最近的文献对某些卵巢储备评估指标的有效性存在争议，认为这些检查结果不能直接提示不孕症，只是其水平异常与促排卵药物治疗低反应有关，并可能降低IVF-ET后的活产率。

（三）UI与免疫因素筛查

免疫因素与不孕有相关性，但没有充分证据显示其存在直接因果关系。因此，不推荐在不孕症的常规筛查中进行免疫因素筛查，也不推荐将其纳入UI的诊断评估标准。免疫因素在生殖中的作用备受关注，部分文献支持其在女性不孕中的相关作用。与不孕相关的自身抗体分为两类：非器官特异性自身抗体（如抗心磷脂抗体、抗核抗体）和器官特异性自身抗体（如抗精子抗体、抗子宫内膜抗体、抗卵巢抗体、抗hCG抗体）。NK细胞是另一重要免疫因素。近年来，各种自身抗体的检测方法日益普及，免疫抑制剂也得到广泛使用，但对于这些自身抗体与不孕症的关联、检测方法及结果判断，以及相应干预手段的选择仍有争议。因此，依靠上述抗体的筛查来诊断免疫性不孕受到质疑。虽然有研究表明免疫功能异常与早期生殖功能障碍相关，但更多严谨研究未能证明其因果关系。尽管大量研究表明免疫因素参与配子产生、精卵结合、胚胎着床和发育等生殖环节，但具体机制尚未阐明。由于常规免疫测试相对昂贵，且不能预测妊娠结局，不推荐其作为不孕症的基本筛查内容。

二、男性不育的诊断评估

UI的诊断是一个排除性诊断，意味着在进行了广泛和彻底的检查后，仍未能发现明确的不孕原因，推荐进行≥2次精液检查。以下是UI诊断的推荐流程，通过一系列标准化的步骤，确保对夫妇双方进行全面评估：分析方法和结果评价参考《世界卫生组织人类精液检验与处理实验室手册》第5版；不推荐性交后试验（post coital test,

PCT）作为不孕不育夫妇的基本评估内容。男性不育作为唯一不孕因素的情况占不孕夫妇的30%，同时合并其他不孕因素的情况占20%~30%。在男性不育诊疗上，可以通过病史、体格检查以及精液分析来评估男性生育力。病史包括婚育史，是否有隐睾症，是否有性功能障碍、内科和外科病史，是否使用任何药物、烟草、酒精或非法毒品等。体检时重点检查外生殖器，注意发育情况，是否存在炎症、畸形或瘢痕、精索静脉曲张或输精管缺如。精液检查需按照《世界卫生组织人类精液检验与处理实验室手册》第5版标准，以确保检查的质量可靠。根据2013年NICE指南，如果第一次精液分析异常，应于3个月后复查。但严重少精子症或无精子症的患者应该尽早复查。如果上述的复查结果显示正常，可暂时排除男性因素导致的不孕。性交后试验即评估性交后宫颈黏液样本中精子的运动情况，自1866年开始得到广泛的应用，曾被认为是基本不孕症评估的重要组成部分。然而，临床研究发现，性交后精子活力与妊娠结局的相关性较差。多项系统评价和临床试验的结果均表明性交后试验的诊断价值有限，对妊娠能力的预测较差。ASRM指南中，不再推荐性交后试验作为不孕症常规评估的一部分。

第三节 治疗

由于没有发现明确的生殖缺陷或功能损害，对于UI的治疗尚无统一策略，通常采用经验性治疗。UI的策略及效果应综合考虑，以避免过度治疗或延误治疗。UI的诊治管理非常重要，应根据年龄、不孕年限和生育需求的迫切性提供个性化治疗建议。

一、期待治疗

部分UI患者无需治疗即可成功妊娠，因此期待治疗是基本建议。无足够证据显示各年龄组UI患者期待治疗的时间界值，建议个性化管理，重点关注年龄与不孕年限。对于年龄＜35岁且不孕年限≤2年的UI患者（无卵巢功能减退证据），可进行6~12个月的期待治疗；如仍未孕，可考虑积极治疗。不推荐年龄＞35岁或不孕年限≥3年的UI患者进行期待治疗。

期待治疗的成功率取决于女性年龄、不孕年限和同一性伴侣的生育史。期待治疗后的妊娠率文献报道不一。Nardelli等回顾性分析了45篇UI文献，发现未治疗组每月经周期的平均妊娠率为1.3%~4.1%，显著低于多数治疗干预组。期待治疗方案适用于卵巢功能正常的年轻UI患者，但对于女方年龄＞35岁且不孕年限≥3年的患者，期待治疗较难获得成功妊娠。因此，期待治疗更适用于年轻、不孕年限短的UI患者。不同年龄UI患者期待治疗时间的界定缺乏有力证据。有证据表明，最初6个月的期待治疗费用较低，不延长怀孕时间，也不影响怀孕概率。NICE关于生育力的指南建议，年龄＜35岁的UI患者可优先选择进行2年的期待治疗；若2年后仍未孕，应考虑IVF助孕。需充分告知患者治疗计划，以减少期待治疗中的焦虑或抑郁。总之，期待治疗管理应重点关注患者年龄与不孕年限,给予个性化的临床策略。

二、腹腔镜检查在 UI 诊治中的应用

推荐有条件者进行腹腔镜检查:在不孕因素常规评估筛查中,对疑有内异症或者有盆腔粘连危险因素的 UI 患者,若不孕年限 >3 年,可以考虑行腹腔镜检查。

在腹腔镜手术前,应考虑尝试 3~6 个周期的促排卵及适时性交治疗。腹腔镜可在直视下检查盆腔解剖异常和输卵管通畅性,弥补子宫输卵管造影在评估输卵管功能方面的不足,还能发现输卵管结构异常,如输卵管周围及伞端粘连等,是诊断内异症、盆腔结核等疾病的"金标准"。然而,腹腔镜检查是一种有创检查,存在麻醉及手术并发症的风险,且手术操作本身可能导致术后盆腔粘连,尤其是输卵管手术,增加宫外孕的发生率。2000 年以后的临床研究多数不支持 UI 诊断首选腹腔镜检查,因此,不建议在不孕的标准诊断评估中常规进行腹腔镜检查,仅建议有相关指征者进行检查。有报道认为腹腔镜检查术后发现 Ⅰ~Ⅱ 度内异症可能是部分 UI 患者主要的不孕原因。

当前对于腹腔镜手术在 UI 诊疗过程中的价值,国内外均存在争议。争议的主要焦点是腹腔镜手术能否改善 UI 及轻度内异症患者的妊娠结局。支持者认为腹腔镜能够较准确地发现并处理 UI 患者的隐匿性盆腔异常,解除可能影响妊娠的盆腔因素,具有明确的诊断价值和一定的治疗价值。经过腹腔镜处理可以改善 UI 及轻度内异症妇女的妊娠结局。一篇 2002 年发表的 Cochrane 综述也得出相似结论,认为通过腹腔镜治疗轻微内异症可提高妊娠成功率,但该研究方法学存在缺陷,结论需进一步验证。最近一项关于 UI 患者腹腔镜手术治疗的随机对照试验发现,将 512 名诊断为 UI 的妇女随机分为手术组和非手术组,行促排卵+适时同房治疗 6 个周期后,手术组和非手术组的临床妊娠率分别为 44.7% 和 41.7%,两组间无统计学差异,流产率也无差异。该研究认为,在 UI 管理中,应先尝试促排卵+适时同房治疗,无足够依据显示常规腹腔镜处理可改善 UI 妊娠结局。对于长期(>3 年)不孕的年轻妇女,腹腔镜或许可作为诊治方法。国外指南建议对轻度内异症和 UI 采用相同的诊治管理方法,包括期待治疗、促排卵和 ART。

三、助孕方案的选择

(一)诱导排卵(ovulation induction,OI)

不推荐 UI 患者单独使用口服药物诱导排卵,如克罗米芬(CC)、阿那曲唑、来曲唑治疗。

(二)宫腔内人工授精(intrauterine insemination,IUI)

没有足够证据显示各年龄组 UI 患者行 IUI 治疗的年龄与治疗周期数界值,建议进行个性化管理。对于年龄 <35 岁且期待治疗未孕的患者,可尝试 3~6 个周期的 OI+

IUI 治疗，若仍不孕，可考虑转 IVF-ET 助孕。UI 是 IUI 治疗的适应证之一，多项研究表明，诱导排卵后行 IUI 是有效的治疗方法。其原因可能包括诱导排卵治疗了 UI 基本检查遗漏的隐性排卵缺陷，增加了可用于受精的卵母细胞，以及 IUI 通过将洗过的精子注入宫腔，提高了活动精子的密度，最大限度地增加了受精机会。近期研究不推荐 UI 患者单独口服卵巢刺激药物（如 CC、阿那曲唑、来曲唑），因为与期待治疗相比，单独口服诱导排卵药物花费更多，且不能提高活产率。因此，不推荐 UI 患者单独口服诱导排卵药物，但可以使用人绝经期促性腺激素（HMG）促排卵治疗。在接受其他形式 ART（如 IVF-ET）之前，UI 和轻度男方因素导致不孕的夫妇应先接受 IUI。IUI 可以采用自然周期模式，亦可联合 OI 治疗。证据表明，自然周期 IUI 并不比期待治疗更有优势，且未显示出更高的活产率，而促排周期 IUI 较自然周期 IUI 更能提高活产率。对于 UI 和轻度男方因素导致不孕的夫妇，单胚胎移植（IVF with single embryo transfer, IVF-SET）与 OI+IUI 具有相同的活产率，但 OI+IUI 在同等效应下花费更低。因此，对于这些夫妇，OI+IUI 应被推荐为一线治疗。综上所述，对于年龄 <35 岁且期待治疗后仍未孕的夫妇，可以考虑 OI+IUI 治疗。

（三）IVF-ET

没有足够证据显示 UI 患者各年龄组选择 IVF-ET 治疗的最佳年龄界值，因此建议个性化管理。对于 <35 岁且经过期待治疗和 3~6 个周期的 OI+IUI 治疗仍未受孕的 UI 患者，可考虑 IVF-ET 助孕。对于 >35 岁且不孕年限较长（>3 年）的 UI 患者，可尝试 OI+IUI 治疗或直接进行 IVF-ET 助孕。IVF 被认为是多数不孕症患者的最终治疗手段，具有更高的活产率和妊娠率，并可通过限制移植胚胎数来降低多胎妊娠的发生率。IVF 选择性单胚胎移植（IVF-eSET）显示出更高的持续妊娠率。由于女方年龄及不孕年限与 UI 的妊娠结局相关，治疗方案应基于这两个因素进行个性化选择。大多数不孕夫妇在接受 OI+IUI 治疗的前 3~6 个周期内获得妊娠，之后的治疗周期中妊娠率显著降低，因此应考虑 IVF 治疗。对于 >35 岁且不孕年限较长（>3 年）的 UI 夫妇，自然妊娠率很低，尤其是 40 岁以上的 UI 患者，IVF 被认为是获得成功妊娠的最终选择。因此，对于高龄且不孕年限较长的 UI 患者，应考虑 OI+IUI 或直接 IVF 治疗。

第四节　总结

UI 是一个复杂的医学难题，对患者及其家庭造成了巨大的心理和经济负担。尽管现有治疗方法在一定程度上能帮助部分患者实现生育梦想，但仍有改进空间。未来的研究需要深入理解 UI 的病因，并基于此开发更有效的诊断和治疗策略。随着科技的进步和多学科合作的深入，未来有望为 UI 患者提供更精确和个性化的治疗方案，提高治疗成功率，减轻心理压力，帮助更多家庭实现生育梦想。在这一过程中，医生、研究人员和患者之间的紧密合作是关键。

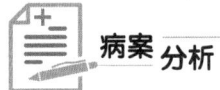
病案分析

患者基本信息：患者，女，31岁

病史：已婚5年，自述未避孕但一直无法怀孕。既往健康良好，无手术史。

临床检查及辅助检查：

1. 月经规律，基础体温监测显示排卵正常。
2. 宫腔镜及盆腔镜检查未见明显异常，输卵管通畅。
3. 卵巢储备功能评估（AMH）在正常范围。
4. 丈夫的精液分析结果完全正常。
5. 未发现明确的免疫学、内分泌或感染等异常。

诊断和治疗：

根据以上检查结果，医生诊断为UI。采取以下治疗措施：

1. 尝试时间引导辅助生育，包括计算排卵日、调理保胎等，但未获成功。
2. 促排卵药物（克罗米芬）联合人工授精治疗4个周期，仍未获得妊娠。
3. 进行IVF－ET治疗，在第一个周期取得了令人欣喜的成功，患者成功怀孕。余下妊娠过程顺利，最终分娩一名健康婴儿。

分析及讨论：

1. UI的临床诊断路径中一定要严格排除已知不孕原因，做到"诊断思路去污化"，同时检查项目必须完整规范。
2. 对UI患者的治疗应循序渐进。首先尝试时间引导和低成本的促排卵＋人工授精方案。如果效果不理想再考虑IVF－ET等高成本高风险方案。
3. UI为多种未知因素叠加的结果。部分病因可能存在于卵子或精子中，也可能发生在受精、着床和胚胎发育的关键阶段。IVF－ET技术绕过了自然受孕的多个环节，从而提高了成功率。
4. 对UI患者采用积极的IVF－ET策略具有更好的医学依据。但需平衡治疗风险、成本和患者心理期望。

总之，UI的诊断和治疗具有一定的挑战性。需要规范的检查排除已知病因，明确适当的治疗策略。ART为UI患者提供了新的希望，但其中蕴含的医学、伦理等方面的问题仍有待进一步探讨。

主要参考文献

[1] 杨一华，黄国宁，孙海翔，等. 不明原因不孕症诊断与治疗中国专家共识[J]. 生殖医学杂志，2019，28（9）：984-992.

[2] 沈俊杰，刁飞扬，刘金勇. 不明原因不孕的期待治疗与助孕[J]. 生殖医学杂志，2023，32（4）：617-621.

[3] 中国医师协会生殖医学专业委员会. 高龄女性不孕诊治指南 [J]. 中华生殖与避孕杂志, 2017, 37 (2): 87-100.

[4] Guideline Group on Unexplained Infertility, ROMUALDI D, ATA B, et al. Evidence-based guideline: unexplained infertility [J]. Hum Reprod, 2023, 38 (10): 1881-1890.

[5] DOUGHERTY M P, POCH A M, CHORICH L P, et al. Unexplained female infertility associated with genetic disease variants [J]. N Engl J Med, 2023, 388 (11): 1055-1056.

[6] WANG R, VAN EEKELEN R, MOCHTAR M H, et al. Treatment strategies for unexplained infertility [J]. Semin Reprod Med, 2020, 38 (1): 48-54.

[7] SANTAMARIA X, SIMÓN C. Endometrial factor in unexplained infertility and recurrent implantation failure [J]. Semin Reprod Med, 2021, 39 (5-6): 227-232.

[8] GLEICHER N, BARAD D. Unexplained infertility: does it really exist? [J]. Hum Reprod, 2006, 21 (8): 1951-1955.

[9] Practice Committee of the American Society for Reproductive Medicine. Effectiveness and treatment for unexplained infertility [J]. Fertil Steril, 2004, 82 (Suppl 1): S160-S163.

[10] BROEZE K A, OPMEER B C, VAN GELOVEN N, et al. Are patient characteristics associated with the accuracy of hysterosalpingography in diagnosing tubal pathology? An individual patient data meta-analysis [J]. Hum Reprod Update, 2011, 17 (3): 293-300.

[11] FATUM M, LAUFER N, SIMON A. Investigation of the infertile couple: should diagnostic laparoscopy be performed after normal hysterosalpingography in treating infertility suspected to be of unknown origin? [J]. Hum Reprod, 2002, 17 (1): 1-3.

[12] TJON-KON-FAT R I, TAJIK P, ZAFARMAND M H, et al. IVF or IUI as first-line treatment in unexplained subfertility: the conundrum of treatment selection markers [J]. Hum Reprod, 2017, 32 (5): 1028-1032.

第八章 妇科恶性肿瘤保留生育力治疗

第一节 卵巢恶性肿瘤保留生育力治疗

一、流行病学

卵巢恶性肿瘤患者中育龄女性约占12%，每年全球新增15～40岁年龄段女性卵巢恶性肿瘤病例约38500例。近年来，随着诊疗手段的进步，卵巢恶性肿瘤死亡率呈下降趋势。对于年轻且有生育需求的卵巢恶性肿瘤患者，除了关注肿瘤治疗结局外，生活质量和生育力的保留也非常重要。卵巢恶性肿瘤保留生育力手术（fertility-sparing surgery，FSS）旨在保证肿瘤治疗效果的前提下，保留患者的正常卵巢和子宫，从而维护其生殖内分泌功能和生育力。是否实施FSS主要取决于患者的年龄、生育需求、生育计划、肿瘤组织学类型、病理分级和FIGO分期等。

二、治疗

（一）卵巢恶性肿瘤的FSS

1. 早期上皮性卵巢癌。

早期上皮性卵巢癌的标准术式是全面分期手术。满足下列条件者，可考虑FSS。

1）年龄＜40岁，渴望生育，不存在其他不孕因素，无妊娠禁忌证。

2）有严格的随诊条件。

3）患者对FSS带来的肿瘤复发风险充分知情。

4）病理提示病变仅限于一侧卵巢，子宫和对侧卵巢无异常。

5）ⅠA期低级别浆液性癌、黏液性癌、高级别浆液性癌、透明细胞癌、子宫内膜样癌。

6）ⅠC期（单侧）低级别浆液性癌、ⅠC1～ⅠC2期（单侧）G1/G2级黏液性癌、ⅠC期（单侧）G1/G2级子宫内膜样癌。

7）对于卵巢子宫内膜样癌和卵巢透明细胞癌患者应排除子宫内膜病变。

手术原则和内容：切除患侧附件和肿瘤，保留子宫和对侧附件；对于高级别浆液性癌、黏液性癌和透明细胞癌患者，推荐对侧卵巢活检术；其余类型上皮性卵巢癌，若对侧卵巢外观无异常，可不活检；盆腔或（和）腹主动脉旁淋巴结切除；盆腔冲洗液细胞学检查、可疑或粘连部位腹膜多点活检、大网膜活检或切除等全面分期手术。

上皮性卵巢癌占卵巢恶性肿瘤的90%，其中3%～14%发生于育龄女性，超过50%的育龄患者为早期。主要病理类型包括高级别浆液性癌（70%）、子宫内膜样癌（10%）、透明细胞癌（10%）、低级别浆液性癌（<5%）和黏液性癌（3%）。高级别浆液性癌预后较差，确诊时大多为Ⅲ期（51%）或Ⅳ期（29%），而58%～64%的子宫内膜样癌、黏液性癌和透明细胞癌在诊断时为Ⅰ期。浆液性癌患者的5年肿瘤特异性生存率（CSS）为43%，显著低于子宫内膜样癌（82%）、黏液性癌（71%）和透明细胞癌（66%）。肉眼判定的"早期"上皮性卵巢癌，经全面分期手术后，约有30%的患者分期升级。完成生育后，部分患者可能需再次手术切除子宫及对侧附件。高级别浆液性卵巢癌保留生育力的指征仍存在争议。

2021年中国卵巢恶性肿瘤诊断与治疗指南指出，"FSS限于分化好的ⅠA期或ⅠC期上皮性卵巢癌患者"，不包括高级别浆液性卵巢癌。然而，2022年第1版美国国立综合癌症网络（NCCN）指南并未排除高级别浆液性卵巢癌，表明其并非FSS的绝对禁忌。高级别浆液性卵巢癌是上皮性卵巢癌中预后最差的类型，死于此类癌症的患者占所有卵巢恶性肿瘤患者的70%～80%，且80%的患者会复发。因此，FSS应十分谨慎，对于选择FSS的患者，推荐进行健侧卵巢活检。有证据表明，组织学分级显著影响Ⅰ期上皮性卵巢癌FSS患者的预后。相比ⅠA期G1/G2级，ⅠA期G3级患者的5年总体生存率（OS）为100%，但无复发生存率（RFS）显著下降（33.3% vs 97.8%）。相比ⅠC期G1/G2级，ⅠC期G3级患者的5年总体生存率（66.7% vs 96.9%）和RFS（66.7% vs 92.1%）均显著下降。研究指出，Ⅰ期G1/G2级上皮性卵巢癌患者行FSS是安全的。Fruscio等认为，FSS可能不会增加G3级患者的复发风险，也有学者认为根治术并未降低G3级患者的复发率。因此，仅ⅠA期高级别浆液性卵巢癌可谨慎选择FSS，术后化疗3~6个疗程，对ⅠC期患者不推荐行FSS。

低级别浆液性卵巢癌占所有上皮性卵巢癌的2%，占浆液性卵巢癌的4.7%，较为罕见，确诊时仅2%～5%的患者为Ⅰ期。肿瘤细胞表现为轻至中度的异质性，增殖活性低，但约95%的肿瘤存在雌激素受体表达，50%存在孕激素受体表达，为治疗提供了潜在靶点。年龄是影响低级别浆液性卵巢癌预后的危险因素，年龄>35岁的患者无病生存期（DFS）明显短于年轻患者（32.6个月 vs 18.8个月）。总体而言，低级别浆液性卵巢癌患者的生存期较高级别浆液性卵巢癌患者明显延长，疾病进展缓慢，是上皮性卵巢癌中预后最好的类型之一。因此，有生育需求的ⅠA期和ⅠC期低级别浆液性卵巢癌患者可以选择FSS。

在内异症相关卵巢癌中，最常见的类型是卵巢透明细胞癌和子宫内膜样癌。卵巢透明细胞癌被认为是高级别肿瘤，亚裔女性发病率最高，在年轻时达到高峰，恶性程度高。研究表明，对于接受FSS的上皮性卵巢癌患者，高级别或透明细胞癌是影响DFS

和CSS的独立危险因素。ⅠA期透明细胞癌患者可以选择FSS，但术后应进行规范化疗；而选择FSS的ⅠC期透明细胞癌患者其总体生存率较接受根治性手术的患者更低，故不推荐ⅠC期透明细胞癌患者选择FSS。若患者有强烈意愿，也应十分谨慎，并推荐进行健侧卵巢活检，术后完善以铂类为基础的化疗。

卵巢透明细胞癌患者FSS的临床研究十分有限，安全性尚不确定，应与患者充分沟通并获得明确知情同意。一项基于28118例上皮性卵巢癌患者的回顾性研究发现，卵巢子宫内膜样癌是上皮性卵巢癌中预后最好的类型之一，5年总体生存率为81%，5年无进展生存率（PFS）为55%；其中低级别子宫内膜样癌5年总体生存率为89%，高级别子宫内膜样癌5年总体生存率为76%。高级别子宫内膜样癌约占卵巢恶性肿瘤的1.6%，预后较差，OS虽比浆液性卵巢癌更长，但短于低级别子宫内膜样癌。因此，不推荐高级别卵巢子宫内膜样癌患者选择FSS。研究表明，内异症相关卵巢癌患者合并同期原发癌的可能性较高（23.8% vs 8.3%），其中94.1%为子宫内膜样癌。因此，卵巢透明细胞癌或卵巢子宫内膜样癌患者应同时注意排除子宫内膜病变。另外，卵巢内异症恶变者常合并其他不孕相关因素，妊娠概率较低，患者应充分知情并明确同意。黏液性卵巢癌好发于20~40岁女性，早期患者预后良好，但需与卵巢良性、交界性和转移性黏液性癌进行鉴别。一项回顾性研究指出，ⅠA期和ⅠC1~ⅠC2期黏液性卵巢癌患者保留生育力是可行的，且结局良好，但ⅠC3期的安全性尚不明确，因此不推荐ⅠC3期黏液性卵巢癌患者行FSS。80%的黏液性卵巢癌为转移性癌，其中45%来源于胃肠道，也可来源于宫颈等部位。因此，即便对侧卵巢外观正常，仍推荐行卵巢活检以排除微小转移病灶。准确区分原发性与转移性是开展FSS的前提，不推荐转移性黏液性卵巢癌患者保留生育力。

2. 卵巢恶性生殖细胞肿瘤。对于有生育要求的卵巢恶性生殖细胞肿瘤患者，FSS的实施原则：①年龄<40岁，渴望生育，不存在其他不孕不育的因素，无妊娠禁忌证；②有严格的随诊条件；③患者对FSS带来的肿瘤复发风险充分知情；④对于单侧卵巢受累者，推荐患侧附件切除术；对于双侧卵巢受累者，可保留一侧或双侧正常卵巢组织（保留子宫），其余同保留生育力的全面分期手术；⑤除无性细胞瘤外，不建议对外观正常的一侧卵巢进行活检；⑥卵巢恶性生殖细胞肿瘤的儿童、青春期和年轻成人（≤25岁）患者不需切除淋巴结，大网膜仅需活检；⑦由于预后良好，完成生育后不建议接受根治性手术。

卵巢恶性生殖细胞肿瘤是一种好发于年轻女性的罕见肿瘤，70%的患者在确诊时处于早期（Ⅰ期）。主要组织学类型包括无性细胞瘤、卵黄囊瘤、未成熟畸胎瘤、胚胎癌和绒癌等。这类肿瘤通常单侧发生，对博来霉素+依托泊苷+顺铂（BEP）化疗方案敏感，切除对侧正常卵巢和子宫并不改善预后，且具有特异的肿瘤标志物，复发和转移较少累及子宫及对侧附件。一项系统综述显示，接受FSS的患者累积复发率仅为8.7%。无性细胞瘤患者对侧卵巢可能存在隐匿性病变，约11.76%患者外观正常卵巢受累，建议活检。早期和晚期患者FSS术后预后良好，Ⅰ期5年无病生存率为84%，Ⅱ~Ⅳ期为89%；Ⅰ期5年总生存率为99%，Ⅱ~Ⅳ期5年总生存率为91%。FIGO分期不是影响FSS术式选择的主要因素，应根据单双侧卵巢受累情况选择手术方式，对于双侧受累的年轻患者，可通过保留部分正常卵巢组织来保留生育力。

3. 早期卵巢性索间质肿瘤。

满足下列条件者，可考虑保留生育力：①年龄＜40岁，渴望生育，不存在其他不孕不育的因素，无妊娠禁忌证；②有严格的随诊条件；③患者对FSS带来的肿瘤复发风险充分知情；④Ⅰ期；⑤对于单侧卵巢受累者，推荐患侧附件切除术，对于双侧卵巢受累者，可保留一侧或双侧正常卵巢组织（保留子宫）；并进行保留生育力的全面分期手术，可不切除淋巴结；⑥对于成人型颗粒细胞瘤患者，对侧卵巢外观正常时，无需活检；⑦对于合并高危因素（低分化、网状结构或异源成分）的支持间质细胞肿瘤，建议对外观正常的卵巢进行活检；⑧对于颗粒细胞瘤和分泌雌激素的支持间质细胞瘤，应注意排除子宫内膜病变；⑨卵巢性索间质肿瘤患者完成生育后可考虑接受根治性手术。

卵巢性索间质肿瘤是一类低度恶性肿瘤，64%的患者于Ⅰ期确诊。Ⅰ期预后良好，复发风险≤5%，5年特异性生存率为98%；即便是Ⅳ期，5年特异性生存率仍可达41%。患者完成生育后可考虑根治性手术。颗粒细胞瘤和支持间质细胞瘤是最常见的病理类型。颗粒细胞瘤多单侧发生（2%～8%为双侧），可合并子宫内膜增生性疾病或子宫内膜样癌，健侧卵巢无需常规活检，但应排查子宫内膜病变。颗粒细胞瘤存在晚期复发风险，建议延长随访或完成生育后行根治性手术。支持间质细胞瘤多单侧发生，约75%患者＜30岁。根据WHO 2020年分类，低分化型为低度恶性，70%～85%患者伴有雄激素过高表现；部分可伴有不规则阴道出血、月经过多等雌激素过高表现，同样需排除子宫内膜病变；也有一部分无性激素异常。研究显示，ⅠA期行FSS和根治性手术的复发率分别为8%和6%，但复发后死亡风险高达70%。影响预后的高危因素包括分期、分化程度、网状结构和异源成分。对于合并高危因素患者，建议活检外观正常的卵巢，以降低复发率。

（二）FSS术后的辅助治疗

化疗对女性生育力的影响与年龄、药物种类及剂量等因素相关。规范化疗有助于降低肿瘤复发和死亡风险。FSS术后应优先选择生殖毒性较低、对卵巢功能影响小的化疗药物。烷化剂尤其是环磷酰胺对卵泡和颗粒细胞毒性最强，具有剂量依赖性，导致早发性卵巢功能衰竭和不孕的风险最高。个别研究认为化疗还可能通过损伤子宫内膜而影响生育，但不同药物对子宫内膜的影响尚不明确。肿瘤治疗过程中使用GnRH-a对生育结局的获益存在争议，不推荐作为卵巢组织冷冻、卵母细胞冷冻或胚胎冷冻的替代方案，仅在无其他保留生育方法或急需化疗时可考虑。由于化疗药物对卵巢功能损伤程度不同，需谨慎权衡。

1. 早期上皮性卵巢癌。

1）ⅠA期低级别浆液性癌、ⅠA期G1级黏液性癌、ⅠA期G1级子宫内膜样癌，无需辅助化疗。

2）ⅠA期透明细胞癌，可观察或酌情给予3~6个疗程的化疗。

3）ⅠA期G2级黏液性癌和子宫内膜样癌，可观察或酌情给予3~6个疗程的化疗。

4）ⅠC期低级别浆液性癌、G1/G2级黏液性癌、G1/G2级子宫内膜样癌，化疗

3～6个疗程。

5) 推荐方案是顺铂和紫杉醇联合方案（TC方案）。黏液性卵巢癌首选氟尿嘧啶+四氢叶酸+奥沙利铂，或卡培他滨+奥沙利铂静脉化疗；低级别浆液性癌或G1级子宫内膜样癌首选芳香化酶抑制剂（阿那曲唑、来曲唑、依西美坦）。

辅助化疗应在FSS和全面分期手术的基础上进行。卡铂具有性腺毒性。紫杉醇存在争议。有研究表明，紫杉醇对化疗后闭经的影响不大，仅在动物实验中发现对窦卵泡有一定毒性，但短期内对卵巢功能无明显影响；也有文献报道可导致卵泡刺激素增高。TC方案的性腺毒性尚不明确，有研究指出TC方案可诱发小鼠卵巢累积性损伤和不孕。一项回顾性研究发现，Ⅰ期卵巢透明细胞癌患者总体上可从化疗获益，ⅠA和ⅠB期患者化疗后总生存期可改善，但未对接受FSS的ⅠA期患者进行独立分析。不同类型上皮性卵巢癌的一线化疗方案有所不同：ⅠA期黏液性癌术后可观察；ⅠA期G1级子宫内膜样癌术后可观察，ⅠC期可选择观察、化疗或激素治疗，化疗后可观察或采用来曲唑等激素维持治疗。因此，在FSS术后选择辅助化疗时，需权衡其对生育潜能的影响。

2. 卵巢恶性生殖细胞肿瘤。

1) 对ⅠA期无性细胞瘤和ⅠA期G1级未成熟畸胎瘤，在实施保留生育力的全面分期手术后，可随访观察。

2) 其他临床期别者，在分期手术或满意的肿瘤细胞减灭术后，都应接受3～4个疗程的化疗，或在血清肿瘤标志物检测正常后再化疗2个疗程。

3) 化疗方案首选BEP方案（博来霉素+依托泊苷+顺铂），无性细胞瘤可选择EP方案（依托泊苷＋顺铂）。

4) 推荐Ⅰ期患者行3个周期化疗，Ⅰ期及以上推荐行4个周期化疗。

5) 不能因保留生育力而延迟化疗。

非上皮性卵巢恶性肿瘤患者的生殖功能几乎不受化疗影响。BEP方案化疗后，95%～100%的患者可恢复正常月经。有研究报道卵巢恶性生殖细胞肿瘤患者接受FSS后，仅3.7%出现卵巢功能早衰。但也有研究指出，以顺铂为基础的化疗可增加约18%女性的不孕风险，顺铂可能导致卵母细胞DNA损伤，引起胚胎染色体异常和早期胚胎死亡。博来霉素对肺功能有不可逆损害，总剂量不应超过360mg，对儿童和青少年影响更大。综上所述，虽然化疗对非上皮性肿瘤生育力影响相对较小，但仍需谨慎，不能为保留生育力而延迟化疗，因化疗对肿瘤结局至关重要。

3. 早期卵巢性索间质肿瘤。

1) ⅠA和ⅠB期G1级无高危因素（异源成分或网状结构）者，无需辅助化疗。

2) ⅠA和ⅠB期G1级合并高危因素者，或ⅠA和ⅠB期G2级，可观察或酌情给予3～6个疗程的化疗。

3) ⅠA和ⅠB期G3级，或ⅠC期，需给予3～6个疗程的化疗。

4) ⅠA期G1/G2级卵巢颗粒细胞瘤，无需辅助化疗。

5) 首选TC方案，备选EP方案。

对于早期卵巢性索间质肿瘤患者是否需要辅助化疗存在争议。一项纳入160例Ⅰ期颗粒细胞瘤患者的回顾性研究发现，与ⅠA期相比，ⅠC期患者复发率更高（43% vs

24%），中位复发时间更短（10.2年 vs 16.2年），但无论复发与否，Ⅰ期患者中位总生存期相近，均超过20年，认为术后化疗未延长总生存期，选择化疗时应谨慎权衡。Ⅰ期卵巢支持间质细胞瘤合并低分化或异源成分者需要辅助化疗。推荐Ⅰ期低危卵巢性索间质肿瘤患者术后观察。Ⅰ期高危（肿瘤破裂、ⅠC期、分化差）或Ⅰ期中危（有异源成分）患者可选择观察或以铂类为基础的联合化疗方案。

三、生育力评估及遗传咨询

术前应根据患者年龄、婚育状况和病理类型等因素，选择卵母细胞冻存、胚胎冷冻和（或）卵巢组织冷冻移植等一种或多种方式，保留生育潜能。术中应尽量保护供应卵巢的血运，推荐使用冷刀代替电刀、缝合代替电凝，避免不必要的对侧卵巢剖探和活检，也不进行卵巢移位术。对需要术后化疗的患者，可考虑采用GnRH-a保护卵巢功能。

（一）化疗期间的生育力保护

GnRH-a在女性恶性肿瘤生育力保护中的作用尚无定论。部分研究认为，GnRH-a可通过抑制促性腺激素分泌、降低颗粒细胞增殖率、阻止卵泡募集与发育、防止卵泡遭化疗药物破坏，以及降低子宫、卵巢血流灌注减少化疗药物到达卵巢，发挥保护生育力的作用。已有14项随机对照试验、25项非随机对照试验和20篇Meta分析，纳入3100多例患者，探讨化疗期间联合应用GnRH-a对生育力的影响。结果发现，联合GnRH-a组85%～90%的患者恢复正常月经和卵巢功能，而单纯化疗组仅40%～50%的患者恢复正常月经和卵巢功能；联合GnRH-a组自然妊娠率为23%～88%，明显高于单纯化疗组（11%～35%）。虽然部分研究显示化疗期间联合GnRH-a对卵巢功能无保护作用，但一项纳入30例12～45岁卵巢恶性肿瘤患者的Ⅲ期随机对照试验结果提示，GnRH-a在较年轻人群中更具生育力保护作用。该研究发现，化疗结束6个月后，GnRH-a组所有患者恢复正常月经，而对照组有33%的患者出现闭经和卵巢早衰。多项乳腺癌患者的研究也显示，GnRH-a在化疗期间无促进肿瘤生长的不良影响，且对患者存在潜在的生存获益。由于GnRH受体在部分癌细胞中过表达，GnRH-a可发挥直接抗肿瘤作用。卵巢癌相关体内研究也证实，GnRH-a和化疗均能减小卵巢癌异种移植物体积。因此，虽然大部分研究支持GnRH-a作为女性恶性肿瘤化疗期间的有效生育力保护措施安全可行，但其确切作用还取决于肿瘤类型、期别、化疗药物种类、患者年龄和卵巢储备功能等因素，仍需更多高质量研究证实。

（二）卵母细胞冻存

成熟卵母细胞冻存是相对成熟的生育力保存方法之一，已广泛应用于临床治疗。2013年美国生殖医学会指南推荐该技术为临床女性生育力保存方法之一。尽管该技术在临床上已广泛使用，但是由于卵母细胞的特殊性，其对低温冻存耐受性差，成功率较胚胎冻存低。对于拟采用卵母细胞冻存的女性肿瘤患者，应告知其冻存成功率可能低于非肿瘤女性。肿瘤患者成熟卵母细胞冻存的适应证：青春期后未婚或已婚女性，年龄<40岁，卵巢储备功能正常，在接受化疗或盆腔放疗前。化疗或盆腔放疗可导致生殖细胞丢失，易损害生长中的卵泡，甚至可能引起染色体损伤或畸变，因此不推荐在化疗或盆腔放疗后冻存成熟卵母细胞。

（三）未成熟卵母细胞体外成熟（in vitro maturation，IVM）

IVM在女性生育力保存中属于一种新的方法，无需或仅需短暂促排卵，可避免卵巢过度刺激综合征。未成熟卵母细胞可在月经周期的任何时间获取，对于单侧卵巢恶性肿瘤患者和肿瘤治疗紧迫无时间促排卵者，IVM可能是有效选择。一项报道IVM用于癌症患者生育力保存的13年经验研究显示，累积妊娠率为14%，活产率为7%。但IVM在女性肿瘤患者生育力保存方面的有效数据总体较少，仅限于卵母细胞的复苏和成熟率，后续临床相关指标还需更多文献支持。

（四）胚胎冷冻及移植

胚胎冷冻及移植技术是一种成熟的生育力保存方法。对于成年已婚女性，胚胎冷冻是首选的生育力保存方法，也是妊娠率最高的方法。女性肿瘤患者胚胎冷冻适应证：已婚，年龄<40岁，卵巢储备功能正常，盆腔放疗或化疗前。

对于无体外受精禁忌证的已婚女性，或卵巢肿瘤可推迟治疗者，理论上可考虑胚胎冷冻作为生育力保存手段。但由于肿瘤患者胚胎冷冻后活产的数据有限，且患者可能在使用前死亡或离异，胚胎处理还受道德、法律及宗教的影响，因此肿瘤患者选择胚胎冷冻需谨慎。应向患者说明胚胎冷冻保存后的妊娠成功率，可能低于非肿瘤女性。

（五）卵巢组织冷冻及移植

卵巢组织冷冻及移植是一种运用低温生物学原理冷冻保存卵巢组织的生育力保存方法，是青春期前患者的唯一选择。常用慢速冷冻和玻璃化冷冻技术。全球此技术已有200多例活产，新生儿数量近年呈指数增长。我国已有冻存卵巢组织自体移植成功报道，证明其可有效保留生育力和内分泌功能。一项纳入735例女性的Meta分析显示，冷冻卵巢组织自体移植后总妊娠率为37%，活产率为28%，流产率为37%，卵泡刺激素恢复至<25U/L的中位时间为19周，移植组织功能维持的中位时间为2.5年，最长为10年。但肿瘤患者应用时需注意肿瘤细胞卵巢转移风险。白血病、伯基特淋巴瘤、神经母细胞瘤和恶性卵巢肿瘤的卵巢转移风险较大，对保留的卵巢组织是否存在癌细胞及移植后复发情况存在争议。因此，卵巢恶性肿瘤患者需谨慎采用该方法。GnRH-a可作为卵巢恶性肿瘤患者化疗期间生育力保护的一种方法。青春期后女性可选择成熟卵母细胞冻存进行生育力保存。无法推迟肿瘤治疗者，可考虑IVM。已婚卵巢恶性肿瘤患者首选胚胎冷冻保存生育力，但需重视后续可能面临的伦理问题。由于卵巢组织冷冻及移植存在肿瘤细胞卵巢转移和移植后复发的风险，卵巢恶性肿瘤患者应谨慎选择该方法。

(六) 孕前遗传咨询及孕前建议

推荐对所有诊断卵巢恶性肿瘤的患者进行基因检测。应为患有遗传性乳腺癌和卵巢癌综合征（HBOC）、林奇综合征（Lynch syndrome）等遗传性癌症综合征的女性提供遗传咨询。对于检出胚系突变者，需进一步对其家系进行"逐级检测"。接受 FSS 的患者在成功生育后，建议对 *BRCA* 突变携带者及林奇综合征患者进行全面分期手术。

卵巢恶性肿瘤的主要危险因素是卵巢癌或乳腺癌的家族史，尤其是高级别浆液性癌。有家族史的患者中，约 40% 伴有 *BRCA* 基因突变。非上皮性卵巢癌通常与非 *BRCA* 基因突变相关，约 60% 的支持间质细胞瘤合并 *DICER1* 基因突变，多见于中低分化类型。因此，推荐对所有卵巢恶性肿瘤患者行基因检测，评估癌症易感基因对于制定个体化治疗和随访策略至关重要。携带癌症易感基因的患者可通过胚胎植入前遗传学筛查（preimplantation genetic test，PGT），筛选不携带癌症易感基因的胚胎移植，从而避免子代患遗传性癌症的风险。

对于 *BRCA* 突变阳性女性，双侧卵巢-输卵管切除术可将卵巢恶性肿瘤风险降低约 80%，口服避孕药也可将风险降低约 50%，暂无生育需求且合并 *BRCA* 突变的育龄女性可考虑服用。*BRCA* 突变可能对卵巢储备功能和生育力产生不利影响，更容易导致化疗引起的卵巢储备功能下降，其 DNA 修复缺陷可能是主要原因。*BRCA* 突变患者需在生育力保存前对适应证和风险进行综合评估。林奇综合征与多种癌症风险增加相关，建议接受 FSS 的患者在完成生育后行全面分期手术。

四、妊娠及随访问题

对于内异症性不孕患者在接受 FSS 后及 FSS 后辅助化疗后的最佳妊娠时机尚无统一意见。术后早期妊娠存在肿瘤复发风险，多数卵巢恶性生殖细胞肿瘤在术后 2 年内复发。延迟妊娠则可能因输卵管粘连、年龄增长等降低生育力。有建议认为，FSS 术后无需化疗者可在 36 个月内严密随访下尝试妊娠，需辅助化疗者则可于化疗结束后 6~12 个月或 1 年后妊娠。对上皮性卵巢癌患者 FSS 术后妊娠率和活产率的报道有限，总体妊娠率约为 67%。一项瑞典人群队列研究显示，57 例非上皮性卵巢癌行 FSS 患者中 19% 足月分娩，无先天畸形。我国一项回顾性队列研究发现，非上皮性卵巢癌患者行 FSS 后妊娠率为 79.5%，均无出生缺陷，术后辅助化疗对生育力影响有限，术后妊娠不影响无进展生存期或总生存期。卵巢恶性生殖细胞肿瘤患者行 FSS 后妊娠率为 67%~100%。

研究发现，大多数卵巢恶性生殖细胞肿瘤患者在接受 FSS 后生育力正常，妊娠结局与一般人群相当。但针对卵巢性索间质肿瘤患者 FSS 术后妊娠结局的研究相对缺乏，尚无多中心大样本研究。一项回顾性分析纳入 113 例 I 期卵巢颗粒细胞瘤患者，61 例接受 FSS，52 例接受根治性手术，两组无病生存期无差异。22 例有生育需求的 FSS 患者妊娠率为 86.4%，活产率 95%。另一项针对早期未成熟畸胎瘤的回顾性研究显示，单侧卵巢-输卵管切除术与卵巢囊肿剥除术的妊娠率均较高（83.3% vs 85.7%）。肿瘤复发风险、手术并发症及一般情况评估应由妇科肿瘤医生完成，包括病史询问、体格检查、血液学及影像学检查等。随访间隔：FSS 术后 1~2 年每 2~4 个月 1 次，3~5 年每 4~6 个月 1 次，5 年后每 6~12 个月 1 次。生育力动态监测由生殖医学医生完成，完成生育后停止。

卵巢肿瘤患者保留生育力后生育时机的选择至关重要，需综合考虑化疗药物毒性时期及肿瘤复发高峰期。对于无需化疗的患者，建议术后尽快妊娠；对于需要化疗的患者，应在停用化疗药物 6~12 个月后再考虑妊娠。无证据表明卵巢肿瘤患者在行 FSS 后进行 ART 会增加复发风险。年龄>35 岁、卵巢功能下降或双侧输卵管切除的患者可以选择 ART，建议在术后 1 年后进行 ART。对于 FSS 术后及 FSS 术后化疗的最佳妊娠时机，尚无统一意见。

病案 分析

患者基本信息：患者，女，24 岁，未婚，未孕。

主诉：下腹部阵发性疼痛伴有少量阴道不规则出血半年余。

病史：患者半年前开始出现下腹部阵发性疼痛，疼痛无明显诱因，休息后可缓解，同时伴有少量阴道不规则出血。经保守治疗无改善，遂就诊。无特殊外科病史和内科病史。月经正常，无生育史。

体格检查：腹平软，下腹部压痛阳性，肛门指检未发现异常。

辅助检查：

1. 妇科 B 超示：右侧附件区可见一实性肿块，大小约 5cm×4cm。
2. CT 平扫示：盆腔内右侧可见一肿块影，边缘光整，密度均匀。
3. CA125 为 368 U/mL（正常值 <35U/mL）。

临床诊断：初步考虑右侧卵巢肿瘤。

手术所见：开腹探查，右侧卵巢子宫内膜样癌，大小约 5cm×4cm，无明显浸润转移。行右侧附件切除术，保留左侧卵巢及子宫。

诊断：右侧卵巢子宫内膜样腺癌（ⅠA 期）。

治疗：

1. 术后辅助化疗 6 周期（紫杉醇＋卡铂）。
2. 促性激素替代治疗。

随访：术后随访 2 年，无复发或转移。患者于随访第 2 年成功自然受孕，经剖宫产术分娩一婴儿。

分析：本例是一位 24 岁未婚青年女性，主诉下腹痛及阴道不规则出血。检查发现右侧卵巢肿瘤，术后病理示为早期（ⅠA 期）卵巢子宫内膜样腺癌。考虑到患者年龄较小且有生育要求，手术采取保留生育力的方式，即只切除右侧附件而保留左侧卵巢及子宫。同时辅以术后全身化疗，以降低复发风险。最终患者获得彻底治愈，2 年后自然受孕并顺利分娩。

综上所述，对于早期卵巢癌患者，特别是年轻患者，在预后良好的前提下，可以采取保留生育力的手术治疗方式,结合辅助化疗,以期最大限度地保留生育力。当然,需要与患者充分沟通,全面评估病情和患者意愿,制订最佳的个体化治疗方案。

第二节 宫颈癌保留生育力治疗

一、流行病学

宫颈癌是导致育龄女性因癌症死亡的第二大肿瘤性疾病。在中国,宫颈癌患者主要分布在 45 岁以下的女性人群中

在接受宫颈癌防癌筛查的人群中,宫颈上皮内瘤变(CIN)的年发病率为 0.27%。尽管有效的筛查体系和 HPV 疫苗正在逐渐推广,宫颈癌的总体发病率有所下降,但其发病呈现年轻化趋势。据统计,约 40% 的宫颈癌患者处于育龄。随着我国生育政策的调整,越来越多的早期宫颈癌患者确诊时仍有生育愿望。传统的宫颈癌治疗方法通常需要切除子宫,甚至中晚期宫颈癌患者还需接受双侧附件切除及放化疗。这些治疗虽然显著降低了复发率和死亡率,但也对生育力造成了不可逆的损害,降低了患者的生存质量。

随着手术治疗及 ART 的进步,医学界在考虑癌症治疗的同时,也开始关注患者的生存质量和生育需求。对于有生育需求的患者,保留生育力的治疗方案显得尤为重要。在早期宫颈癌患者中实施保留生育力的治疗方案效果显著,为妇科恶性肿瘤患者提供了更多选择。保留生育力的治疗方案与 ART 结合,不仅能满足患者的生育需求,还能保障治疗的安全性和有效性,以及改善相关的妊娠结局。

二、治疗

自 1987 年 Dargent 创立广泛宫颈切除术(radical trachelectomy,RT)以来,早期宫颈癌年轻患者的 FSS 迅速发展,形成了以 Dargent 术式——腹腔镜辅助经阴道广泛宫颈切除术(laparoscopic-assisted vaginal radical trachelectomy,LAVRT/VRT)为经典,包含开腹广泛宫颈切除术(abdominal radical trachelectomy)、腹腔镜广泛宫颈切除术(laparoscopic radical trachelectomy,LRT)、机器人辅助腹腔镜广泛宫颈切除术(robotic-assisted radical trachelectomy,RRT)等多种手术路径,以宫颈锥切术和单纯宫颈切除术(simple trachelectomy,ST)等非根治性 FSS 为补充的新格局,使早期宫颈癌年轻患者在治愈肿瘤的基础上实现生育。

(一)开展 FSS 的条件

1. 患者方面:
1)具有强烈的保留生育器官和功能的愿望。

2）年龄≤45岁，卵巢功能评估具备生育潜力。

3）不能承受 FSS 和术后妊娠过程，或患有不宜妊娠的疾病，以及围产期母体并发症高风险者，均不适合 FSS。

4）对选择 FSS 的理由、手术方式和途径、可能的并发症、术后肿瘤结局、术后妊娠期并发症及其监测和妊娠结局等相关问题充分知情同意。

2. 肿瘤方面：

1）FIGO 分期ⅠA1～ⅠB2 期患者。

（1）肿瘤局限于宫颈，最大直径≤2cm，宫颈间质浸润深度 <1/2，肿瘤距宫颈内口≥1.5cm；

（2）肿瘤直径 2～4cm 者可考虑辅助放疗，或进行 1～3 个疗程新辅助化疗（NACT），评估肿瘤缩小至直径≤2cm 后实施。

2）病理确认为宫颈鳞癌、腺癌和腺鳞癌，排除神经内分泌癌、胃型腺癌等特殊病理类型。

3）盆腔淋巴结无转移。

3. 医生方面：具备 FSS 精细化管理与质量控制能力和方案、手术技能以及平台条件。

（二）FSS 术前评估

拟实施 FSS 前，根据适应证标准逐一排查，患者方面和肿瘤方面需完全符合条件。不具备诊疗技能和条件的医生应将患者推荐或转诊至有资质的医疗机构。

妇科检查是评估宫颈癌的重要手段，可以直接观察宫颈肿瘤的外观、位置及阴道穹隆是否受侵，并通过三合诊触摸辨别宫旁主骶韧带是否受累，从而确定肿瘤分期。这是其他检查无法完全替代的。影像学检查则能更准确地确定肿瘤的位置、大小、间质浸润深度及肿瘤距宫颈内口的距离。CT 检查对盆腹腔转移病灶和腹膜后淋巴结显像有优势，但难以清晰显示癌灶与周围组织的界限和层次，不适用于 FSS 术前对肿瘤局部的评估。MRI 动态增强成像是宫颈癌影像学评估的首选方式，能够清晰地显示肿瘤的位置、大小、间质浸润深度、肿瘤距宫颈内口的距离、宫颈筋膜环的完整性及与膀胱等周围器官的界限，还可以评估子宫肌壁、子宫内膜及卵巢等部位是否有肿瘤浸润和转移。DWI 信号有助于显示肿瘤病灶、转移病灶，包括腹股沟、宫旁和盆腔淋巴结转移，还可以客观对比新辅助化疗前后肿瘤局部及周围组织的变化。MRI 评估宫颈局部肿瘤的灵敏度为 71%～88%，特异度为 86%～95%；评估盆腔和腹主动脉旁淋巴结转移的灵敏度较低（29%～69%），特异度高（88%～98%）。

MRI 检测阴道上段和穹隆是否受累的假阳性率较高，不如肉眼观察和妇科检查清晰、准确，这可能与阴道穹隆局部积液、积血、感染和组织充血水肿有关。PET/CT 采用放射性核素扫描和 CT 扫描双成像技术，将肿瘤代谢影像与 CT 平扫的解剖影像融合，显著提高了微小转移病灶的检出率，降低了假阴性率。宫颈局部病灶显像与 CT 平扫基本相似。PET/CT 在评估盆腔淋巴结转移方面优于腹主动脉旁淋巴结，而 PET/MRI 则融合了肿瘤代谢显像和 MRI 图像技术，具有肿瘤检出率高和假阴性率低的优点，宫颈肿瘤局部组织层次清晰。PET/MRI对宫颈癌术前分期评估具有较高的诊断准确性，灵敏度和特异度均优于PET/CT。将PET显像与对比增强MRI图像融合分析（PET/ceMRI）更具优势，其评估宫颈癌分期的准确率为85%，对淋巴结转移病灶的灵敏度为91%，特异度为94%，诊断准确率为93%。后续研究表明，PET/CT和PET/MRI均能检测出新诊断的宫颈癌原发灶和转移灶，其中PET/MRI的可信度更高，导致4例肿瘤分期上升，3例治疗计划变更。因此，PET/MRI评估可协助宫颈癌患者的临床决策和治疗策略修订。PET/ceMRI是早期宫颈癌年轻患者FSS术前肿瘤影像学评估的最佳选择。鉴于国内此设备较少且临床应用数据有限，推荐首选MRI增强扫描加PET/CT方案，MRI增强扫描作为最低标准方案。

（三）FSS术式的选择

FSS术式的选择取决于肿瘤分期，当肿瘤学结局相同时，则应关注妊娠结局的优劣。对于不同期别宫颈癌，FSS的宫颈肿瘤切除和淋巴结转移评估方法选择如下：

1. 对于ⅠA1期且淋巴血管间隙浸润（LVSI）阴性的患者，可以选择宫颈锥切术，如果肿瘤和高度鳞状上皮内病变（HSIL）距切缘超过3mm，则视为切缘阴性。若切缘阳性，可以重复宫颈锥切术或选择单纯宫颈切除术（ST）。

2. 对于ⅠA1期LVSI阳性和ⅠA2期的患者，首选广泛宫颈切除术加前哨淋巴结（SLN）示踪活检或盆腔淋巴结切除术（PLND），要求肿瘤距宫颈上段切缘至少8mm。次选宫颈锥切术加PLND或SLN示踪活检术，且宫颈锥切术必须达到切缘阴性，若切缘阳性则选择重复宫颈锥切术或ST。

3. 对于ⅠB1期患者，推荐广泛宫颈切除术加盆腔淋巴结切除术（PLND），可选择性进行腹主动脉旁淋巴结切除术（PALND），要求肿瘤距宫颈上段切缘≥8mm。对于ⅠB2期患者，推荐选择C型广泛宫颈切除术（ART）加PLND和PALND，次选方案为NACT后进行广泛宫颈切除术加PLND和PALND，肿瘤距宫颈上段切缘需≥8mm。对于适合FSS的ⅠB2期患者，术后NACT应根据残存肿瘤大小和期别选择，原则上手术范围应较同等大小或期别的肿瘤更大。FSS的宫颈肿瘤切除术可以经阴道或经腹进行。

综合来看，对于ⅠA期患者，首选经阴道途径的宫颈锥切术、ST或广泛宫颈切除术，术后肿瘤学和妊娠结局俱佳。对于ⅠB1期肿瘤患者，首选与B型广泛子宫切除术范围相当的VRT，术后妊娠结局优于ART，低危病例选择ST和宫颈锥切术者早产率显著降低。对于ⅠB2期直接手术者，更适合选择与C型广泛子宫切除术范围相当的ART、LRT或RRT。PLND的途径取决于宫颈肿瘤切除的途径，选择经阴道途径切除宫颈肿瘤者，腹腔镜PLND更为微创，干扰盆腹腔器官较少，对术后妊娠率的影响更小。

（四）NACT预处理

1. 对于ⅠB2期宫颈癌患者，经过1~3个疗程的NACT后，多数肿瘤能够缩小至直径<2cm，甚至达到完全缓解，为实施FSS创造了条件。NACT通常选择以顺铂为基

础的联合化疗，如紫杉醇联合顺铂（TP）、5-FU联合顺铂（FP）、博来霉素联合长春新碱和顺铂（BVP）等。

2. 对于肿瘤直径在2～6cm的早期宫颈癌患者，NACT后肿瘤缩小至直径＜2cm时，广泛宫颈切除术均安全可行，其中VRT术后的妊娠结局更佳。NACT反应差、腺癌和（或）LVSI阳性是术后复发的高危因素。

3. 对于达到或接近完全缓解的患者，也可选择ST或扩大宫颈锥切术，但需慎重。对于肿瘤直径＜2cm的ⅠB1期宫颈癌患者，NACT后行VRT加宫颈环扎术的肿瘤学和妊娠结局尤佳。

4. 对于ⅠB1期宫颈癌患者，通常直接行FSS，无需NACT。若拟选择宫颈锥切术或ST等非根治性FSS，建议在1～3个疗程的NACT后，肿瘤达到或接近完全缓解后再手术。

5. 对于IB2期患者，可以直接进行C型广泛子宫切除术。如果选择其他途径的广泛宫颈切除术，需先行NACT，待肿瘤缩小至直径＜2cm或达到完全缓解后再实施FSS。若2～3个疗程的NACT后肿瘤稳定、进展或直径仍＞2cm，建议放弃FSS。进行NACT前，完成妇科检查和肿瘤影像学评估，并符合适应证标准者，先行PLND，排除淋巴结转移后再进行NACT。

（五）盆腔淋巴结病理学评估

PLND是早期宫颈癌FSS的首要步骤（除外ⅠA1期LVSI阴性者），通过评估盆腔淋巴结有无转移，判定FSS的可行性。系统性PLND获取的淋巴结数量多，但冰冻病理学检查耗时长，需投入大量人力、物力和财力。由于常规冰冻病理切片的假阴性率高达17%，建议对于适合经阴道途径切除宫颈肿瘤的患者（如VRT、ST或宫颈锥切术），在系统性PLND后等待石蜡病理结果。也可选择前哨淋巴结（SLN）示踪活检术，完整切除SLN并进行冰冻病理学检查。在淋巴结示踪技术中，SLN检出率为89.2%～100.0%，灵敏度为90%～100%，阴性预测值为99.3%，假阴性率为3.6%。肿瘤体积小、分期早者假阴性率最低，并可显示常规淋巴结切除区域外的SLN。常用示踪剂包括蓝色染料（亚甲蓝）、^{99m}Tc标记物和吲哚菁绿（ICG），其中ICG具有更高的双侧SLN显影率，可能优于其他示踪剂。ICG注射后淋巴管显影速度快，显影淋巴结数量多，难以区分SLN与非SLN，因此需改进ICG的剂型、剂量、浓度和注射速度。常规冰冻病理学检查容易遗漏SLN微转移或孤立肿瘤细胞，而SLN微转移者的无瘤生存率显著降低。印迹细胞学、病理学超分期和细胞角蛋白免疫组化或一步核酸扩增法（OSNA）等检测可弥补常规冰冻病理学检查的不足。推荐将病理学超分期作为SLN的常规检查方法。国内指南建议，当SLN示踪活检术显示双侧显影且冰冻病理学检查淋巴结转移为阴性时，采用SLN病理学超分期联合细胞角蛋白免疫组化或OSNA等新技术进一步评估。对于单侧或双侧SLN未显影的情况，推荐进行系统性PLND并送石蜡病理学检查评估。

(六) 宫颈环扎术的时机选择

FSS 患者是否进行宫颈环扎术，取决于残留宫颈长度和宫颈功能状态。宫颈切除术术后常见的产科并发症包括胎膜早破、晚期流产和早产，主要原因是残余宫颈缺乏机械性支持，以及宫颈管内膜腺体的破坏和宫颈黏液分泌减少导致的绒毛膜羊膜炎。宫颈环扎术可以在宫颈切除术术中、妊娠前或妊娠早中期进行，各有利弊。

1. 术中环扎：术中环扎较为安全、简单，无需二次手术。然而，许多接受宫颈切除术的患者在短期内没有妊娠计划，如果环扎与妊娠的间隔时间过长，环扎缝线可能变性分解而失去效果。此外，长期滞留的环扎线可能引起排异反应、不适感，并增加宫颈狭窄的发生率，因此选择合适的环扎材料非常重要。Mersilene、Gore-Tex 和 Gynemesh 这几种材料可以长期留置体内，不存在变性分解的问题。

2. 孕前环扎：在有妊娠计划时再进行宫颈环扎，可以根据残留宫颈的长度选择经阴道或腹腔镜环扎。宫颈切除术术后，残留的宫颈阴道部通常较短，且由于宫颈和局部盆腔解剖的改变，经阴道环扎较难实现，而腹腔镜环扎可避开宫颈周围的粘连和解剖变异。环扎后建议尽快妊娠。

3. 妊娠早期或妊娠中期环扎：妊娠早期手术会增加流产风险，推荐在孕 12~14 周行宫颈环扎术，术后可以使用黄体酮降低子宫敏感性。

首选在宫颈切除术术中进行宫颈环扎。对于术中未行环扎或环扎线脱落的患者，建议在孕前评估残留宫颈长度及功能状况，必要时可选择妊娠前经腹腔镜或经阴道进行宫颈环扎。环扎材料可选择 Mersilene、Gore-Tex 和 Gynemesh 等。

对于肿瘤直径≤2cm 的低危早期宫颈癌患者，宫颈锥切术或 ST 等非根治性 FSS 术后 5 年总生存率为 97.9%，无进展生存率为 97.6%，术后妊娠率为 73%~87%，活产率为 64%~80%，足月产率为 72%~75%，早产率为 7.5%~10.0%，妊娠中期流产率为 2.5%~6.0%，肿瘤学和妊娠结局良好，因此宫颈环扎术并非必要。而广泛宫颈切除术因切除范围广，残留宫颈上段或部分子宫峡部组织难以维持宫颈功能，推荐在宫颈切除术术中常规进行宫颈环扎，以有效预防足月前胎膜早破导致的晚期流产和早产。足月产率为 31.6%~60%，部分高达 86%，妊娠中期流产率或早产率为 0~11%，而未行宫颈环扎或环扎不紧者的妊娠中期流产率或早产率高达 60%~100%。对于宫颈切除术中无法经阴道进行宫颈环扎的患者，可选择经腹或腹腔镜途径。残留宫颈长度≥1.5cm 的患者，宫颈功能不全的概率较低，无需进行宫颈环扎术。对于宫颈切除术中未进行宫颈环扎的患者，建议在自然受孕或 ART 助孕前及妊娠早期评估宫颈长度和功能，并在妊娠期持续监测。对于宫颈功能不全者，非妊娠期或妊娠早期经腹或腹腔镜宫颈环扎也有良好的预防效果。对于已发生 pPROM 的患者，紧急经腹宫颈环扎后严密监控宫缩和预防感染也有较好疗效，但流产率较高。宫颈环扎术应在宫颈内口水平进行，将环扎带/线置于腹膜外，并确保 6.0~6.5 号扩宫棒能顺利通过宫颈管。

(七) 子宫动脉保留

子宫的血供主要来源于卵巢动脉和子宫动脉。子宫动脉在进入子宫前分为上行支

（宫体支）和下行支（宫颈-阴道支），宫颈切除术会切断子宫动脉下行支，对子宫和卵巢的血供无明显影响。在保证手术范围及宫颈安全切缘的前提下，宫颈切除术术中可选择保留子宫动脉上行支。文献报道，3例ART术中结扎双侧子宫动脉的患者术后月经均正常。ICG实时荧光血管造影技术证实，ART或LRT术中保留和不保留子宫动脉的患者（每组各10例）术后子宫血供无差异，所有患者均在术后8周内恢复正常月经，分别有4例和3例成功妊娠。RRRT或LRT术中保留和未保留子宫动脉的文献复习显示，子宫动脉保留组与未保留组的妊娠率分别为26.6%和5%。未妊娠者的月经正常率分别为13.8%和16.2%，提示保留子宫动脉有利于维持子宫和卵巢的正常血液供应，具有良好的肿瘤学和妊娠结局。

（八）术中附加性疾病及处理

在FSS术中，应处理可能影响术后妊娠的疾病，恢复正常解剖结构，预防术后盆腹腔粘连。内异症、较大（≥5cm）或影响宫腔形态的子宫肌瘤、子宫内膜息肉、宫腔粘连、子宫中隔、卵巢良性肿瘤、卵巢冠囊肿、输卵管粘连积水和梗阻、盆腔炎性疾病等，均可能影响FSS的妊娠结局，可在PLND时一并处理。对于多囊卵巢综合征患者，不推荐行卵巢楔形切除术或打孔术，以防止卵巢不可逆损伤或功能衰退。对于术中意外发现的卵巢和（或）输卵管、子宫内膜及其他盆腹腔器官恶性或低度恶性肿瘤，应按相应肿瘤的诊治指南处理，建议终止FSS。在宫颈肿瘤切除前，禁忌所有经宫颈的操作，如举宫、宫腔搔刮、宫腔镜检查或手术、输卵管通液和梗阻疏通等，以免造成肿瘤播散。确有必要时可在宫颈肿瘤切除后实施。

（九）宫颈狭窄的预防

宫颈狭窄（cervical stenosis）是宫颈切除术术后常见的并发症，主要由阴道黏膜侵蚀残余宫颈、瘢痕形成和挛缩引起。由于诊断标准不同，发生率平均为10.5%。宫颈狭窄可导致痛经、月经紊乱、闭经、经血潴留，并继发内异症，是术后不孕的重要因素。影响宫颈切除术后宫颈狭窄的因素如下。

1. 切除宫颈长度：切除宫颈越长（手术范围越大），发生狭窄的概率越高，ART（11.0%）＞LRT（9.3%）＞VRT（8.1%）＞RRT（0）。

2. 宫颈环扎：宫颈环扎会增加宫颈狭窄的发生率，环扎与不环扎的宫颈狭窄发生率分别为8.6%、3.0%，此外还与环扎线的材质有关，使用编织线会增加粘连的风险。

3. 化疗：化疗可能增加宫颈狭窄的风险，这可能与化疗后宫颈肿物变性坏死有关，文献报道的发生率为16.7%~25%。瘢痕体质患者发生宫颈狭窄的概率显著升高。使用宫颈防粘连装置可以预防宫颈切除术术后宫颈狭窄，显著降低其发生率（使用者4.6% vs 不使用者12.7%）。宫颈防粘连装置包括带尾丝防粘连环、婴儿导尿管、Smit套管、Cook球囊、自制节育环连硅胶管等。没有证据支持宫颈锥切术后使用预防宫颈管粘连支架的必要性。宫颈切除术术中推荐常规置入宫颈防粘连装置。

（十）宫颈阴道重建

宫颈阴道重建的方法多种，包括直接连续缝合、参照 Sturmdorf 缝合法用阴道壁覆盖宫颈横断面、"袖套式"缝合法等。公开报道的数据较少，尚不清楚不同缝合法对宫颈阴道解剖结构恢复、宫颈外口粘连和患者术后月经的影响。有研究回顾性分析了 25 例使用"袖套式"缝合法重建宫颈阴道的患者，发现"袖套式"缝合法能更好地恢复宫颈和阴道的原有解剖结构，所有患者均未发生宫颈狭窄，术后月经正常。在 8 例有妊娠意愿的患者中，4 例成功妊娠，均未进行宫颈环扎，妊娠期宫颈长度平均为 15mm，提示"袖套式"缝合法可能对恢复宫颈和阴道的解剖结构和功能有一定作用。因此，推荐宫颈切除术术后宫颈阴道重建首选"袖套式"缝合法。

（十一）预防子宫脱垂

主韧带和宫骶韧带在维持子宫正常位置中起重要作用。宫颈切除术术中切除了部分主韧带和宫骶韧带，那么术后是否增加子宫脱垂的风险？是否有必要术中采取预防子宫脱垂的措施？有研究显示，在部分宫颈切除患者中使用网片连接在宫颈和主韧带及宫骶韧带断端之间，以此重建主韧带、宫骶韧带，预防子宫脱垂，报道 10 例患者无子宫脱垂发生。然而，也有专家认为，宫颈切除术术中分离膀胱阴道间隙和直肠阴道间隙，术后这两个较大手术创面与周围组织发生粘连，瘢痕形成可能对固定子宫起到一定作用，不需要预防子宫脱垂。由于宫颈切除术术式开展时间较晚，这些患者较年轻，多数未到绝经期，宫颈切除术术后是否增加子宫脱垂风险及是否需要预防措施尚需更长时间随访。推荐意见：尚无足够证据支持宫颈切除术术中采取预防子宫脱垂的措施，建议长期观察随访及开展临床试验。

（十二）围术期并发症的预防和处理

FSS 的围术期并发症类型和发生率与相应范围的宫颈癌手术相似，但 FSS 的并发症不仅影响手术成功率，还影响术后妊娠结局。术中并发症包括盆腔大血管损伤，生殖股神经、闭孔神经和盆腔内脏神经损伤，以及膀胱和输尿管等泌尿器官损伤，其中泌尿器官损伤最为常见。术后近期并发症包括阴道或宫颈残端出血，阴道旁或宫旁创面出血或血肿、脓肿形成，泌尿系和盆腔感染，下肢深静脉血栓形成，麻痹性肠梗阻和肺栓塞等。压力性尿失禁、尿潴留、尿瘘等见于 B 型或 C 型宫颈切除术手术。FSS 术后远期并发症包括淋巴囊肿或下肢淋巴水肿、痛经、性交困难或疼痛、月经异常和宫颈狭窄等。

既往盆腔手术史是围术期并发症的高危因素。在手术技术水平较高的医疗中心进行 FSS，术后并发症风险较低。降低围术期并发症风险的措施包括：使用 SLN 示踪活检术替代系统性 PLND，减少术中血管和神经损伤以及术后淋巴回流障碍；使用输尿管红光示踪技术预防术中输尿管损伤；术中输尿管可疑损伤或修复后放置输尿管支架，预防术后输尿管漏；ICG 实时荧光血管造影技术有助于辨识和保护子宫动脉及其分支，降低子宫和卵巢供血不足、继发性卵巢和子宫内膜功能障碍、月经减少或闭经的发生率；保留子宫动脉输尿管支，预防术后输尿管局部缺血坏死、狭窄或输尿管漏；进行宫颈环扎术预防术后宫颈功能不全，降低晚期流产率和早产率；置入预防宫颈狭窄支架（去掉铜环的带尾丝 T 形节育环），预防术后宫颈狭窄和继发性感染、宫腔积血、痛经和不孕等；术后尽早抗凝，预防下肢深静脉血栓形成和肺栓塞；术中、术后应用抗生素，预防和治疗术后创面、呼吸道和泌尿系统感染。非根治性 FSS 对盆腔及周围器官干扰少，保留更多宫颈组织，具有良好的术后妊娠率和活产率，显著降低晚期流产率和早产率，还能避免术后尿潴留、性交困难和性交疼痛等。宫颈狭窄是宫颈切除术术后的常见并发症，主要表现为闭经和宫腔经血潴留，可继发宫腔和输卵管积血或积脓、盆腔感染和不孕等。宫颈狭窄的总体发生率为 0%～73.3%；术后宫颈狭窄的发生率在 ART 中为 11.0%，VRT 中为 8.1%，LRT 中为 9.3%；术中进行和未进行宫颈环扎者的发生率分别为 8.6% 和 3.0%（$P > 0.05$）；术中放置和未放置预防宫颈狭窄支架者的发生率分别为 4.6% 和 12.7%（$P < 0.001$）。对于 FSS 术后宫颈狭窄者，ART 助孕的比例明显增加。经阴道宫颈扩张术可改善宫颈狭窄。

（十三）术后辅助治疗

对于 FSS 术后存在中危因素的患者如何选择合适的辅助治疗手段，国际上尚无定论。有学者提出使用化疗替代常规放疗，具有以下优点：化疗对卵巢功能的损伤较小，绝大多数化疗药物不会对卵巢储备功能造成致命性损伤，因此患者在化疗后仍可生育；化疗能杀伤肿瘤细胞，对存在中危因素的患者可在一定程度上预防肿瘤复发，对于化疗后盆腔复发的患者，仍可选择放疗作为挽救治疗方案。

具体化疗方案的实施可根据以下危险因素分为几种情况：①若存在一个上述危险因素，则实施 3~4 个疗程的化疗；②若存在两个上述危险因素，则实施 4~6 个疗程的化疗；③对于存在高危因素（淋巴结转移、宫旁转移、切缘阳性）的患者，不能保留生育力，应实施放化疗。④对于宫颈切除术术后存在中危因素（肿瘤直径≥3cm，深肌层浸润> 1/2，伴 LVSI）的患者，可考虑实施紫杉醇联合卡铂化疗 3~6 个疗程，化疗期间同时使用 GnRH-a 保护卵巢。

三、妊娠随访

（一）FSS 术后妊娠相关问题

FSS 术后的自然妊娠率与手术途径、范围和对盆腹腔的干扰程度密切相关，也受患者合并的不孕因素、上行性感染、生育愿望和时机选择、宫颈狭窄、性交疼痛、性交恐惧或障碍以及子宫和卵巢功能状态等因素的影响。FSS 术后的总妊娠率为 55%，其中 20% 通过 ART 妊娠。VRT 术后的妊娠率明显高于 ART，宫颈锥切术或 ST 等非根治性 FSS 术后的妊娠率明显高于 RT。术后短期内无妊娠计划、宫颈狭窄或输卵管梗阻是 FSS 术后低妊娠率的原因，ART 可改善术后妊娠率。FSS 术后创面愈合或修复大约需要 3 个月，此期间患者应注意休息，观察月经恢复情况，以便早期发现宫颈狭窄和子宫卵巢功能异常。必要时请生殖医学专家评估男女双方的生育力状态，以确定 ART 介入的时机。对于存在不孕因素的患者，推荐术后 3 个月启动 ART 助孕。对于无不孕因素的患者，推荐给予至少 6 个月的自然受孕机会，其间可监测排卵并指导同房。如果 6 个月后仍未受孕或出现新的不孕因素，应积极纠正不孕因素或采用 ART 助孕，包括 IUI 和 IVF-ET。

在成功妊娠后，需监测早产风险。随着妊娠进展，残留宫颈可能逐渐扩张和缩短，因此需适时监测残留宫颈长度和宫颈内口扩张度，并监测宫颈黏液胎儿纤连蛋白水平变化。对于未行宫颈环扎者，必要时可进行预防性或紧急经腹宫颈环扎术。术后应严密监控感染及子宫收缩，包括阴道局部和全身感染监测、阴道局部清洁消毒、全身抗生素治疗、抑制宫缩，以及胎儿纤连蛋白联合经阴道超声进行早产监测。其他妊娠期监测同正常孕妇。研究显示，分别在孕 $13^{+0}\sim15^{+6}$ 周、孕 $16^{+0}\sim18^{+6}$ 周和孕 $20^{+0}\sim22^{+6}$ 周三个筛查时间点经阴道超声测量宫颈长度，两次筛查时间点之间宫颈长度缩短 $<10\%$ 属于早产低风险，预计能妊娠至足月。采用该分类预测模型可减少 36% 的非必要妊娠期宫颈长度监测。FSS 术后妊娠结局包括妊娠早期和妊娠中期流产、早产和足月产，妊娠终止的方式和过程与正常孕妇相同。

对于 FSS 术后宫颈瘢痕坚韧者或已行宫颈环扎术者，由于宫颈扩张困难，如果预计新生儿不能存活，应酌情切除宫颈瘢痕或取出环扎线/带，以避免剖宫取胎术。未行宫颈环扎术且无宫颈瘢痕坚韧者，可能因宫颈扩张过快或急产发生软产道裂伤和大出血，严重者可导致子宫破裂和阔韧带血肿，部分患者可能发生失血性休克。急产时，新生儿严重产伤或感染的风险增加，需高度警惕和预防，必要时需预防性注射破伤风抗毒素。对于 FSS 术后预期新生儿能够存活者，无论是否有宫颈环扎和宫颈瘢痕坚韧，推荐剖宫产终止妊娠。

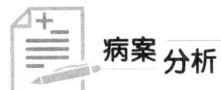

患者基本信息：患者，女，28 岁。已婚，未育。

主诉：阴道不规则出血半年余。

病史：患者半年前开始出现阴道不规则出血，量较前稀少。伴有继发性贫血、盆腔不适等症状。外院宫颈活检示宫颈上皮内瘤变 Ⅲ 级。

既往史：无特殊外科病史和内科病史。月经来潮规律。

辅助检查：

1. 阴道镜检查：宫颈局部可见约 1cm 直径肿物，活检示宫颈鳞状细胞癌。
2. MRI 平扫：宫颈局部浸润病变，未见明确的远处转移征象。
3. 肿瘤生物学分子分型：TP53 野生型，非高危 HPV 感染相关。

临床诊断：宫颈鳞状细胞癌 ⅠB1 期（约 1cm）。

治疗：

1. 行广泛阴道下治疗性宫颈锥切术切除病灶，同时保留宫体及双侧附件。
2. 阴道缝合保留一定宫颈长度。
3. 术后外照射放疗 28 次，调强放疗 5 次。

随访：术后 3 年随访至今，宫颈 HPV 检测阴性，无复发及转移证据。患者于术后 1 年自然受孕，经剖宫产分娩一婴儿。

分析：本例是一位 28 岁已婚未育妇女，被诊断为早期宫颈鳞状细胞癌（ⅠB1 期，肿块约 1cm）。鉴于年龄较轻且未育，经详细评估后采取保留生育力的治疗方案。

行广泛宫颈锥切术切除病灶，同时尽可能保留宫体及双侧附件，并缝合阴道以维持一定的宫颈长度。术后辅以放疗，以降低复发风险。最终患者获得彻底缓解，1 年后患者自然受孕并顺利分娩。

该例说明，对于部分早期宫颈癌患者，特别是青年未育患者，在经过细致的病情评估后，可以考虑保留生育力的方式治疗。通过适当的手术切除病灶，同时尽量保留子宫及生殖器官，结合放疗等辅助治疗，既能够达到根治效果，也最大限度地保留了患者的生育力。

当然，这需要对患者的年龄、一般状况、病理类型和分期、分子分型等进行全面评估，制订个体化的最佳治疗方案。随访过程中亦需密切监测，及时发现并处理任何复发征象。医生与患者要在治疗前就此进行充分的沟通，全面权衡获益与风险。

总之，通过合理规范的保留生育力治疗，为部分适合人群提供了根治癌症和保留生育两全其美的可能。

第三节　早期子宫内膜癌保留生育力治疗

子宫内膜癌（endometrial carcinoma，EC）是女性生殖道常见恶性肿瘤，约 25% 的患者发生在绝经前，3%~5% 的患者发病年龄<40 岁，近年来发病呈年轻化趋势，年轻的子宫内膜癌患者多具有期别早、分化好、孕激素治疗反应良好的特点，因此对于有生育要求的年轻早期子宫内膜癌患者，可以进行保留生育力治疗。但应重视治疗前及治疗中的综合评估、治疗方案的选择和随访，根据病情变化，及时调整治疗策略，重视肿瘤的预后，保障患者生命安全。

一、早期子宫内膜癌保留生育力患者的选择

1. 年龄：≤40 岁有强烈的生育愿望的患者；对于 40~45 岁有强烈保留生育力愿望的患者，在有经验的医生团队的充分评估和患者充分知情的情况下，可考虑给予保留生育力治疗。

2. 病理组织类型及分级：适用于子宫内膜样腺癌，高分化（G1）患者；对于 G2 子宫内膜样癌的证据有限，应根据具体情况讨论是否进行保留生育力治疗。

3. 影像学检查：证实肿瘤局限在子宫内膜。首选盆腔 MRI，推荐增强 MRI，高分辨 MRI 未见子宫肌层浸润及子宫外盆腔内肿瘤浸润或转移。

4. ER、PR 均阳性表达：多数学者认为 PR 阳性是保留生育力的前提条件，中国

专家共识建议对于 PR 弱表达或阴性患者采取谨慎的态度，不推荐进行保守治疗。

5. 分子分型为非特殊分子亚型（no specific molecular profile，NSMP）：*POLE* 突变型临床预后好，进展风险较低，适合保留生育力治疗。低拷贝数型（CNL 型）也称 NSMP 型，有可能从内分泌治疗获益。微卫星高度不稳定型（MSI-H 型）患者存在错配修复功能缺陷，应进一步检测是否存在 Lynch 综合征，此时应谨慎进行保留生育力治疗。高拷贝数型（CNH 型）也称 *P53* 突变型，不适合保留生育力治疗。

6. 无孕激素治疗禁忌证。

二、治疗前评估及知情同意

（一）治疗前评估

应建立至少由妇科肿瘤学专家、生殖专家、病理专家和放射科医生等组成的多学科团队，对有生育意愿的子宫内膜癌患者，尤其是遗传综合征患者进行联合的专业咨询及相关评估。

1. 病史及检验学评估：月经史及婚育史，治疗及疗效，有无糖尿病、高血压、高脂血症、内异症、不孕症和血栓性疾病等，有无遗传性肿瘤家族史等。多囊卵巢综合征被认为是子宫内膜癌的病因之一，与其相关的肥胖、无排卵、不孕和糖尿病等都是子宫内膜癌的独立危险因素。检验项目包括但不限于血常规、生化、肿瘤标志物、出凝血等，用于基线指标测定、确诊患者合并症及严重程度。

2. 生育力评估：

1）卵巢储备功能良好：月经第 2~3 天 FSH<12IU/L，AMH>1.1ng/mL，AFC>7 个。

2）精液常规或睾丸、附睾穿刺结果提示有精子，即使合并男性因素不育，也可实施保留生育力治疗。

3）遗传咨询或基因检测：对有遗传性肿瘤家族史的患者，如 Lynch 综合征或 Cowden 综合征等，建议进行必要的遗传学咨询和基因检测。

3. 体重和健康状况：超重和肥胖影响早期子宫内膜癌患者对孕激素治疗的反应，对保留生育力治疗后患者的生育力、妊娠时间和妊娠结局也有负面影响。子宫内膜癌患者进行保留生育力治疗后，超重和肥胖患者的减重或维持健康的 BMI 对于提高自然受孕或辅助助孕后的妊娠率和活产率非常重要。因此，强烈建议超重和肥胖患者在保留生育力治疗后尽快减重或维持健康的 BMI。

4. 病理学评估：推荐宫腔镜直视下活检获取子宫内膜标本。宫腔镜检测子宫内膜癌的总体灵敏度为 86.4%，特异度为 99.2%。由具有经验的病理医生进行阅片诊断，诊断内容包括病理类型、肿瘤分级。推荐免疫组化染色测定 ER、PR、P53、PTEN、PAX2、MMR（MLH1、PMS2、MSH2 和 MSH6）等蛋白表达。有条件者建议进行子宫内膜癌分子分型检测，可采用免疫组化染色检测标本中 *P53* 突变及 MMR 蛋白的表达情况，采用测序法检测 *POLE* 突变情况。一旦具有 MMR 蛋白缺失，可进一步完成

Lynch 综合征的筛查。

5. 影像学评估：彩色多普勒超声和（或）盆腔 MRI 用于评估有无子宫深肌层浸润和子宫外病灶（卵巢转移、淋巴结转移等），进行必要的乳腺检查。

（二）知情同意

应告知患者保留生育力治疗不是标准治疗方式，而是在全面评估生育力的基础上筛选的患者亚群的治疗选择，仅适用于早期、非转移性子宫内膜癌患者。保留生育力治疗存在风险，治疗期间需要严密定期随访，治疗可能失败，疾病可能进展，后续有需要手术及其他辅助治疗的风险，治疗药物存在不良反应。患者充分知情后必须签署知情同意书。

三、治疗方案

（一）药物治疗

首选孕激素。

1. 最常用的孕激素是醋酸甲羟孕酮（medroxyprogesterone，MPA）和醋酸甲地孕酮（megestrol acetate，MA）。MPA 每天 250~500mg 或 MA 每天 160~320mg，口服。治疗期间可根据症状、不良反应和子宫内膜厚度的变化等在上述范围内调整剂量。ESGO/ESHRE/ESGE 指南也推荐与其他治疗方案相比，宫腔镜肿瘤切除术联合口服孕激素和（或）使用 LNG-IUS 是最有效的保留生育力治疗（Ⅱ级证据，B 级推荐）。

2. 效果：一般在孕激素用药后 12 周起效，多数病例在用药 6 个月后子宫内膜病变能够逆转，达到完全缓解。一般有效率为 70.7%~81.1%，复发率为 21.0%~42.4%。BMI 高的患者容易治疗失败和复发。有报道延长治疗时间可提高治疗有效率。并未发现使用更大剂量孕激素可以取得更好的治疗效果。宫腔内放置 LNG-IUS，向宫腔内释放孕激素，减轻了全身用药的不良反应，因此对于不能耐受口服大剂量孕激素全身治疗的患者，可采用 LNG-IUS，单独使用 LNG-IUS 的完全缓解率为 22%~81.3%，因此建议 LNG-IUS 联合其他药物使用。

3. 无法耐受大剂量孕激素治疗、有孕激素治疗禁忌证、治疗效果欠佳或 BMI$\geqslant$30kg/m^2 时，可选用以下方案治疗：

1）LNG-IUS 联合 GnRH-a，3.6mg/3.75mg，每 28 天皮下注射 1 次。

2）GnRH-a 联合芳香化酶抑制剂，如来曲唑，2.5mg，每天 1 次，口服。

4. 合并多囊卵巢综合征和（或）肥胖的患者，可考虑同时使用二甲双胍，每天 750~2000mg，分 3 次服用，合并 2 型糖尿病的患者，建议降糖药物首选二甲双胍，同时调整生活方式并给予必要的体重管理，使 BMI$\leqslant$24kg/m^2，以提升疗效，改善妊娠结局，也可采用中医药辅助治疗。

（二）手术治疗

宫腔镜下切除病灶组织，可与药物治疗联合使用。目的是尽量减少肿瘤负荷，提高疗效，缩短达到完全缓解所需时间。建议有经验的医生操作，采用冷刀切除，缩短操作时间并调低膨宫压力。尽量保护子宫内膜，防止医源性肿瘤扩散，并注意预防宫腔粘连。

四、治疗中的评估及评估后处理

（一）治疗中的评估

每3个月评估1次，主要包括疗效评估和不良反应评估，并给予相应处理。

1. 不良反应评估及处理：不良反应包括体重增加、不规则阴道流血、乳房胀痛、食欲下降、恶心、呕吐、皮疹、血栓栓塞性疾病等。测量体重、腰围、腰/臀围比等，检测肝肾功能等。可对症处理，严重时更换治疗方案或停止治疗。

2. 疗效评估：主要依靠影像学和病理学评估，推荐宫腔镜下采集内膜组织，进行病理学检查，建议病理学评估按照治疗顺序，前后对比，动态观察形态学改变。疗效判定标准如下：

1）完全缓解（complete response，CR）：病理学检查显示子宫内膜非典型增生或癌组织病变腺体全部消失，代之以扁平、立方小腺体，间质蜕膜样变或纤维化。影像学检查未见胸、腹、盆腔内存在肿瘤的证据。

2）部分缓解（partial response，PR）：病变介于完全缓解和无反应之间，病变程度减轻，但仍有异型腺体成分，腺体结构及细胞异型程度较之前减轻，或治疗后病变范围明显缩小，可伴有或不伴有间质反应。影像学检查提示子宫内膜癌的病灶有缩小征象。

3）无反应（no response，NR）：病变与治疗前比较无变化（包括腺体结构及细胞异型程度），或仍有明确癌灶存在或非典型增生病变范围无缩小。影像学检查提示子宫内膜癌的病灶无变化。

4）疾病进展（progressive disease，PD）：非典型增生进展为癌或癌组织分级上升（G1进展为G2或G3），或原病变为P53野生型表达，后续病变进展为P53突变型表达；或影像学检查显示子宫肌层浸润、子宫外病变，或远处转移，或淋巴结转移等。

5）复发（recurrence）：病变消失达到完全缓解后，再次活检标本中出现子宫内膜非典型增生或子宫内膜样癌病灶。影像学检查提示子宫内膜和（或）肌层再次出现病灶。

（二）评估后处理

治疗3个月评估为完全缓解时，建议继续巩固治疗3个月。连续两次病理学评估达到完全缓解时，按照患者意愿分为尽快生育和暂不生育两种情况。希望尽快生育者可开始准备妊娠，推荐ART，也可以期待自然妊娠；等待生育或暂不生育期间，应给予维持治疗预防复发。常用的维持治疗方式有宫腔内放置LNG-IUS，周期性口服小剂量孕激素（如地屈孕酮20~40mg/d，每月≥10~12天），或复方口服避孕药。维持治疗期间每 3~6 个月进行超声检查，必要时行子宫内膜病理学检查或宫腔脱落细胞学检查排除复发。

对于部分缓解及无反应或进展患者，应根据具体情况调整治疗方案，符合下列任何情况之一者，应停止保留生育力治疗，并行手术治疗，是否保留卵巢取决于患者年龄和病变风险：①有确切证据证实疾病进展者；②持续治疗 12 个月以上，未找到疾病改善方案者；③不再要求保留生育力或不能耐受保留生育力治疗者。

五、早期子宫内膜癌保留生育力后的助孕策略

鉴于子宫内膜癌保留生育力治疗缓解后复发高峰在 1 年内，建议保留生育力治疗达到完全缓解后，尽快行孕前检查，明确是否存在影响妊娠的因素。根据不同情况实施个体化助孕方案，如监测排卵、诱导排卵。对于发现子宫内膜病变前已经存在不孕病史者，应该尽快明确不孕的病因，有针对性地治疗。对于有 ART 指征的患者，积极行 ART 助孕治疗。助孕时尽量缩短子宫内膜病变完全缓解到妊娠的间期，并随时注意子宫内膜情况，及时发现病变复发的问题。

（一）助孕策略

1. 对于卵巢储备功能良好、有排卵、输卵管通畅、精液基本正常的夫妇，建议自然妊娠。监测排卵，指导性生活，期待治疗 3~6 个月，期待自然妊娠期间宜采用孕激素保护子宫内膜。如仍未孕，建议采用 ART 助孕。也可直接采用 ART 助孕。

2. 对于卵巢储备功能良好、无排卵、输卵管通畅、精液基本正常的夫妇，建议诱导排卵，指导性生活。鉴于子宫内膜癌是雌激素依赖性肿瘤，建议使用芳香化酶抑制剂诱导排卵。如 3~6 个月仍未孕，建议采用 ART 助孕。也可直接采用 ART 助孕治疗。

3. 合并肥胖症、多囊卵巢综合征、无排卵和卵巢储备功能下降的患者，由于自然妊娠较为困难，建议尽早采用 ART 助孕治疗。肥胖患者需积极通过饮食控制、加强运动等生活方式干预减轻体重。对于减重效果不佳者，建议请专家评估是否需要药物干预，病情完全缓解后尽早采用 ART 助孕。

（二）ART 助孕

促排卵治疗中高雌激素状态对子宫内膜癌的影响尚无明确结论，患者需对此充分知情同意，同时在治疗过程中需选择适当治疗措施控制雌激素水平或采用子宫内膜保护措施。

1. 人工授精（IUI）：如输卵管通畅，精液常规提示弱精子症或具备 IUI 指征，采用 IUI 助孕。

2. 体外受精-胚胎移植（IVF-ET）：如 IUI 后未孕或合并 IVF-ET 的指征，建议采用 IVF-ET 助孕。为了降低促排卵期间血雌激素水平，建议联合使用芳香化酶抑制剂进行控制性卵巢刺激治疗。根据精液的情况行 IVF-ET 或 ICSI 实施授精、胚胎移植。

使用 LNG-IUS 不影响卵巢刺激的效果，为降低卵巢过度刺激综合征（OHSS）风险，推荐使用拮抗剂方案、温和刺激方案、孕激素方案等。若胚胎未移植或移植后未孕，建议尽早将患者转诊至妇科肿瘤医生，评价促排卵治疗后子宫内膜的情况。未成熟卵体外成熟技术无需使用促排卵治疗，可用于合并多囊卵巢综合征或卵巢储备功能良好的患者，部分患者采用中医药治疗，可能改善卵巢功能和子宫内膜容受性。

3. 卵母细胞/胚胎冷冻保存：卵母细胞/胚胎冷冻保存也是可选择的治疗方案之一，根据患者情况或伦理考虑选择使用。但需特别注意，已冻存卵母细胞或胚胎的患者，如在获得妊娠前因疾病复发、进展行子宫切除术，助孕治疗需严格遵照国家法律法规进行。

六、早期子宫内膜癌保留生育力治疗后妊娠患者的围产期管理

1. 妊娠期加强监测：一项 Meta 分析显示早期子宫内膜癌及子宫内膜非典型增生保留生育力治疗患者的流产率为 20.6%，所以妊娠早期应关注流产风险。整个妊娠期需做好营养及体重管理；监测患者妊娠期糖尿病、妊娠期高血压、高血脂、甲状腺功能异常等并发症的发生；评估血栓风险；超声监测胎盘位置，警惕前置胎盘或胎盘植入的发生；警惕多次宫腔镜操作后宫颈功能不全的可能，一旦临床诊断，可参照相应的指南管理。

2. 分娩期处理：子宫内膜癌保留生育力治疗不是剖宫产的手术指征，可依据产科指征选择分娩方式。由于多次宫腔操作史，存在胎盘因素导致的产后出血风险，注意积极预防并处理。建议剖宫产术中对子宫内膜多点活检（尤其根据妊娠前诊刮或宫腔镜结果进行活检），胎盘组织、胎膜及胎盘附着面蜕膜送病理学检查。

3. 分娩后管理：ESGO/ESHRE/ESGE 指南建议在生育结束后完成手术治疗。中国专家共识指出完成生育后，产后的子宫仍然面临肿瘤复发的风险，特别是伴有复发高危因素，如子宫内膜样腺癌中分化（G2）、有肌层浸润、BMI>30kg/m^2 等，建议切除子宫，可以考虑不行双侧卵巢切除术及系统的腹膜后淋巴结切除术。对于强烈要求继续保留生育力的患者，如无复发的高危因素及复发病史，应充分告知其复发及疾病进展风险，在严密随访下谨慎地保留子宫。随访期间，推荐尽早进行维持治疗预防复发，哺乳期可放置 LNG-IUS 保护分娩后的子宫内膜。

早期子宫内膜癌保留生育力治疗是近年来的研究热点，但由于缺乏大样本和（或）随机对照临床试验，循证医学的证据尚不充分，迫切需要多中心、大样本和（或）随机对照临床试验来提供更多更可靠的循证医学证据。

主要参考文献

[1] 中国优生科学协会肿瘤生殖学分会，中国医师协会微无创医学专业委员会妇科肿瘤学组，中国医院协会妇产医院分会妇科肿瘤专业学组. 卵巢恶性肿瘤保留生育功能

的中国专家共识（2022年版）[J]．中国实用妇科与产科杂志，2022，38（7）：705-713．

[2] 中国优生科学协会肿瘤生殖学分会，中国医师协会微无创医学专业委员会妇科肿瘤学组，中国医院协会妇产医院分会妇科肿瘤专业学组，等．卵巢生殖细胞肿瘤诊治的中国专家共识（2022年版）[J]．癌症进展，2022，20（20）：2054-2064．

[3] 蓝建发，陈小军，丁景新，等．卵巢非良性肿瘤生育力保护及保存中国专家共识（2023年版）[J]．中国实用妇科与产科杂志，2023，39（8）：809-816．

[4] 韩丽萍，刘丽雅．卵巢非上皮性恶性肿瘤生育力保护[J]．中国实用妇科与产科杂志，2019，35（6）：626-631．

[5] 中国妇幼保健协会生育力保存专业委员会．女性生育力保存临床实践中国专家共识[J]．中华生殖与避孕杂志，2021，41（5）：383-391．

[6] 中华医学会生殖医学分会．生育力保存中国专家共识[J]．生殖医学杂志，2021，30（9）：1129-1134．

[7] 中国抗癌协会妇科肿瘤专业委员会．卵巢恶性肿瘤诊断与治疗指南（2021年版）[J]．中国癌症杂志，2021，31（6）：490-500．

[8] 周灿权，黄孙兴．重视女性生育力的保护与保存[J]．中国实用妇科与产科杂志，2022，38（6）：577-579．

[9] 薛凤霞，滕飞，魏丽坤．妇科恶性肿瘤保留生育功能生育结局[J]．中国实用妇科与产科杂志，2019，35（6）：646-651．

[10] 阮祥燕，杜娟，卢丹，等．中国首例冻存卵巢组织移植报告[J]．首都医科大学学报，2016，37（6）：840-842．

[11] GADDUCCI A, COSIO S. Therapeutic approach to low-grade serous ovarian carcinoma: state of art and perspectives of clinical research [J]. Cancers (Basel), 2020, 12 (5): 1336.

[12] PARK J Y, KIM D Y, SUH D S, et al. Analysis of outcomes and prognostic factors after fertility-sparing surgery in malignant ovarian germ cell tumors [J]. Gynecol Oncol, 2017, 145 (3): 513-518.

[13] GRIFFITHS M J, WINSHIP A L, HUTT K J. Do cancer therapies damage the uterus and compromise fertility? [J]. Hum Reprod Update, 2020, 26 (2): 161-173.

[14] NTEMOU E, VIDAL P D, ALEXANDRI C, et al. Ovarian toxicity of carboplatin and paclitaxel in mouse carriers of mutation in BRIP1 tumor suppressor gene [J]. Sci Rep, 2022, 12 (1): 1658.

[15] GAFFAN J, HOLDEN L, NEWLANDS E S, et al. Infertility rates following POMB/ACE chemotherapy for male and female germ cell tumours - a retrospective long-term follow-up study [J]. Br J Cancer, 2003, 89 (10): 1849-1854.

[16] MORRISON A, NASIOUDIS D. Reproductive outcomes following fertility-

sparing surgery for malignant ovarian germ cell tumors: a systematic review of the literature [J]. Gynecol Oncol, 2020, 158 (2): 476-483.

[17] LAMBERTINI M, GOLDRAT O, TOSS A, et al. Fertility and pregnancy issues in BRCA-mutated breast cancer patients [J]. Cancer Treat Rev, 2017, 59: 61-70.

[18] 周晖, 白守民, 林仲秋.《2019 NCCN 宫颈癌临床实践指南(第1版)》解读 [J]. 中国实用妇科与产科杂志, 2018, 34 (9): 1002-1009.

[19] 中国抗癌协会妇科肿瘤专业委员会. 早期子宫颈癌保留生育功能中国专家共识 [J]. 中国实用妇科与产科杂志, 2022, 38 (6): 634-641.

[20] 熊光武, 张师前, 郭红燕, 等. 早期子宫颈癌保留生育功能手术的中国专家共识 [J]. 中国微创外科杂志, 2021, 21 (8): 673-679.

[21] 中国医师协会生殖医学专业委员会. 高龄女性不孕诊治指南 [J]. 中华生殖与避孕杂志, 2017, 37 (2): 87-100.

[22] 王迎曦, 甄秀梅, 乔杰. 生育保留治疗与辅助生殖技术在宫颈病变患者中的应用 [J]. 中华生殖与避孕杂志, 2019, 39 (3): 234-237.

[23] 李秋蓉, 王延洲, 邓艳, 等. 早期宫颈癌保留生育功能不同手术方式的妊娠及肿瘤结局——单中心10年回顾性分析 [J]. 现代妇产科进展, 2022, 31 (5): 321-325.

[24] 张蕊, 张瑾. 紧急宫颈环扎术联合不同宫缩抑制剂的效果和安全性评价 [J]. 中国实用妇科与产科杂志, 2021, 37 (3): 388-389.

[25] 解淑, 李瑞雪, 尹秀菊, 等. 双胎妊娠孕期宫颈长度测量及宫颈环扎术临床意义探讨 [J]. 中国实用妇科与产科杂志, 2020, 36 (8): 752-756.

[26] LI C, YANG S, HUA K. Nomogram predicting parametrial involvement based on the radical hysterectomy specimens in the early-stage cervical cancer [J]. Front Surg, 2021, 8: 759026.

[27] ADAM J A, VAN DIEPEN P R, MOM C H, et al. [^{18}F] FDG-PET or PET/CT in the evaluation of pelvic and para-aortic lymph nodes in patients with locally advanced cervical cancer: a systematic review of the literature [J]. Gynecol Oncol, 2020, 159 (2): 588-596.

[28] NGUYEN N C, BERIWAL S, MOON C H, et al. 18F-FDG PET/MRI primary staging of cervical cancer: a pilot study with PET/CT comparison [J]. J Nucl Med Technol, 2020, 48 (4): 331-335.

[29] ROBOVA H, HALASKA M J, PLUTA M, et al. Oncological and pregnancy outcomes after high-dose density neoadjuvant chemotherapy and fertility-sparing surgery in cervical cancer [J]. Gynecol Oncol, 2014, 135 (2): 213-6.

[30] YAN H, LIU Z, FU X, et al. Long-term outcomes of radical vaginal trachelectomy and laparoscopic pelvic lymphadenectomy after neoadjuvant chemotherapy for the IB1 cervical cancer: a series of 60 cases [J]. Int J Surg,

2016, 29: 38-42.

[31] CIBULA D, MCCLUGGAGE W G. Sentinel lymph node (SLN) concept in cervical cancer: current limitations and unanswered questions [J]. Gynecol Oncol, 2019, 152 (1): 202-207.

[32] THEOFANAKIS C, HAIDOPOULOS D, THOMAKOS N, et al. Minimizing fertility-sparing treatment for low volume early stage cervical cancer: is less the (R) evolution? [J]. Anticancer Res, 2020, 40 (7): 3651-3658.

[33] CHERNYSHOVA A, KOLOMIETS L, CHEKALKIN T, et al. Fertility-sparing surgery using knitted tini mesh implants and sentinel lymph nodes: a 10-year experience [J]. J Invest Surg, 2021, 34 (10): 1110-1118.

[34] SHINKAI S, ISHIOKA S, MARIYA T, et al. Pregnancies after vaginal radical trachelectomy (RT) in patients with early invasive uterine cervical cancer: results from a single institute [J]. BMC Pregnancy Childbirth, 2020, 20 (1): 248.

[35] 周蓉, 王益勤, 鹿群, 等. 早期子宫内膜癌保留生育功能治疗专家共识（2022年版）[J]. 中国妇产科临床杂志, 2023, 24 (2): 215-219.

[36] RODOLAKIS A, SCAMBIA G, PLANCHAMP F, et al. ESGO/ESHRE/ESGE guidelines for the fertility-sparing treatment of patients with endometrial carcinoma [J]. Int J Gynecol Cancer, 2023, 33 (2): 208-222.

[37] CLARK T J, VOIT D, GUPTA J K, et al. Accuracy of hysteroscopy in the diagnosis of endometrial cancer and hyperplasia: a systematic quantitative review [J]. JAMA, 2002, 288 (13): 1610-1621.

[38] 中华医学会妇产科分会病理学组, 中国研究型医院学会超微与分子病理学分会妇儿学组. 子宫内膜癌保育治疗前后病理评估专家共识 [J]. 中华病理学杂志, 2022, 51 (11): 1110-1114.

[39] FAN Z, LI H, HU R, et al. Fertility-preserving treatment in young women with grade 1 presumed stage ⅠA endometrial adenocarcinoma: a meta-analysis [J]. Int J Gynecol Cancer, 2018, 28 (2): 385-393.

[40] WANG Y, ZHOU R, WANG H, et al. Impact of treatment duration in fertility-preserving management of endometrial cancer or atypical endometrial hyperplasia [J]. Int J Gynecol Cancer, 2019, 29 (4): 699-704.

[41] CHEN J, CAO D, YANG J, et al. Oncological and reproductive outcomes for gonadotropin-releasing hormone agonist combined with aromatase inhibitors or levonorgestrel-releasing intrauterine system in women with endometrial cancer or atypical endometrial hyperplasia [J]. Int J Gynecol Cancer, 2022, 32 (12): 1561-1567.

[42] ZHANG Z, HUANG H, FENG F, et al. A pilot study of gonadotropinreleasing hormone agonist combined with aromatase inhibitor as fertility-sparing treatment in obese patients with endometrial cancer [J]. J Gynecol Oncol, 2019, 30

(4): e61.

[43] MITSUHASHI A, HABU Y, KOBAYASHI T, et al. Long-term outcomes of progestin plus metformin as a fertility-sparing treatment for atypical endometrial hyperplasia and endometrial cancer, patients [J]. J Gynecol Oncol, 2019, 30 (6): e90.

[44] FERNANDEZ-MONTOLI M E, SABADELL J, CONTRERAS-PEREZ N A. Fertilitysparing treatment for atypical endometrial hyperplasia and endometrial cancer: a cochrane systematic review protocol [J]. Adv Ther, 2021, 38 (5): 2717-2731.

[45] NOVIKOVA O V, NOSOV V B, PANOV V A, et al. Live births and maintenance with levonorgestrel IUD improve disease-free survival after fertility-sparing treatment of atypical hyperplasia and early endometrial cancer [J]. Gynecol Oncol, 2021, 161 (1): 152-159.

[46] KIM S W, KIM H, KU S Y, et al. A successful live birth with in vitro fertilization and thawed embryo transfer after conservative treatment of recurrent endometrial cancer [J]. Gynecol Endocrinol, 2018, 34 (1): 15-19.

[47] DE ROCCO S, BUCA D, ORONZII L, et al. Reproductive and pregnancy outcomes of fertility-sparing treatments for early-stage endometrial cancer or atypical hyperplasia: a systematic review and meta-analysis [J]. Eur J Obstet Gynecol Reprod Biol, 2022, 273: 90-97.

第九章 辅助生殖技术

第一节 发展概况

辅助生殖技术（ART）是在体外应用医学技术和方法对配子、合子和胚胎进行人工操作，帮助不孕症夫妇实现生育的技术。ART 是不孕症的有效治疗措施，是生殖医学的核心内容。ART 涉及的学科包括妇产科学、男科学、遗传学、生殖生物学、胚胎学、免疫学、分子生物学、心理学、伦理学和法学等。ART 的种类多，包括人工授精（AI）、体外受精-胚胎移植（IVF-ET，俗称第一代试管婴儿），单精子卵胞质内注射（ICSI，俗称第二代试管婴儿）、胚胎植入前遗传学检测（PGT，俗称第三代试管婴儿）、未成熟卵母细胞体外成熟技术（IVM）、冷冻保存技术、卵母细胞质或线粒体置换技术等。

人类生殖在自然状态下要经历性交、配子输送、受精、胚胎运输、种植及宫内发育等过程。人工授精就是用人工而非性交的方法将精子置入女性生殖道内，使精子和卵子在体内受精、妊娠的方法。人工授精的报道距今已有 200 多年的历史，是最早应用的 ART。1785 年，英国的约翰·亨特（John Hunter）将一位尿道下裂患者的精液注入其妻子的阴道内帮助其受孕，称为阴道内人工授精。1860 年，美国纽约州医院实施人工授精获得成功。1884 年，美国费城的威廉·潘考斯特（William Pancoast）首次报道使用供精者精液实施人工授精。1953 年，邦奇（Bunge）和谢尔曼（Sherman）首次报道使用冷冻精液实施人工授精成功。20 世纪 80 年代，我国部分地区逐渐开始开展人工授精，首个人类精子库于 1981 年在中南大学湘雅医学院（原湖南医科大学）创立，1983 年使用冷冻精液实施人工授精成功。人工授精可应用于男女双方因生理或心理问题引起性生活困难导致的不孕、男方精液数量和活性轻度异常、女方宫颈因素不孕和免疫性不孕等。但是人工授精不能解决自然生殖过程中配子输送、受精、胚胎运输和胚胎种植等方面的问题，因此产生了 IVF-ET 及其衍生技术。

IVF-ET 是指从女性卵巢内取出卵子，在体外与精子受精形成胚胎并培养，将发育至卵裂期或囊胚期的胚胎移植至宫腔，使其继续着床发育、生长成为胎儿的过程。随着人类对生殖过程的不断探索，科学家在体外对动物的配子进行操作试验，成功实现了体外受精。20 世纪 60 年代，英国生物学家爱德华兹（Edwards）和妇产科医生斯特普托（Steptoe）合作开始了体外受精和胚胎培养的研究。1977年，他们在莱斯利（Lesley）卵巢内获得成熟卵子并成功把在体外受精的胚胎移植回子宫，使其继续正常发育至足月。世界上首例试管婴儿路易斯·布朗（Louise Brown）在1978年7月25日诞生。路易斯·布朗的诞生，是人类生殖医学史上的里程碑事件，标志着一个新时代的开始。随后，世界各国的试管婴儿相继诞生，1980年6月澳大利亚第一例试管婴儿诞生，1983年12月美国第一例试管婴儿诞生。中国内地首例试管婴儿于1988年3月在北京大学第三医院诞生。IVF-ET主要解决女性不孕症，如输卵管盆腔因素、排卵障碍、内异症等，也可用于治疗男方少弱畸精子症、免疫性不孕及不明原因性不孕等。

IVF-ET的衍生技术不断扩大ART的范畴，解决各种不同类型的生育问题。ICSI是借助显微操作系统将单个精子注入卵母细胞质中，达到受精的目的。ICSI主要解决男性不育症，如重度/极重度少弱畸精子症、梗阻性无精子症等，也用于IVF受精失败的患者。

PGT是用遗传学技术对移植前的胚胎进行染色体数目、结构或者是否携带某种特定致病基因进行检测，以选择无遗传学疾病的胚胎植入宫腔，获得正常胎儿的技术。PGT主要解决男女双方遗传学方面的问题，如男女任何一方染色体结构异常、携带某种特定致病基因等，也可用于复发性流产、高龄和反复种植失败的患者。

生殖冷冻技术是对人类配子、胚胎及生殖组织进行冷冻保存以及复苏利用的技术。不孕症夫妇在辅助助孕过程中可能冷冻保存多余的胚胎以提高累积活产率，男方可能提前冷冻精子或睾丸组织以备IVF/ICSI，女方可能因取卵日男方无法提供精子而将取出的卵母细胞冻存。生殖冷冻技术也应用于特殊人群的生育力保存，如生殖功能障碍、可能被放化疗破坏生殖功能的癌症患者。

IVM是指在不经过超促排卵或仅应用少量促性腺激素后从卵巢内获取未成熟卵母细胞，在体外进行培养，使卵母细胞成熟并具备受精的能力。IVM可用于多囊卵巢综合征的助孕治疗，也为卵巢组织冷冻保存后卵母细胞成熟问题提供了解决方案。

在全球生殖医学专家的共同努力下，各项技术得到了不断发展和优化，已经解决了全世界千百万家庭的生育问题，子代健康与自然妊娠者类似。全球约有1200万例试管婴儿诞生，我国每年约有30余万例试管婴儿诞生。国内外试管婴儿已经有结婚、自然妊娠及分娩健康后代的报道，试管婴儿活跃在世界的各个舞台。

第二节 女性不孕症的评估

人类生殖是一个神秘的过程，首先要有精子和卵子正常产生和输送，其次精子和卵子要相遇并受精结合，然后胚胎在宫腔内着床并正常发育，同时需要足够的孕酮水平和母体身心舒适，其中任何一个环节出现问题都会导致不孕不育的发生。人类生殖的早期过程见图9-1。

女性不孕症

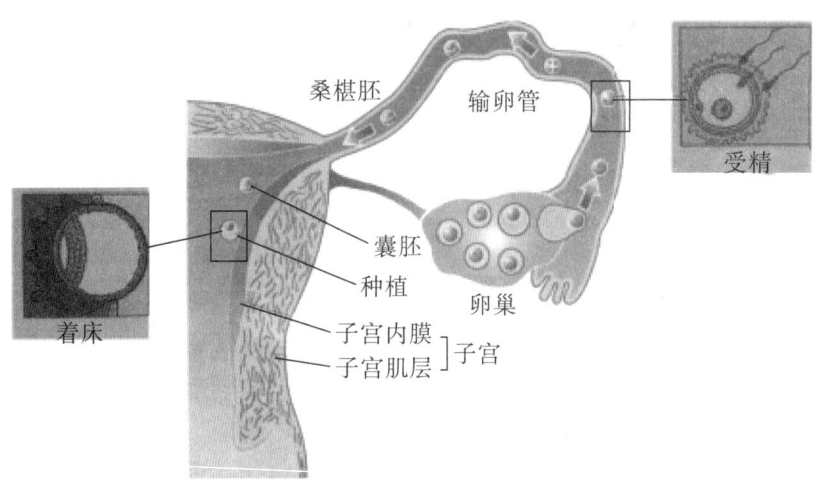

图 9-1 人类生殖的早期过程

不孕症根据定义诊断非常简单，但是病因诊断相对困难。不孕症病因有绝对病因和相对病因。绝对病因是指夫妇无自然怀孕可能，比如女方无子宫，卵巢功能衰竭，双侧输卵管完全阻塞、结扎或切除；男方无精子生成，双侧输精管完全阻塞或结扎。相对病因是指夫妇处于不孕的状态，但仍有低比例的自然怀孕，比如女方输卵管盆腔粘连、盆腔内异症、排卵障碍，男方少弱畸精子症等。因此不孕症的诊断提示夫妇存在生殖功能障碍的状态，但并不是说完全不能自然怀孕，除非有绝对病因。

不孕症的评估主要包括病史评估、卵巢功能评估、子宫评估、输卵管通畅性评估和男方精液状态评估等。因不孕评估涉及男女双方且男方精液评估相对简单，因此首次就诊应给出男方检查的建议。

一、病史评估

病史评估非常重要，包括年龄，不孕年限，性生活情况，月经周期、经期及月经量，孕产史及妊娠合并症、并发症，既往与生育相关的检查及治疗情况，尤其是盆腹腔手术史，既往疾病及治疗情况如结核、甲状腺功能异常等，有无服药史，家族中有无出生缺陷及不孕不育史等。

随着现代医学的发展，肿瘤得以被早发现、早诊断和早治疗，肿瘤患者的生存率及生存期显著改善，对生育及辅助助孕有一定的需求。在病史评估中应注意肿瘤患者的既往治疗情况，必要时请肿瘤相关学科会诊。

受我国传统生育观念的影响，夫妇婚后较长时间未能妊娠会让其面临来自家庭、社会及自身等各方面的压力。女性作为孕育胎儿的一方，可能背负着巨大的心理压力。临床医生应注意识别其不良情绪，必要时建议心理咨询或者精神科门诊就诊。

（一）年龄对生育的影响及评估

年龄与生育的相关性极强。女性青春期大约有 30 万个卵泡，在育龄阶段（15～45

岁),卵巢里的卵泡不断被募集、选择,其中400~500个卵泡发育到成熟阶段,绝大部分卵泡在发育过程中闭锁和退化(图9-2)。女性的最佳生育年龄在20~30岁,女性生育力在32岁开始稍有下降,37岁以后迅速下降,45岁以后极少妊娠。年龄超过35岁的不孕女性称为高龄患者。35岁以上的女性,如果有正常性生活未避孕6个月未孕者,推荐进入不孕症的评估流程。

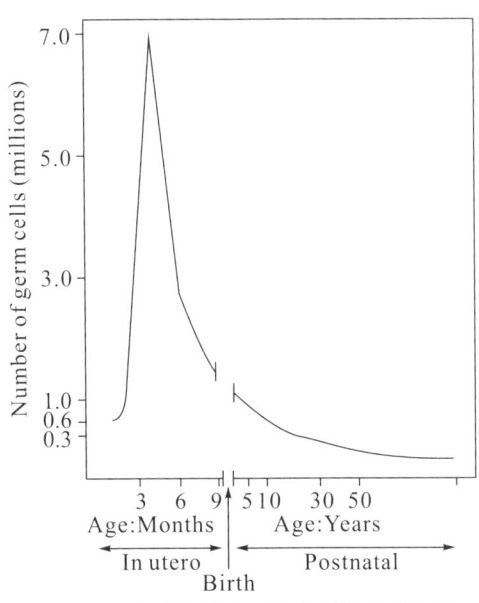

图9-2 人类卵巢生殖细胞数与年龄相关

注:横轴为年龄,单位出生前是月,出生后是年;纵轴为生殖细胞数目,单位是百万。人类女性一生中生殖细胞总数的高峰出现在出生前,然后逐步持续减少直到末次月经。

参见 Baker T G. A quantitative and cytological study of germ cells in human ovaries [J]. Proc R Soc Lond B Biol Sci, 1963, 158: 417-433。

对于高龄女性的孕前咨询,应对她们的身体状况做出综合评估,排除不宜妊娠的疾病,并帮助其选择合理的助孕方式。年龄是影响妊娠结局的独立因素,高龄导致卵子质量降低是其生育力下降的主要原因。卵子质量随着年龄增加而显著下降,其原因可能为卵子内氧自由基等过氧化物的积聚,损伤了线粒体的功能,影响卵母细胞的减数分裂,导致卵母细胞染色体非整倍体发生率增加等。此外,年龄的增加还会伴随子宫内膜形态和功能的改变,导致子宫内膜容受性显著下降,从而降低妊娠率。

对经过1~2年不孕症治疗的年龄超过35岁的妇女,或卵巢储备功能已经下降的妇女,应尽早建议采取ART助孕;对于年龄超过40岁的妇女接受1~2周期促排或卵泡监测指导同房后仍未妊娠的情况,应首选IVF助孕,而不是人工授精,因其妊娠率极低、流产率很高。对于年龄超过45岁的妇女,IVF妊娠率极低,且流产率和妊娠期并发症发生率高,不推荐行IVF助孕。应充分告知夫妇双方极低的生育机会和可能的替代方案。

(二)不孕年限对生育的影响及评估

据统计,婚后第1年内,大约有80%的夫妇通过无保护性生活可能获得妊娠,之后的 1 年可能有 10% 左右的夫妇获得妊娠，3 年内大约 95% 的夫妇可以自然妊娠。随着试孕年限增加，妊娠概率并不会增加。

以下情况，育龄夫妇应该早些进行医疗咨询和临床诊疗：①女方年龄超过 35 岁的不孕者；②女方有月经不调或闭经的病史；③怀疑或确诊为子宫输卵管因素不孕或内异症者；④配偶被诊断出可能的不孕病因。

二、卵巢功能评估

卵巢呈扁卵圆形，位于输卵管的后下方，左右各一个，育龄女性卵巢大小约 3cm×2cm×1cm。卵巢的内侧（子宫端）以卵巢固有韧带与宫体相连，外侧（盆壁端）以骨盆漏斗韧带与盆壁相连。卵巢组织分为皮质和髓质两部分。外层为皮质，其中含有数以万计的始基卵泡和不同发育程度的囊状卵泡。随着年龄增加，卵泡数减少，皮质变薄。髓质是卵巢的中心部位，无卵泡，与卵巢门相连，含有疏松结缔组织、丰富的血管和神经。青春期以前，卵巢表面光滑；青春期开始排卵后，表面逐渐凹凸不平，呈现灰白色。

卵巢是卵子产生和排出的器官，具有合成和分泌雌激素、孕激素和少量雄激素等甾体激素的功能。卵巢功能受下丘脑－垂体－卵巢轴的调节以及自分泌、旁分泌网络的调节。

（一）排卵监测及黄体功能评估

如果育龄女性平均月经周期为 28~30 天，排卵时间通常发生在下次月经来潮前第 14 天左右。但是月经周期常受多种因素的影响（如精神因素和环境因素等），导致排卵延迟或者不排卵，因此仅根据月经周期来推测排卵时间的准确性较低。

基础体温（basal body temperature，BBT）是人体经过 6~8 小时的睡眠以后，比如在早晨从熟睡中醒来，测得未运动、未进食或无情绪变化时的体温。在正常月经周期中，随着雌激素、孕激素分泌量的改变，基础体温呈现周期性变化。在月经期及卵泡期基础体温较低，排卵后孕酮刺激下丘脑体温中枢，使黄体期基础体温升高 0.3~0.5℃，因此基础体温呈现双相。双相型基础体温提示该周期可能有排卵发生（排除卵泡黄素化未破裂综合征）。如果连续测量基础体温表现为单相型体温，提示无排卵发生，需进行进一步检查。但是基础体温受外界干扰较大，不能准确预测排卵，因此不作为排卵功能评估的首选方法。基础体温图见图 9-3。

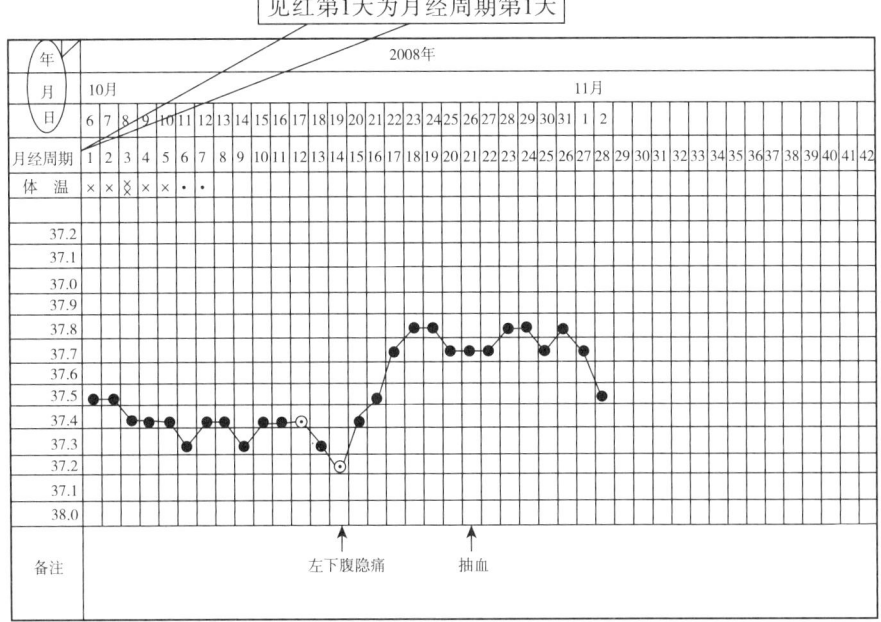

图9-3 基础体温图

宫颈黏液是宫颈腺体的分泌物，在正常月经周期中随着雌激素、孕激素分泌量的改变，呈现周期性变化。月经期和增殖早期，宫颈黏液量最少。排卵期，在雌激素的作用下，宫颈黏液量增加，稀薄，黏液拉丝度可长达10cm以上，呈现典型的羊齿状结晶，此时最有利于精子穿透而进入宫腔。排卵后在孕激素的影响下，宫颈黏液分泌量减少，黏稠。临床可以根据宫颈黏液量、拉丝度、结晶、宫口情况等，进行宫颈黏液评分，从而预测排卵时间，但该方法并不十分准确。

在正常月经周期中黄体生成素（LH），由腺垂体促性腺细胞分泌，协同卵泡刺激素，共同维持月经周期，引起卵泡发育、排卵和黄体生成。排卵前的雌激素高峰通过对下丘脑、垂体的正反馈调节诱导LH峰，引发卵泡的破裂和排卵。排卵一般发生在LH值达到基础值2倍以上的24小时内（LH峰出现后的24小时内）。如果LH峰正处于上升支，排卵可能发生在36小时内。临床上常通过测定血或尿LH峰来预测排卵。

血清孕酮（progesterone，P）>3ng/L提示有排卵发生。黄体功能的评估在下次月经来潮前7天左右。有10%～40%的不孕症是由黄体功能不足所致。黄体功能不足的临床表现是排卵后至下次月经来潮时间<12天。黄体功能不足的原因可能有：①与卵泡期的卵泡发育有关，如小卵泡排卵、黄体发育不良、血清P低落导致内膜发育迟缓；②与子宫内膜受体有关，如孕激素受体低，即使血清P水平正常也不能使P起正常反应，即假性黄体功能不足。E_2可促使ER和PR的产生，而P则具有抑制作用，因此对于卵泡发育不良的小卵泡排卵，E_2水平低会影响内膜发育。

经阴道超声监测排卵：动态观察卵泡生长、发育及排卵情况。

其一，早卵泡期观察：通常选择月经周期第2～5天进行超声监测，以了解卵巢基础状态、AFC及窦卵泡大小、有无囊肿等。AFC是卵巢储备功能评估的重要指标。

其二，优势卵泡观察：通常在月经第 10 天左右通过超声观察有无优势卵泡发育。当优势卵泡直径达到 10mm 以上时，其生长速度每天增长约 2mm。当优势卵泡直径达到 18～20mm 时，即达到成熟卵泡大小，此时若出现 LH 峰或者注射 hCG 可诱发排卵。部分自然周期中排卵前卵泡直径可达 22～24mm。

其三，排卵观察：LH 峰或注射 hCG 后 2～3 天通过超声观察是否排卵。已排卵的超声声像：成熟卵泡骤然消失或者成熟卵泡明显缩小且卵泡内透声减弱，直肠子宫陷凹出现液体积聚。

（二）卵巢储备功能评估

卵巢储备功能是指卵巢皮质内卵泡的数量和质量。年龄是评估卵巢储备功能的重要因素，随着年龄增加，卵巢储备功能逐渐下降，体现在卵泡数量减少，也通过卵母细胞非整倍体增加、卵母细胞线粒体功能异常、卵子极体性消失、卵母细胞表观遗传学改变等导致卵子质量下降。卵巢储备功能评估用以预测育龄女性的卵巢储备功能，提示其生育潜能，为卵巢储备功能下降妇女的生育策略提供参考。

1. 基础 FSH（bFSH）：FSH 是由垂体嗜碱性细胞分泌的一种糖蛋白激素，受下丘脑促性腺激素释放激素、雌激素、孕激素及抑制素 B 的共同调控。FSH 的分泌呈现周期性变化，主要作用是促进卵泡的生长发育。月经周期第 2～3 天的血清 FSH 水平称为 bFSH，是评估卵巢储备功能的常用指标。具有正常生育力的妇女 bFSH 一般＜10IU/L，bFSH 升高提示卵巢储备功能下降。bFSH＞12IU/L 提示卵巢储备功能减退，bFSH＞25IU/L 提示卵巢功能不全，bFSH＞40IU/L 提示卵巢功能衰竭。bFSH 在同一女性不同月经周期波动范围较大，因此卵巢储备功能评估往往需要间隔 4 周以上，以 2 次 bFSH 值或联合 AMH、AFC 等进行综合评估。另外，由于雌激素对 FSH 具有负反馈作用，利用 bFSH 评估卵巢功能需结合基础雌激素水平。

2. 抗苗勒管激素（AMH）：AMH 是转化生长因子家族成员之一，在次级卵泡、窦前卵泡和直径 2～4mm 的小窦卵泡中高表达。AMH 的表达随着卵泡的进一步生长而减少，并在直径＞8mm 的卵泡中消失。直径 2～6mm 的窦卵泡可以很好地预测取卵时获得的成熟卵母细胞的数量，并且与血清 AMH 水平密切相关。因此，AMH 水平可以反映卵巢储备能力，不受月经周期的影响。血清 AMH 水平降低可能是预测卵巢储备功能下降和卵巢功能衰竭的最灵敏指标。AMH 和抑制素 B 的下降先于卵巢功能衰竭，其机制尚不清楚。

3. 抑制素 B（inhibin B）：抑制素 B 由卵巢皮质中小卵泡颗粒细胞分泌，受 GnRH 及 FSH 刺激的影响，在月经周期中分泌量变化较大，一般不作为卵巢储备功能评估的常规指标。

4. 卵巢超声检查。

1) AFC：在早卵泡期通过经阴道超声学探查方法计数的双侧卵巢窦卵泡总数，是卵巢储备能力的直接体现。窦卵泡直径在 2～10mm 或 3～8mm。AFC＜4 个，提示卵巢储备功能差；AFC 4～7 个，提示卵巢储备功能较差，卵巢刺激需要提高 FSH 剂量；AFC 8～12 个，提示卵巢储备功能轻度下降；AFC＞12 个，提示卵巢储备功能正常。

2) 卵巢基质血流：卵巢基质血流与卵泡反应情况密切相关，基础状态下卵泡基质血管收缩期血流速率峰值降低提示卵巢反应性差。

3) 卵巢体积：尚存在争议。有研究显示卵巢体积也体现卵巢储备功能，35岁以上妇女卵巢体积随年龄增加而减小，提示卵巢储备功能下降。

5. 卵巢刺激试验：包括氯米芬刺激试验（clomiphene citrate challenge test，CCCT）、GnRH-a刺激试验及促性腺激素试验等，用以动态评估下丘脑-垂体-卵巢轴的功能。此处简单介绍氯米芬刺激试验。氯米芬为己烯雌酚类似物，在下丘脑可与雌激素受体结合，导致雌激素受体缺乏，使之不能对内源性雌激素发生反应，阻断雌激素对下丘脑的负反馈作用，产生更多的GnRH，促进垂体分泌FSH和LH，促进卵泡生长。常用方法：月经周期第3天测定基础FSH水平，月经周期第5~9天口服氯米芬100mg/d，月经周期第10天重新测定FSH水平，若此时血清FSH升高（>10IU/L）或第3天与第10天FSH总和>26IU/L，提示卵巢储备功能下降。

综上，卵巢储备功能评估的方法有多个，使用其中单一一项检查用以评估卵巢储备功能准确性欠佳，建议采用多个指标综合评估。

三、子宫评估

子宫呈倒梨形，为空腔器官，是受精卵、胚胎及胎儿生长发育的场所。子宫长7~8cm，宽4~5cm，厚2~3cm，宫腔容量约5mL。子宫分为宫体及宫颈两部分。宫体由浆膜层、肌层与子宫内膜构成。子宫内膜与子宫肌层直接相贴，其间没有内膜下层组织。子宫内膜分为致密层、海绵层和基底层。致密层与海绵层（合称功能层）对卵巢性激素敏感，在性激素的影响下发生周期性变化。基底层紧贴肌层，对性激素不敏感，无周期性变化。

子宫评估包括妇科检查、超声检查和宫腔镜检查等。

1. 妇科检查：阴道窥器检查阴道通畅程度、阴道分泌物形状、宫颈大小及光滑程度。触诊了解子宫的大小、质地，有无包块，活动度，有无触痛、压痛等，双侧附件区有无包块，有无压痛、反跳痛等。

2. 超声检查：了解子宫大小、形状，评估子宫是否发育畸形，是否单角子宫、双子宫、子宫纵隔等；子宫肌层回声是否均匀，有无占位如子宫肌瘤、子宫腺肌症等，子宫内膜的厚度，回声是否均匀，有无占位如子宫内膜息肉、黏膜下肌瘤、子宫肌层肌瘤凸向宫腔等，内膜回声是否连续，有无宫腔粘连等。

3. 宫腔镜检查：评估子宫内膜有无充血、粘连、纵隔，子宫内膜息肉，子宫黏膜下肌瘤等，宫腔镜下内膜活检有助于判断内膜受激素影响的状态，有无炎症细胞浸润、有无结核病变等。随着门诊宫腔镜手术日益普及，宫腔镜对宫腔情况的诊断价值无可争议。建议以下患者进行宫腔镜检查：年龄>35岁、异常子宫出血、临床发现异常或可疑异常宫腔、既往辅助助孕失败者。对发现的子宫内膜息肉、子宫黏膜下肌瘤、完全纵隔等应行宫腔镜下治疗，予以切除；对宫腔粘连者则应行粘连分解术；对诊断为子宫内膜炎者，需延长抗生素治疗时间，建议再次行宫腔镜检查以确认治愈。

四、输卵管通畅性评估

输卵管是从两侧子宫角向外伸展的管道,长 8~14cm。输卵管分为间质部、峡部、壶腹部及伞部 4 个部分。输卵管伞部是输卵管的最外侧端,游离,开口于腹腔,具有拾卵的作用。输卵管壶腹部相对宽敞,管径 6~8mm,是精子和卵子结合的场所,具有拾卵的作用,且输送受精卵至宫腔。输卵管由浆膜层、肌层和黏膜层组成,输卵管肌层的收缩及黏膜上皮纤毛细胞的摆动有助于输送卵子和受精卵。

(一)子宫输卵管造影

通过 X 线摄片观察造影剂注入的动态变化,了解宫腔形态,输卵管是否通畅,输卵管走行、形态、位置及盆腔造影剂的弥散情况,准确率可达 80%。近年来多采用超声造影剂进行超声子宫输卵管造影,优点是避免使用 X 线,对子宫黏膜下肌瘤、宫腔息肉、宫腔粘连等病变的诊断有更高的灵敏度,缺点是对超声检查的医生依赖性很大。

(二)宫腔镜下输卵管插管通液

通过宫腔镜观察宫腔形态、内膜的色泽和厚度、双侧输卵管开口,以及有无宫腔粘连、纵隔、息肉、黏膜下肌瘤等。对于输卵管通液时由痉挛、组织碎屑残留、轻度粘连和瘢痕等导致输卵管间质部梗阻的假象,在宫腔镜直视下从输卵管开口处插管通液或者造影能对间质部直接起到疏通和灌洗的作用,是诊断和治疗输卵管间质部梗阻的方法。

检查流程:在月经干净的 3~7 天之内,不同房,经术前评估无禁忌证,实施输卵管通畅性检查。各个医院的检查流程可能稍有不同。

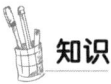 知识链接

抗苗勒管激素的临床应用

抗苗勒管激素(AMH)是转化生长因子-β(TGF-β)超家族成员之一,因其能引起苗勒管退化,又称苗勒管抑制素(MIS)。AMH 蛋白于 1953 年由阿尔弗雷德·约斯特(Alfred Jost)教授首先发现,其编码基因于 1986 年首次被克隆。在男性中,AMH 主要由睾丸的支持细胞分泌,诱导苗勒管的退化。女性体内的 AMH 主要由次级卵泡、窦前卵泡和直径 2~4mm 的小窦卵泡中颗粒细胞分泌。与其他性激素指标相比,AMH 在整个月经周期中相对稳定,在不同月经周期之间,AMH 也具有较好的稳定性,可更灵敏、更准确地反映卵巢储备功能,具有临床应用优势。

1. 评估卵巢储备功能和预测卵巢反应性。

血清中 AMH 水平反映了卵巢内窦卵泡的数量,卵巢内的小窦卵泡数量越多,AMH 水平越高。随着年龄增加,加上各种因素的影响,AMH 水平会逐渐降低。因此,AMH 可作为卵巢储备功能的标志物。2010 年,欧洲人类生殖与胚胎学协会

(ESHRE)提出将提示卵巢储备功能减退的AMH截断值水平定义在0.5~1.1μg/L；也有研究认为ESHRE这一截断值水平对≥40岁女性的预测更为准确，对于更年轻的女性，建议将这一截断值水平定义在1.68μg/L。2016年，POSEIDON标准将AMH<1.2μg/L作为卵巢反应不良的预测指标之一。AMH对于预测卵巢高反应也有重要价值。临床医生应结合女性患者的年龄、AMH、AFC、早卵泡期的抑制素B的动态变化、BMI以及基础疾病、前次的促排卵方案及使用促排卵药物的种类、进入周期前的预处理等因素综合判断，制订个体化的方案，这对于有效提高患者妊娠率、减少并发症具有重要作用。

2. 预测绝经年龄。

卵巢储备功能与生育年限受遗传基因、生活方式、基础疾病等多因素影响，同一年龄段女性的生育年限、生育潜能具有异质性。研究表明，AMH对绝经年龄的预测界值与研究纳入的样本量、人群年龄、所使用的预测模型和观察年限等因素相关，AMH是与绝经年龄相关的独立影响因素。当AMH<0.2μg/L时，45~48岁和35~39岁2个年龄段女性平均绝经年限分别为5.99和9.94年。尽管没有固定的参考阈值，同一年龄段女性中AMH较低者提早绝经的风险（≤45岁）更大。

3. 用于PCOS。

AMH在PCOS临床中的应用不仅仅局限在疾病诊断，在疾病分型、疾病预后判断、疾病治疗等方面均具有潜在重要作用。AMH在诊断成年女性多囊卵巢（PCOM）中的价值是最被认可的，二者一致性较高。由于青春期PCOM的普遍性，通过检测AMH来反映PCOM的意义不大，不推荐青春期女性进行AMH检测来评估卵巢多囊性改变及预测成年期PCOS的发生风险。

4. 用于卵巢颗粒细胞瘤（GCT）。

血清AMH是卵巢GCT的肿瘤标志物之一。卵巢GCT患者血清AMH水平显著高于卵巢上皮性癌、子宫内膜癌患者，与抑制素B联合检测可提高诊断效能。卵巢GCT的肿瘤大小及分化程度与患者体内血清AMH水平正相关，AMH越高，卵巢肿瘤体积越大，高、中分化组AMH的阳性表达率明显高于低分化组。大部分卵巢GCT患者的AMH水平与肿瘤体积正相关，肿瘤切除后AMH水平恢复正常，术后随访发现AMH水平再次升高，与肿瘤复发有关，并早于临床症状出现，提示术后患者血清AMH水平有助于评估肿瘤切除术的完成度并能预测复发。2017版美国国立综合癌症网络（NCCN）卵巢癌临床实践指南指出，恶性性索间质瘤主要通过体格检查及血清肿瘤标志物AMH和抑制素B检测进行随访监测。

5. 特殊治疗患者的卵巢储备功能评估。

放疗、药物治疗以及卵巢相关外科手术有可能使卵巢储备功能受损，因此AMH可作为治疗前后评估卵巢储备功能的指标之一。在治疗前对卵巢储备功能的预测可为临床医生选择合理的治疗方案提供参考，在治疗后可通过AMH水平判断卵巢储备功能的恢复情况。

6. 用于性腺发育异常及男性不育相关疾病。

AMH 结合其他指标可用于青春期性腺发育异常的诊断和鉴别诊断。AMH 结合睾酮和抑制素 B 有助于性腺发育异常及男性不育的诊断和鉴别诊断，低循环水平的 AMH 往往反映支持细胞的功能障碍，如果 AMH、抑制素 B 以及睾酮的水平都极低甚至检测不到，提示睾丸功能受损严重，甚至丧失生精功能。

综上，AMH 作为体内一种重要的肽类激素，与生殖系统生长发育的生理和病理过程密切相关。

第三节　人工授精

人工授精根据精液来源分为夫精人工授精（artificial insemination with husband's semen，AIH）和供精人工授精（artificial insemination with donor's semen，AID）；根据送入部位，分为阴道内人工授精、宫颈内人工授精和宫腔内人工授精，常用的是宫腔内人工授精；根据精液储存方式分为鲜精人工授精和冻精人工授精，供精人工授精均为人类精子库冻精人工授精。

在实施人工授精前，需详细了解男女双方病史、进行相关的体格检查和辅助检查，以确定是否具备人工授精的基本条件和适应证，排除禁忌证，同时需备齐相关证件。此外，还需充分知情告知，交代人工授精的方法、费用、成功率等。

一、根据精液来源分类

（一）夫精人工授精

1. 基本条件。

1）输卵管评估：女方至少一侧输卵管通畅。

2）卵巢功能评估：月经周期规则，自然周期超声监测有优势卵泡发育并排卵；月经周期不规则，经诱导排卵超声监测有优势卵泡发育并排卵。

3）子宫评估：子宫发育正常，或者发育异常经矫形后不影响人工授精的操作、胚胎的着床和胎儿的生长发育。

4）男方评估：男方精液优化后精子的密度和活力具有受精的能力，建议处理后前向运动精子总数 $>5\times10^6$。

2. 适应证。

1）轻到中度少弱畸精子症。

2）精神、心理因素导致的夫妇双方或者一方性功能障碍。

3）存在阻碍精子在女性生殖道运行的解剖因素，如严重的男性尿道下裂、逆行射精、阴道与宫颈极度狭窄、子宫高度屈曲等。

4）宫颈因素，如慢性宫颈炎导致宫颈黏液中白细胞异常增多，吞噬精子，宫颈物理治疗后导致黏液减少或不充分，不利于精子通过宫颈等。

5）经诱导排卵指导同房未孕者，轻中度内异症经手术治疗后未孕者。

6）免疫性不孕，如抗精子抗体与精子表面结合，干扰精子在生殖道内的运行及精子与卵子表面透明带的结合。

7）不明原因性不孕。

3. 禁忌证。

1）女方患有严重的遗传、躯体疾病或精神心理疾病。这些疾病不宜妊娠或妊娠后导致疾病加重，严重者威胁母亲的生命安全，以及导致子代出生缺陷的发生。

2）女方生殖器官严重发育不全或畸形，不具备自己妊娠的条件，如始基子宫。

3）男女一方患有生殖泌尿系统急性感染或性传播疾病，如急性盆腔炎、急性前列腺炎等。

4）男女一方接触致畸剂量的放射线、有毒物质或服用有致畸作用的药品（化疗药物）等，且处于上述物理化学物质的作用期。

5）男女一方具有酗酒、吸毒等严重不良嗜好，且身体正处于酒精、毒品的作用期。

4. 授精前需要完善的辅助检查。

女方检查：妇科 B 超、乳腺 B 超、心电图、胸片、血常规、凝血功能、基础性激素、抗苗勒管激素、TORCH、生化、甲状腺功能、艾滋、梅毒、病毒性肝炎、染色体、尿常规、白带常规、衣原体、生殖道疱疹病毒、宫颈细胞学等。

男方检查：精液常规及形态学检查、血型、血常规、艾滋、梅毒、病毒性肝炎、染色体等。

根据当地情况，各个生殖中心的检查项目可能稍有不同。

（二）供精人工授精

对于不可逆性或无法治疗的男性不育症，以及男性患有严重遗传病可能遗传子代的情况，供精人工授精是一种有效的治疗方法。供精人工授精就是利用人类精子库提供的精子标本，对女方进行人工授精的一种 ART。在实施供精人工授精前，夫妇需经过女方评估、男科和（或）遗传科评估。充分知情后方可进行。

1. 适应证。

1）绝对适应证：不可逆的非梗阻性无精子症。

2）相对适应证：

(1) 男方和（或）家族有不宜生育的严重遗传病。

(2) 治疗无效的严重母儿血型不合。

(3) 严重的少弱畸精子症。

(4) 逆行射精。

(5) 射精障碍。

(6) 梗阻性无精子症。

(7) 性功能障碍。

随着 ART 和男科学的发展，相对适应证的患者多可通过 PGT 或者睾丸附睾穿刺精子行 ICSI 获得后代。

对于依据相对适应证（1）或（2）要求行供精人工授精助孕的患者，应进行充分的遗传咨询和知情告知，使患者充分知晓他们的问题能否通过 PGT 选择合适的胚胎移植而避免子代发生遗传病或选择合适血型的胚胎移植而避免严重母儿血型不合导致的严重并发症。如果夫妇符合 PGT 适应证，但坚持放弃 PGT 助孕而强烈要求采用供精人工授精，则必须在夫妇签署知情同意书后方可施行供精人工授精。

对于依据相对适应证（3）~（7）要求供精人工授精助孕的患者，应进行充分的知情告知，使患者知晓他们的问题可以通过采集夫精行 IVF 或 ICSI 助孕，有可能获得与自己有血亲关系的后代。如果夫妇双方仍坚持放弃夫精助孕的权益而强烈要求采用供精人工授精，则必须在夫妇签署知情同意书后方可施行供精人工授精。

2. 禁忌证。

1）女方患有泌尿生殖系统急性感染或性传播疾病。

2）女方患有严重的遗传、躯体疾病或精神心理疾病。

3）女方接触致畸量的射线、毒物、药品，并处于作用期。

3. 伦理、法律问题。

1）亲子关系复杂化：由于供精人工授精使用了第三方的精子，其所生子女的遗传学父亲是供精者，这就造成了生物学父亲和社会学父亲分离的现象。

2）对于认定供精人工授精子女的法律地位有一定争议：我国卫生部 2003 年修订的《人类辅助生殖技术和人类精子库伦理原则》明确规定，医务人员有义务告知受者通过 ART 出生的后代与自然受孕分娩的后代享有同样的法律权利和义务，包括后代的继承权、受教育权、赡养父母的义务、父母离异时对孩子监护权的裁定；医务人员有义务告知接受人类辅助助孕的夫妇他们对通过该技术出生的孩子（包括对有出生缺陷的孩子）负有伦理、道德和法律上的权利和义务。

3）孩子的知情权：我国供精人工授精要求互盲和保密。凡是利用捐赠精子的 ART，捐赠者与受方夫妇、出生的后代必须保持互盲，参与实施该项 ART 的医务人员与捐赠者互盲。《人类辅助生殖技术和人类精子库伦理原则》规定：受者夫妇以及实施 ART 机构的医务人员均无权查阅供精者真实身份的信息资料，供精者无权查阅受者及其后代的一切身份信息资料。人类精子库应建立完善的供精使用信息化管理体系，今后在匿名的情况下，有义务为接受供精助孕的后代提供有关医学信息的婚姻咨询服务。但是，似乎不能解决孩子的知情权问题。

4）近亲婚配的风险：为降低供精者与接受供精者后代互相通婚的概率，我国卫生部颁布的《人类辅助生殖技术规范》中要求同一供精者的精液最多只能使 5 名妇女受孕。

4. 供精人工授精女方的辅助检查和治疗流程：同夫精人工授精。

二、人工授精的流程

完成人工授精前的评估检查、夫妇签署相关知情同意书之后，进入人工授精助孕的流程。

（一）卵泡监测

1. 自然周期人工授精：月经周期规律（周期 28~30 天）的患者于月经周期第 10~12 天开始 B 超监测卵泡发育，当卵泡直径在 16~20mm，且血 LH 水平是基础值 2 倍以上或者尿 LH 试纸出现强阳性时，可在 24~48 小时内或者肌内注射 hCG 5000~10000U 扳机后 24~48 小时内行人工授精术。

2. 诱导排卵周期人工授精：为提高不孕症的治疗效果，人工授精可以与诱导排卵联合应用，尤其适用于有排卵障碍的患者。常用的诱导排卵药物包括口服的氯米芬、来曲唑、他莫昔芬以及注射用的促性腺激素等。

1）氯米芬：化学结构与雌激素类似，兼有抗雌激素及微弱雌激素的活性。通过竞争性结合下丘脑细胞内的 ER，使之不能对内源性雌激素的负反馈起反应，从而产生更多的 GnRH，刺激 FSH 和 LH 的分泌，协同增强 FSH 诱导的芳香化酶活性，促进卵巢内卵泡生长、发育。另外，氯米芬也可直接影响垂体和卵巢。氯米芬同时占据子宫内膜和宫颈组织的 ER，发挥抗雌激素的作用，影响子宫内膜的发育与雌化。

2）来曲唑：芳香化酶抑制剂，通过阻断雌激素的产生，反馈性引起内源性促性腺激素分泌增多，刺激卵泡发育。在卵巢水平阻断雄激素向雌激素转化，导致雄激素在卵泡内积聚，促进 FSH 受体和其他卵泡自分泌、旁分泌因子表达增多，扩大 FSH 效应，促进卵泡发育。因不抑制下丘脑-垂体-卵巢轴的负反馈机制，多为单卵泡发育，从而降低多胎和卵巢过度刺激的发生风险。与氯米芬相比，来曲唑半衰期短，不影响雌激素受体的反应性。

3）他莫昔芬：又名三苯氧胺，选择性雌激素受体调节剂，最早用于乳腺癌的药物治疗。在促排卵治疗中，他莫昔芬以高亲和力方式与 ER 结合，影响多种雌激素调节基因的表达，干扰内源性雌激素的负反馈调节，促进 FSH 与 LH 的分泌，刺激卵泡的发育与成熟。他莫昔芬对宫颈黏液和内膜具有微弱的雌激素效应，与氯米芬相比，可有效改善子宫内膜厚度、形态与宫颈黏液的性状，提高妊娠率。

4）促性腺激素：主要包括腺垂体分泌的 FSH 和 LH，促进卵泡的生长、发育、成熟和排卵。对于排卵功能障碍且使用氯米芬/来曲唑促排卵数个周期未妊娠者，可应用促性腺激素，或者与氯米芬/来曲唑联合应用。

月经第 3~5 天开始给予口服来曲唑 2.5~5.0mg/d 或者氯米芬 50~100mg/d，连用 5~7 天后 B 超监测卵泡发育情况。单纯使用氯米芬/来曲唑无优势卵泡发育，可在使用氯米芬/来曲唑后或者同时联合使用促性腺激素促排卵，隔天或每天注射促性腺激素 75~150U，根据卵泡发育调整促性腺激素剂量。当卵泡直径在 16~20mm，且血 LH 水平是基础值 2 倍以上或者尿 LH 试纸出现强阳性时，可肌内注射 hCG 5000~10000U 扳机后 24~48 小时内行人工授精。需要注意的是，若优势卵泡≥3 枚，为避免多胎妊娠和减少 OHSS 发生的风险，建议取消该周期手术。

（二）精液标本的收集及处理

人工授精当天丈夫取精，常规采用手淫取精，精液标本交由胚胎实验室按照密度梯度离心法或上游法优化处理，以去除精液中的细胞碎片、精浆中的免疫物质、前列腺素等。

1. 密度梯度离心法：根据活动精子的密度高于无活力精子及死精子的密度，将精液置于表面涂有硅烷的胶质制剂组成的密度梯度介质中，根据细胞密度大小进行离心，分离出正常的活动精子。此外，还可去除其他对精子活力和受精能力有影响的细胞成分和碎片。密度梯度离心法是最常采用的精液处理方法。

2. 上游法：具有活动能力的精子能够游出精浆进入培养液中，在液化的精液上加入培养液或者把液化的精液加至培养液下层，活动精子会游进培养液，而无活力精子及细胞碎片不会出现在培养液，以此区分并回收正常活动精子。此法通常不建议用于精子活力差的样本。

（三）宫腔内人工授精的操作方法

1. 女方取膀胱截石位，用生理盐水棉球或纱布清洗外阴，用窥阴器扩开阴道，暴露宫颈，用生理盐水清洗阴道、宫颈。

2. 用 1mL 无菌注射器连接人工授精管，缓慢抽吸已经处理好的精子悬液 0.3~0.5mL。

3. 将人工授精管经宫颈外口沿宫腔方向缓慢插入，至宫颈内口上方约 1cm 处，缓慢推注精子悬液至宫腔内。

（四）黄体支持

人工授精和确定排卵后可用 hCG 或黄体酮进行黄体支持。可以选择如下任意一种方案：

1. hCG 注射液，2000U，每 3 天注射 1 次，共 3 次，可用于自然周期，如果在诱发排卵周期使用必须注意 OHSS 的风险。
2. 黄体酮注射液，20~40mg，每天一次。
3. 黄体酮凝胶，90mg，阴道用，每天一次。
4. 黄体酮栓剂，200mg，每天两次。
5. 地屈孕酮，10mg，每天 2~3 次。

（五）妊娠随访

患者人工授精后 14~16 天验尿或血 hCG 确定是否妊娠，如果确定妊娠，继续黄体支持。人工授精后 5 周左右 B 超检查确定有无孕囊、孕囊个数及位置，有无心管搏动，注意排除异位妊娠。中期妊娠随访有无流产、是否继续妊娠及有无产科并发症等。分娩期随访是否早产，是否死胎、胎儿畸形，分娩方式，新生儿情况，有无出生缺陷等。

三、人工授精的助孕效果

年轻且生育力正常的夫妇每个排卵周期自然妊娠的概率可达20%~25%。不孕夫妇由于存在各种影响受孕的因素，经由人工授精助孕的成功率在多数生殖医学中心报道为10%~20%，诱发排卵周期妊娠率高于自然周期，供精人工授精妊娠率高于夫精人工授精。

人工授精的助孕效果受诸多因素影响，包括年龄、不孕病因、不孕年限、卵巢功能、子宫情况、输卵管情况、黄体功能、丈夫精液情况、是否促排卵、人工授精时机及操作等。

妇女的生殖能力随着年龄的增加逐渐下降，年龄是影响人工授精妊娠率最重要的因素。文献报道40岁以上的妇女人工授精妊娠率为0~5%，其可能的原因：随着年龄增加，卵巢储备功能逐渐下降，基础卵泡数目减少；随着年龄增加，卵子质量下降，可能与卵子染色体异常的发生率增高、卵子的线粒体数量减少、卵子的细胞凋亡加剧有关；随着年龄增加，子宫内膜在形态和功能上也可发生一些改变，导致子宫内膜容受性降低。根据2018年中华医学会生殖医学分会《中国高龄不孕女性辅助生殖临床实践指南》，对于40岁以上的女性不孕症患者，不建议行人工授精治疗，可直接行IVF助孕以提高妊娠机会。

不同的不孕病因患者行人工授精，妊娠率存在较大差异。其中宫颈因素、男性因素、不明原因性不孕的患者的人工授精妊娠率高于内异症患者。

对于自然周期或诱发排卵周期人工授精助孕的妊娠率，文献报道不一。多数生殖中心的数据显示，诱发排卵周期人工授精妊娠率高于自然周期人工授精妊娠率。

有文献报道在供精人工授精治疗的第1~5个周期，每个周期的妊娠率均接近20%，无明显差异。但是，在夫精人工授精第3个周期以后，每个周期的妊娠率呈下降趋势。因此有学者建议若不孕症患者实施3个AIH周期仍未妊娠，可在详细知情告知的情况下，考虑及时改行IVF助孕，尤其是年龄在35岁以上的患者，不应盲目期待通过增加人工授精周期数来提高妊娠率。

四、人工授精的并发症

（一）阴道出血

人工授精后，部分患者可能出现少量阴道出血，可能是由于子宫位置的问题，如宫颈内口紧、子宫严重屈曲等导致插管困难、反复操作，或者宫颈糜烂面接触性出血。术前通过既往B超或妇科检查了解子宫位置，对于子宫位置前倾前屈者，建议术前适量憋尿。

(二)腹痛

人工授精后,少量患者可能出现腹痛,可能与注入宫腔的精子悬液过多或推注速度过快,引起子宫收缩有关,一般不需特殊处理即可自行缓解。建议熟悉子宫位置,减少反复插管次数,控制注入精液量(处理后精液取0.3~0.5mL)及速度(1~2分钟推注完),注意精液洗涤程序(多采用密度梯度离心法)。

(三)感染

人工授精后,偶有感染发生,通常由生殖道本身存在急性炎症或操作不当导致。因此,人工授精前严格掌握手术适应证,注意潜在的禁忌证。人工授精是侵入性操作,因此要注意精液采集、处理、授精的过程中严格执行无菌操作。对于生殖道有急慢性炎症者,建议治疗转阴后再行人工授精助孕。

病案分析

临床病例1——夫精人工授精

病史摘要:患者,女,28岁,因"婚后正常性生活,未避孕未孕2年"要求采取ART助孕。女方平素月经规则,5天/28天,曾B超监测排卵正常。半年前子宫输卵管造影提示宫腔形态正常,双侧输卵管全层显影,盆腔弥散好。丈夫2次精液检查提示浓度(18~20)×10^6/mL,前向运动20%~25%,正常形态5.0%~5.5%,已于男科用药治疗(具体不详)。

既往史:无肝炎、结核等病史,无高血压、糖尿病、心脏病等病史,无外科手术史。

月经史、婚育史:13岁初潮,5天/28天,经量中等,无痛经,G0P0。

家族史:否认家族遗传病和传染病史。

体格检查:身高156cm,体重51kg,BMI 20.96kg/m^2,生命体征平稳,心肺听诊无异常。甲状腺、乳房检查未见异常。

妇科检查:外阴阴道未见异常,宫颈光滑,子宫前位,常大,活动可,双侧附件区未扪及明显异常。

辅助检查:月经第3天基础性激素,E_2 32pg/mL,P 0.4ng/mL,FSH 5.4U/L,LH 4.8U/L,T 0.4ng/mL,PRL 14ng/mL,AMH 4.8ng/mL;B超:子宫及双侧附件未见明显异常,双侧卵巢卵泡数共约15个。

初步诊断:原发不孕、丈夫弱精子症。

诊疗计划:拟行夫精人工授精助孕。

助孕经过:该夫妇具有人工授精的基本条件,具备适应证,经完善相关检查,无禁忌证,拟行夫精人工授精助孕。该夫妇于生殖医学科签署知情同意书,建立档案。具体治疗经过见表9-1和表9-2。

表9-1 夫精人工授精助孕经过（自然周期）

助孕流程	检查及处理
卵泡监测	自然周期监测卵泡，自月经周期第10天（2022年5月24日）开始监测，于月经周期第14天（5月28日）B超提示左侧卵泡18mm×19mm，子宫内膜厚度10mm，尿LH强阳性，安排当天人工授精
丈夫精液采集与处理	5月28日丈夫手淫取精，精液经密度梯度离心处理后浓度为$90×10^6$/mL，前向运动70%，达到人工授精标准
宫腔内人工授精	5月28日行宫腔内人工授精手术，注入0.5mL处理后的精液。5月30日B超提示左侧优势卵泡已排，给予地屈孕酮10mg，每天2次，共10天
妊娠随访	6月11日患者月经来潮

表9-2 夫精人工授精助孕经过（促排周期）

助孕流程	检查及处理
卵泡监测	诱导排卵方案，月经周期第3天（2022年6月13日）B超检查无囊性占位，开始口服来曲唑2.5mg/d，共5天。月经周期第9天（6月19日）B超提示右侧优势卵泡1个，大小12mm×12mm，左侧无优势卵泡，子宫内膜厚度6mm；月经周期第12天（6月22日）B超提示右侧卵泡19mm×20mm，子宫内膜厚度8mm，尿LH阳性，注射hCG 5000U，安排当天人工授精手术
丈夫精液采集与处理	6月22日丈夫手淫取精，精液经密度梯度离心处理后浓度为$80×10^6$/mL，前向运动68%，达到人工授精标准
宫腔内人工授精	6月22日行宫腔内人工授精手术，注入0.5mL处理后的精液。6月24日B超提示右侧优势卵泡已排，给予地屈孕酮10mg，每天2次，共10天
妊娠随访	7月8日患者自测尿hCG阳性，来院查血P 26ng/mL，hCG 820mIU/mL，确定妊娠；人工授精术后5周，B超提示宫内单孕囊单胎芽，人工授精术后8周B超复查胚胎生长正常
产科检查及随访	妊娠12^{+3}周，胎儿颈部透明层超声检查正常，到产科建卡定期检查
分娩随访	39^{+2}周足月顺产1活婴儿，身长49cm，体重3200g，新生儿出生情况良好，无出生缺陷；妊娠期无妊娠并发症

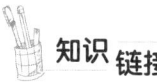

卵泡生长发育的调控

卵泡是由多种细胞相互调控所形成的整合度极高的整体，由围绕着卵母细胞的颗粒细胞（含卵丘颗粒细胞）、卵泡膜细胞（含卵泡内膜细胞和卵泡外膜细胞）、透明带、基膜等组成。卵泡的生长和发育贯穿女性的一生，对女性的激素调节、生育力至关重要。人类需要近1年的时间才能完成始基卵泡、初级卵泡、次级卵泡、窦卵泡、优势卵泡、成熟卵泡至排卵的过程。始基卵泡离开原始卵泡池向初级卵泡转化，经次级卵泡发育至小窦卵泡，需要200天以上的时间。这一阶段的卵泡细胞不表达FSH及LH受体，为非促性腺激素依赖阶段，由卵巢局部的生长因子通过自分泌或旁分泌的形式调控。从次级卵泡经窦卵泡、优势卵泡发育至排卵前卵泡需要经历持续生长期和指数生长期的阶段，共需要85天左右。通常我们所说的卵泡期是指卵泡发育最后的指数生长阶段，一般需时14天，这一时期为促性腺激素依赖阶段，在此阶段卵泡发育受FSH、LH和生长因子的调节。

育龄女性周期性卵泡募集和排卵是通过下丘脑－垂体－卵巢轴的精细平衡来实现的。下丘脑向垂体门脉系统脉冲式地分泌GnRH，GnRH调节腺垂体（垂体前叶）合成和释放FSH和LH，而FSH和LH刺激卵巢卵泡的发育、排卵和黄体形成，雌激素、孕激素、抑制素的分泌，而卵巢分泌的抑制素和甾体激素又反馈作用于下丘脑和垂体，调节GnRH和FSH、LH的分泌。FSH分泌的负反馈调节是人类生殖周期独特的单卵泡成熟排卵的重要机制。而雌激素诱发的正反馈LH峰是排卵的基本条件。

自然周期单卵泡发育排卵的机制：在自然排卵周期中，下丘脑－垂体－卵巢轴通过精细调节维持人类特异性的单卵泡发育和排卵。在黄体卵泡转换期，随着黄体退化，雌激素和孕酮水平下降，FSH水平上升，刺激一批卵泡进一步发育。随着卵泡的发育，雌激素和抑制素合成增加，负反馈作用于下丘脑和垂体，FSH下降至次发育卵泡的阈值以下，次发育的卵泡闭锁，而优势卵泡由于FSH阈值低，发育较早、较快，再加上出现LH受体，当FSH下降后可同时接受FSH、LH的刺激继续发育，维持优势化直至排卵。因此，在优势化的卵泡中，LH补偿和替代了FSH的下降，发挥与FSH相同的作用。

诱导排卵（ovulation induction，OI）：通常是指对持续性无排卵的不孕女性，采用药物诱导垂体内源性促性腺激素分泌，促使卵巢内主导卵泡生长、成熟和排卵，以期通过性交或人工授精的方式获得妊娠。通常OI的目标是模拟自然周期的单卵泡发育。常用的诱导排卵药物包括口服的氯米芬、来曲唑、他莫昔芬以及注射用的Gn等。

控制性卵巢刺激（controlled ovarian stimulation，COS）：通常用于ART，为获得一定数目的卵母细胞，采用外源性Gn的卵巢刺激方案。根据卵泡发育生理，COS方案在卵泡早期通过增加外源性Gn的剂量增加血中FSH浓度和持续时间，实现多个卵泡的募集、选择和发育；同时应用GnRH激动剂或者拮抗剂，阻断垂体来源的内源性LH峰值出现，避免卵泡提早排卵，达到收获多个卵母细胞的目的（图9-4和图9-5）。在COS过程中，强调适量、可控的Gn刺激剂量，符合目标获卵数，以达到预期的成功和安全要求。

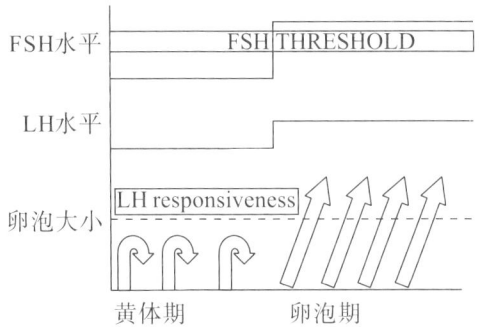

图9-4 卵巢刺激周期多卵发育机制

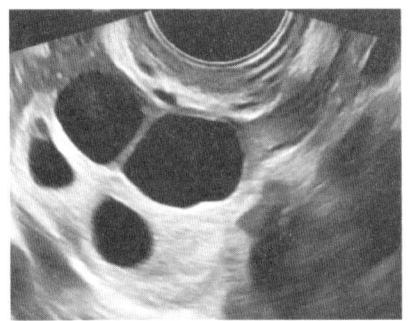

图9-5 卵巢刺激周期多卵发育超声

第四节 体外受精-胚胎移植

体外受精-胚胎移植（IVF-ET）是指从女性卵巢内取出卵子，在体外与精子受精形成胚胎并培养，然后将发育至卵裂期或囊胚期的胚胎移植至宫腔，使其继续着床发育、生长成为胎儿的过程。该项技术包括临床处理和胚胎实验室的操作，只有在这两个部分的技术不断完善、优化和高度配合的情况下，才能达到理想的助孕效果。

在实施IVF-ET前，必须详细了解男女双方病史、进行相关的体格检查和辅助检查，以确定是否具备IVF适应证，排除禁忌证，同时需备齐相关证件。此外，还需充分知情告知，交代IVF的方法、费用、成功率及风险等。

一、适应证

1. 输卵管堵塞或者功能障碍引起精卵运输障碍导致的不孕。
2. 内异症。
3. 排卵障碍性不孕。
4. 男方少弱精子症。

5. 不明原因性不孕。
6. 其他因素导致的不孕，如免疫性不孕。

二、禁忌证

1. 女方状态暂时或永久不适合怀孕。
2. 双方或任何一方患有严重的精神疾病或存在急性生殖系统、泌尿系统感染性疾病和性传播疾病。
3. 任何一方具有吸毒等严重不良嗜好。
4. 任何一方接触致畸剂量的射线、毒物、药品并处于作用期。
5. 女方不可矫治的子宫性不孕症。

三、IVF-ET前需要完善的辅助检查

女方检查：妇科B超、乳腺B超、心电图、胸片、血常规、凝血功能、基础性激素、抗苗勒管激素、TORCH、生化、甲状腺功能、艾滋、梅毒、病毒性肝炎、染色体、尿常规、白带常规、衣原体、生殖道疱疹病毒、宫颈细胞学等。

男方检查：精液常规及形态学检查、血型、血常规、艾滋、梅毒、病毒性肝炎、染色体等。

根据当地情况，各个生殖中心的检查项目可能稍有不同。

四、IVF-ET的流程

完成IVF-ET前的检查、夫妇签署相关知情同意书之后，进入IVF助孕流程。

控制性卵巢刺激是用外源性Gn促使多个卵泡发育以提高ART的妊娠率和累积妊娠率。每个自然周期最多获得一个卵母细胞，成功率极低，因此人们开始尝试使用促排卵药物进行卵巢刺激，以期获得理想的成熟卵泡数、卵母细胞数及胚胎数，达到提高妊娠率和累积妊娠率的目的。各种促排卵药物相继问世，为卵巢刺激提供可能。促排卵方案包括GnRH-a长方案、短方案、拮抗剂方案等。对于卵巢储备功能严重减退的患者，可采用微刺激、自然周期或黄体期促排卵等方案。

（一）促排卵药物

1. Gn：主要包括垂体促性腺细胞分泌的FSH和LH，以及胚胎滋养细胞分泌的hCG，均为糖蛋白，皆由α和β两个亚单位肽键以共价键结合而成。

FSH的生理作用：直接促进窦前卵泡及窦卵泡颗粒细胞增殖与分化，分泌卵泡液，促进卵泡生长发育；激活颗粒细胞芳香化酶，合成并分泌雌二醇；在前一周期的黄体晚期及卵泡早期，促进卵巢内窦状卵泡群的募集；促使颗粒细胞合成分泌胰岛素样生长因子及其受体、抑制素、激活素等物质，并与这些物质协同作用，调节优势卵泡的选择与

非优势卵泡的闭锁、退化；在卵泡期晚期与雌激素协同，诱导颗粒细胞生成 LH 受体，为排卵及黄素化做准备。

LH 的生理作用：在卵泡期刺激卵泡膜细胞合成雄激素，主要是雄烯二酮，为雌二醇的合成提供底物；排卵前促使卵母细胞最终成熟及排卵；在黄体期维持黄体功能，促进孕激素、雌二醇和抑制素 A 的合成与分泌。

hCG 的生理作用：使月经黄体增大成为妊娠黄体；促进雄激素芳香化转化为雌激素，促进孕酮的产生；刺激胎儿睾丸分泌睾酮，促进男胎性分化；抑制淋巴细胞的免疫性，保护滋养层不受母体的免疫攻击；与母体甲状腺细胞 TSH 受体结合，增加甲状腺活性。

2. GnRH-a：由下丘脑脉冲分泌的多肽类激素，可促使垂体分泌 FSH 和 LH。GnRH-α 是将天然 GnRH 十肽结构中某些氨基酸进行置换或去除得到的一种人工合成的九肽或十肽化合物。

GnRH-a 具有较天然 GnRH 强 10~20 倍的受体亲和力和抵抗酶降解能力。给药初期先出现垂体激活作用，促进垂体分泌 Gn，产生一过性 flare-up 效应。持续给药会导致垂体 GnRH 受体下调，对进一步 GnRH-a 刺激不敏感，起到降调节作用，使 FSH、LH 分泌处于低水平。GnRH 激动剂联合使用 Gn 是 COS 的常用方案，包括长方案、短方案、超长方案和超短方案等。GnRH 激动剂在长方案和超长方案中起到垂体降调节的作用，在短方案和超短方案中既起到激发作用也起到抑制作用。

3. GnRH-A：与垂体 GnRH 受体竞争性结合，抑制垂体分泌 Gn，起效快、作用时间短，停药后垂体功能迅速恢复，抑制作用为剂量依赖性，发挥线性药代动力学作用。GnRH-A 联合 Gn 称为拮抗剂方案，是使用较多的 COS 方案。

（二）卵巢对促排卵药物的反应性

不同患者由于年龄、卵巢功能、疾病甚至某些遗传因素不同，对促排卵药物的反应可能表现出明显的差异。

1. 卵巢低反应（poor ovarian response，POR）：卵巢对 Gn 刺激反应不良的状态，主要表现为卵巢刺激周期发育的卵泡少、血雌激素峰值低、Gn 用量多、周期取消率高、获卵少和临床妊娠率低等，是生殖临床医生最具挑战的问题之一。

2011 年，欧洲人类生殖与胚胎学学会（European Society for Human Reproduction and Embryology，ESHRE）在意大利的博洛尼亚讨论形成 POR 诊断的共识标准，至少满足以下 3 条中的 2 条：①高龄（≥40 岁）或存在卵巢反应不良的其他危险因素；②前次 IVF 周期 POR，常规方案获卵≤3 枚；③卵巢储备功能下降（AFC<5~7 个或 AMH<0.5~1.1ng/L）。如果年龄或者卵巢储备功能检测正常，患者连续 2 个周期应用最大化的卵巢刺激方案仍出现 POR 也可诊断。对于年龄≥40 岁的患者，有一项卵巢储备功能检查异常也可诊断 POR。

POR 的博洛尼亚标准的优点在于方便用于临床结局的预测和咨询，但存在临床应用的局限性，这种标准描述了一个高异质性的患者群体，临床治疗后结局差异较大。2016 年，Alviggi 等提出从"低反应"转变为"低预后"，以患者为导向的个体化获卵数策略的 POSEIDON 标准。POSEIDON 标准根据女性年龄、卵巢储备标志物〔AMH 和（或）

AFC］、以往卵巢刺激周期获得的卵母细胞数量将患者划分为更具同质性的 4 组，为临床促排卵方案的标准化管理提供参考价值。低预后患者 POSEIDON 标准见表 9-3。

表 9-3 低预后患者 POSEIDON 标准

分组	亚组	类型
组 1（非预期低预后）		年龄<35 岁，卵巢刺激前具有正常的卵巢储备功能参数（AFC≥5 个，AMH≥1.2ng/mL），出现非预期的卵巢低反应或者次优反应
	1a	获卵数少于 4 个
	1b	获卵数 4~9 个，比相应年龄的正常反应者有更低的活产率
组 2（非预期低预后）		年龄≥35 岁，卵巢刺激前具有正常的卵巢储备功能参数（AFC≥5 个，AMH≥1.2ng/mL），出现非预期的卵巢低反应或者次优反应
	2a	获卵数少于 4 个
	2b	获卵数 4~9 个，比相应年龄的正常反应者有更低的活产率
组 3（预期低预后）		年龄<35 岁，刺激前卵巢储备功能低下（AFC<5 个，AMH<1.2ng/mL）
组 4（预期低预后）		年龄≥35 岁，刺激前卵巢储备功能低下（AFC<5 个，AMH<1.2ng/mL）

2020 年辅助生殖技术治疗低预后人群诊疗中国专家意见认为 POSEIDON 标准在一定程度上优化了低预后分类，但并没有包括卵巢储备功能良好、获卵数较多但胚胎质量差（排除男性因素）的患者。对于没有卵巢低反应的低预后患者，临床医生仍需要不断深入探索，归纳总结提高成功率的切实有效措施。

2. 卵巢高反应（hyper ovarian response，HOR）：卵巢对 Gn 刺激异常敏感，过多卵泡发育，OHSS 发生风险增加。

常见的诊断标准：①促排卵周期取卵数目>15 个或者由于卵泡发育过多取消周期；②促排卵后发生中重度 OHSS；③促排卵过程中监测到直径>12~14mm 的卵泡数超过 20 个；④促排卵过程中 E_2>5000ng/mL。

预测指标：①年龄，年轻女性（<35 岁）HOR 者多；②卵巢的 AFC（数目、大小、均一度），AFC>20 个为 HOR 人群；③激素水平（基础 FSH、AMH、INHB），AMH>4.5ng/mL 预测 HOR 的假阳性率和假阴性率均较低；④月经周期，月经周期长的患者发生 HOR 的概率大；⑤既往对促排卵药物的反应，在既往的促排卵周期中有多个卵泡发育（直径>12~14mm 的卵泡>15 个），或采卵数目>18 个，或既往有 OHSS 发生。

3. 卵巢正常反应（normal ovarian response，NOR）：其定义或者诊断尚无统一标准，介于 POR 和 HOR 之间。

预测指标：①年龄<35 岁；②卵巢储备功能正常（1.0~1.4ng/mL<AMH<3.5~4.0ng/mL，AFC 7~15 个，基础 FSH<10IU/L）；③既往无 POR 或 HOR 的 IVF 临床周期取消史。

（三）常用促排卵方案

根据患者年龄、卵巢储备功能及基础卵泡均匀程度选择合适的促排卵方案。

1. GnRH-a 长方案：月经周期的第 1 天或者黄体中期开始使用 GnRH-a 进行垂体降调节，14~21 天之后，如果 E_2<50ng/mL，LH<5IU/L，内膜<4~5mm，无功能性囊肿，视为达到降调节标准，开始加用 Gn 促排卵，GnRH-a 维持使用至 hCG 日。Gn 的启动剂量需要综合考虑患者年龄、AMH、AFC、bFSH、BMI 等个体化制定。一般≥35 岁以 225~300IU/d 启动，30~35 岁以 150~225IU/d 或更低剂量启动，<30 岁以 112.5~150.0IU/d 启动。用药 4~5 天后根据超声监测卵泡发育和血清 E_2、FSH 和 LH 水平，适当调整用药。当 2~3 个主导卵泡直径达到 18mm，平均成熟卵泡 E_2 水平为 200~300pg/mL 时，注射 hCG 5000~10000IU 或 rLH 0.25μg，36~38 小时后取卵。通常 Gn 促排时间为 10~13 天。

2. 拮抗剂方案：月经周期第 2~3 天启动 Gn，常规 Gn 的启动剂量为 150~225IU；Gn 刺激 5~6 天常规添加 GnRH 拮抗剂（固定方案），或者主导卵泡直径≥12~14mm 或 LH 水平>10IU/L 或达基线水平 2 倍，或 E_2 水平>500pg/mL 添加 GnRH 拮抗剂（灵活方案）。当 3 个主导卵泡直径≥17mm 或者 2 个主导卵泡直径≥18mm 时，结合 E_2 和孕酮水平，给予 hCG 和（或）GnRH-a 扳机。

3. 微刺激方案：月经周期第 2~3 天开始 CC 50~100mg/d（或 LE 2.5~5mg/d），加或不加 Gn。Gn 一般不超过 150IU/d，加或者不加拮抗剂。

4. 自然周期方案：适用于因病不能进行卵巢刺激；至少 2 个刺激周期胚胎质量差；女方年龄超过 40 岁，自愿选择自然周期；FSH 达 15~25IU/L 或者更高。根据月经周期的长短确定卵泡监测的时间，关注 LH、E_2、P 的变化，以决定是否注射 GnRH-a 或 hCG 扳机。

5. PPOS 方案：高孕激素状态下促排卵方案，利用内源性或外源性孕激素对 LH 峰的抑制作用进行促排卵，包括黄体期促排卵方案（luteal phase ovarian stimulation，LPS）、双刺激方案（double stimulation/duo-stimulation）和卵泡期高孕激素状态下的促排卵方案（progestin primed ovarian stimulation，PPOS）。PPOS 方案于月经第 2~3 天起联合应用孕激素和 Gn 促排卵，根据卵泡发育情况和激素水平调整药物用量，在卵泡生长成熟后注射 GnRH-a 0.1mg 或者联合使用 hCG 10000U 诱发排卵，34~36 小时后取卵。该方案几乎适用于所有的 IVF 人群，特别是 POR 者，可以是 hCG 扳机或激动剂扳机，降低 OHSS 风险，费用低。PPOS 方案不能做鲜胚移植，均为全胚冷冻，择期行复苏胚胎移植。PPOS 的孕激素制剂可以是安宫黄体酮、地屈孕酮、地诺孕酮等，因多为合成黄体酮制剂，需要患者知情同意。

促排卵方案主要根据年龄、卵巢储备、既往促排卵效果和各中心的经验综合选择。对卵巢储备功能正常的患者可选用拮抗剂或长方案降调节；对 HOR 患者要注意预防 OHSS 的发生，可选用拮抗剂或微刺激方案；而对于卵巢储备功能下降、卵巢反应不良的患者，资料显示没有哪一种方案更优，从时间和经济的角度可以考虑选择拮抗剂、微刺激或 PPOS 方案。

（四）Gn 的启动剂量

在促排卵过程中，卵泡的发育不仅取决于 FSH 的剂量，还取决于基础窦卵泡数、窦卵泡中颗粒细胞数量、颗粒细胞表面FSH受体的数量和质量，以及卵母细胞的质量。当FSH水平达到阈值后，卵泡发育就取决于窦卵泡数和卵泡发育的内在因素。窦卵泡数在正常范围内，增加Gn剂量可能增加获卵数，但并不增加妊娠率，一般建议Gn启动剂量为150～225U。对反应不良的患者，由于卵巢内能对FSH发生反应的小窦卵泡数减少，而且卵泡颗粒细胞和FSH受体数量下降，对FSH不敏感，因此增加剂量不能增加获卵数，一般建议Gn启动剂量不超过300U/d。

（五）卵母细胞成熟的激发

在各种促排卵方案的刺激下，卵母细胞的最后成熟需要LH峰的刺激，使停在第一次减数分裂的卵母细胞恢复减数分裂，促进卵母细胞核的成熟，使颗粒细胞和卵泡膜细胞黄素化，使孕酮分泌增加，并使卵泡破裂释放卵母细胞，形成黄体。hCG和LH有相似的化学结构，结合相同的受体发挥功能，且hCG的半衰期较长，与受体结合的能力较LH强，因此临床上常使用hCG代替内源性LH发挥促进卵子最后成熟的作用。

一般来说，当B超监测到双侧卵巢中有2～3个以上卵泡直径达到18mm时，提示卵泡已发育至排卵前状态，为诱发卵母细胞减数分裂的恢复，一次性注射hCG 5000～10000U或250μg的重组人hCG，使卵母细胞恢复减数分裂，并迅速进入第二次减数分裂。在用药后36小时左右卵母细胞处于第二次减数分裂中期，为成熟卵母细胞，具有受精能力。

在拮抗剂方案中，当卵泡数较多，预测OHSS风险较大时，可使用GnRH激动剂扳机，诱导内源性LH峰出现，使卵母细胞恢复减数分裂，从而避免具有更长半衰期和更强生物学作用的hCG对卵巢的持续性刺激而导致OHSS的发生。

（六）取卵术和精子采集

1. 取卵术：hCG扳机34～36小时后，在阴道超声探头引导下经阴道穿刺卵泡抽吸卵泡液，从中回收卵母细胞。

经阴道B超声取卵术是最常用的取卵方式，具有简便、快捷和并发症少等优点，但是仍有可能导致内出血、损伤邻近器官（如膀胱、肠管和血管等），以及术后感染等，因此务必熟悉盆腔解剖结构，在穿刺时注意规避盆腔卵巢外的其他器官和组织结构。

经阴道超声取卵术可采用镇痛镇静药物或静脉麻醉的方式。如果采用麻醉技术，必须进行麻醉前评估，术中严密监测生命体征，避免各种麻醉并发症的发生。

经阴道超声取卵术必须按照无菌操作要求进行。患者取截石位，用生理盐水冲洗阴道，或先用含碘溶液冲洗，再用生理盐水冲洗，必要时可在取卵术前后用抗生素预防感染。

经阴道超声取卵术所采用的阴道超声探头一般为高频，匹配有穿刺引导支架。穿刺针内径为120～140μm，穿刺针尖部为斜面且锋利，在超声下清晰可见。穿刺针通过引导支架沿着穿刺线透过阴道壁进入卵巢卵泡，施加负压抽吸卵泡吸净卵泡液，必要时可以培养液冲洗卵泡。

抽出的卵泡液送至IVF实验室，在显微镜下从卵泡液中收集卵丘－卵母细胞复合物（图9-6），转移至预先准备好的培养皿中，置于5%或6%CO_2培养箱培养。

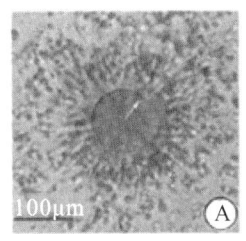 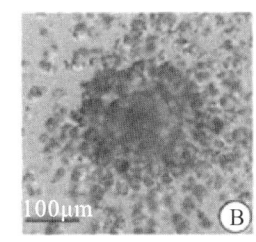 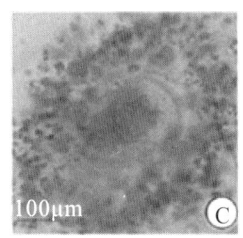

图 9-6 卵丘-卵母细胞复合物

注：A 示成熟卵子，卵丘细胞松散，箭头所示为第一极体；B 示未成熟卵子，卵丘细胞致密，未见第一极体；C 示退化卵子且透明带破裂。

引自中国医师协会生殖医学专业委员会. 卵胞质内单精子注射（ICSI）技术中国专家共识（2023年）[J]. 中华生殖与避孕杂志，2023，43（7）.

2. 精子采集：女方取卵当天安排男方取精，采用手淫方式取精，精液放入无菌无毒的专用取精杯。取出的精液立即传入精子实验室，实验室人员经过认真核对后接受标本并进行精子分离处理。处理前精液在室温下液化 30 分钟。处理精液的目的是去除精浆，集中活动的精子并使之获能。常用的精液处理方法有密度梯度离心法和上游法。处理后的精子调整好密度后，以一定比例进行受精。

（七）体外受精和胚胎培养

将卵子在 CO_2 培养箱中培养 4~6 小时，按每毫升受精培养液含有 10 万左右活动精子的浓度进行受精。体外受精后 16~18 小时观察有无原核形成，并更换卵裂期培养液。此为常规受精，卵子需要吹打去除颗粒细胞才能观察到原核。正常受精可以看到卵子中有两个相近大小的圆形结构及雌雄原核，同时还可以在卵周隙观察到第二极体。在观察受精时，通常会看到无原核或仅见单个原核或多个原核的情况。无原核出现或出现单个原核的情况不一定意味着受精失败，有可能是孤雌激活、延迟受精或者雌雄原核出现不同步等情况。多精子受精后可以观察到 3 个或 3 个以上原核，这样的胚胎不能用于移植。

胚胎的选择仍然以形态学评估应用最为广泛。卵裂期胚胎评级：Ⅰ级，分裂球大小均等、透亮，无细胞碎片；Ⅱ级，分裂球大小不均，细胞碎片<10%；Ⅲ级，分裂球大小不均，细胞碎片 10%~50%；Ⅳ级，分裂球大小不均，细胞碎片>50%。《人类卵裂期胚胎及囊胚形态学评价中国专家共识》以图文并茂的形式对卵裂期胚胎及囊胚的形态学评价标准进行了规范。以第 3 天的卵裂期胚胎为例，共识从细胞数、均匀度、碎片率及有无多核等情况进行评级，见表 9-4 和图 9-7。

表 9-4 卵裂期胚胎（第 3 天）评级标准共识

评级	细胞数	均匀度	细胞碎片	多核
Ⅰ级	8 个细胞	均匀	<10%	无
Ⅱa级	8 个细胞	均匀	10%~25%	无
	28 个细胞	大部分细胞相对均匀	<10%	无
	6~7 个细胞	具备阶段特异性卵裂模式	<10%	无

续表9-4

评级	细胞数	均匀度	细胞碎片	多核
Ⅱb级	2~8个细胞	大部分细胞相对均匀	10%~25%	无
	6~7个细胞	具备阶段特异性卵裂模式	10%~25%	无
Ⅲa级	4~5个细胞	具备阶段特异性卵裂模式	<25%	无
Ⅲb级	2~4个细胞	细胞间大小差异较大或不具备阶段特异性卵裂模式	<25%	/
	2~4个细胞	/	26%~50%	/
Ⅳ级	<4个细胞	/	/	/
	/	/	>50%	/

注：引自中国医师协会生殖医学专业委员会. 人类卵裂期胚胎及囊胚形态学评价中国专家共识[J]. 中华生殖与避孕杂志，2022，42（12）。

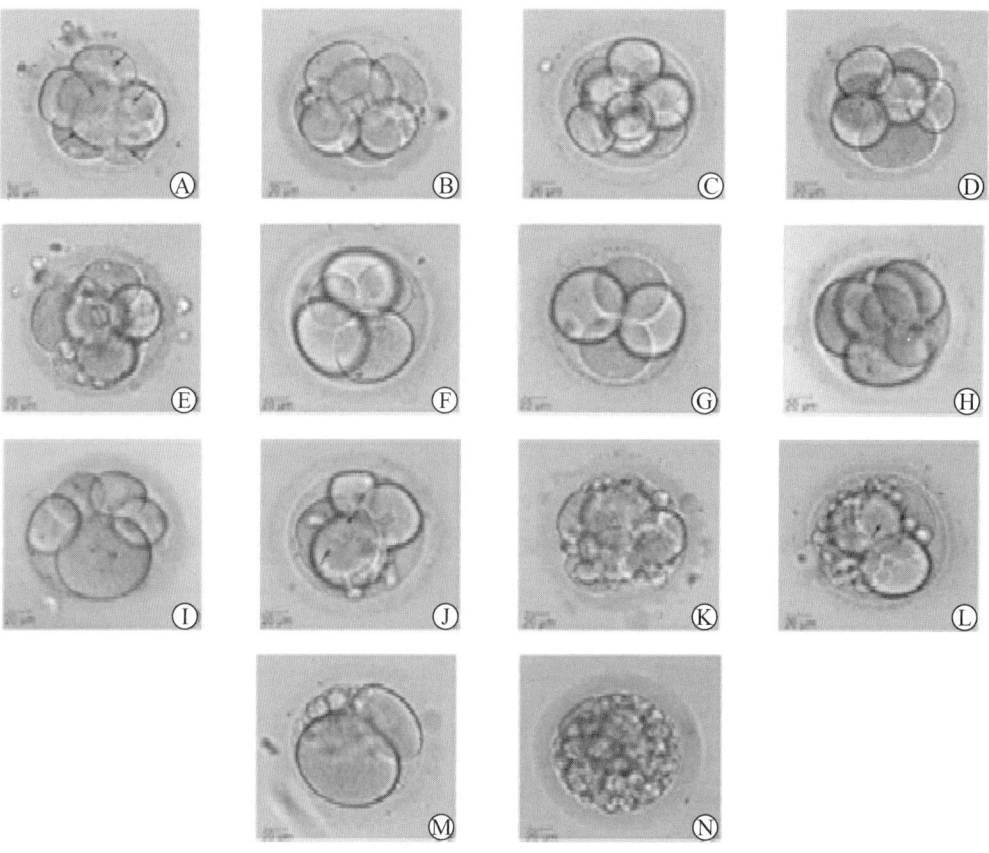

图9-7 卵裂期胚胎

注：A示8Ⅰ级，B示8Ⅱa级，C示10Ⅱa级，D~G示7Ⅱ级、7Ⅱb级、5Ⅲa级、4Ⅲa级，H~J示6Ⅲb级、5Ⅲb级、4Ⅲb级，K示8Ⅲb级，L示4Ⅲb级，M~N示Ⅳ级。

引自中国医师协会生殖医学专业委员会. 人类卵裂期胚胎及囊胚形态学评价中国专家共识[J]. 中华生殖与避孕杂志，2022，42（12）。

体外受精后胚胎在第5~6天时发育至囊胚，囊胚培养有利于进一步选择胚胎。如果有优质囊胚形成，囊胚移植可以得到更高的临床妊娠率。囊胚阶段的胚胎细胞分化成2种类型，即滋养层和内细胞团，因此囊胚的质量分级主要根据囊胚扩展、囊胚腔的大小和内细胞团、滋养层细胞的情况进行评价。《人类卵裂期胚胎及囊胚形态学评价中国专家共识》以Gardner和Schoolcraft囊胚评分系统为基础，结合《人类体外受精-胚胎移植实验室操作专家共识（2016）》，根据囊胚扩张程度和孵出状态将囊胚分为6个期别，同时增加了ICM D级评级（表9-5、表9-6、表9-7、图9-8、图9-9、图9-10）。

表9-5 囊胚（第5/6/7天）分期标准

分期	名称	形态描述
1期	早期囊胚Ⅰ	囊胚腔<胚胎总体积的1/2
2期	早期囊胚Ⅱ	囊胚腔≥胚胎总体积的1/2
3期	扩张期囊胚	囊胚腔完全扩张充满整个胚胎
4期	充分扩张期囊胚	胚胎体积明显增大且透明带变薄
5期	孵出囊胚	滋养外胚层细胞开始从透明带孵出
6期	孵出囊胚	囊胚全部从透明带孵出

注：引自中国医师协会生殖医学专业委员会. 人类卵裂期胚胎及囊胚形态学评价中国专家共识[J]. 中华生殖与避孕杂志，2022，42（12）。

表9-6 3~6期囊胚内细胞团评级

评级	形态描述
A	细胞数量多，紧致且融合，形态规则（4~6期囊胚直径>60μm）
B	细胞数量尚可，但细胞间连接松散、形态不规则（4~6期囊胚直径>60μm）
C	细胞数极少，细胞团小或不明显，部分细胞出现退化或凋亡现象
D	不可见任何ICM样细胞团或完全退化

注：引自中国医师协会生殖医学专业委员会. 人类卵裂期胚胎及囊胚形态学评价中国专家共识[J]. 中华生殖与避孕杂志，2022，42（12）。

表9-7 3~6期囊胚滋养层细胞评级

评级	形态描述
A	沿囊胚"赤道面"分布的细胞数较多，排列致密，大小均匀，在囊胚底面全部形态清晰，大多数可见细胞核（4期囊胚"赤道面"细胞数>15个）
B	沿囊胚"赤道面"分布的细胞数尚可，排列相对松散，大小欠均匀，在囊胚底面的部分细胞形态清晰，部分可见细胞核（4期囊胚"赤道面"细胞数<8个）
C	沿囊胚"赤道面"分布的细胞数极少，大小明显不均匀，滋养细胞与透明带之间有明显的碎片残留，囊胚底面的细胞难以辨认（4期囊胚"赤道面"细胞数<8个）

注：引自中国医师协会生殖医学专业委员会. 人类卵裂期胚胎及囊胚形态学评价中国专家共识[J]. 中华生殖与避孕杂志，2022，42（12）。

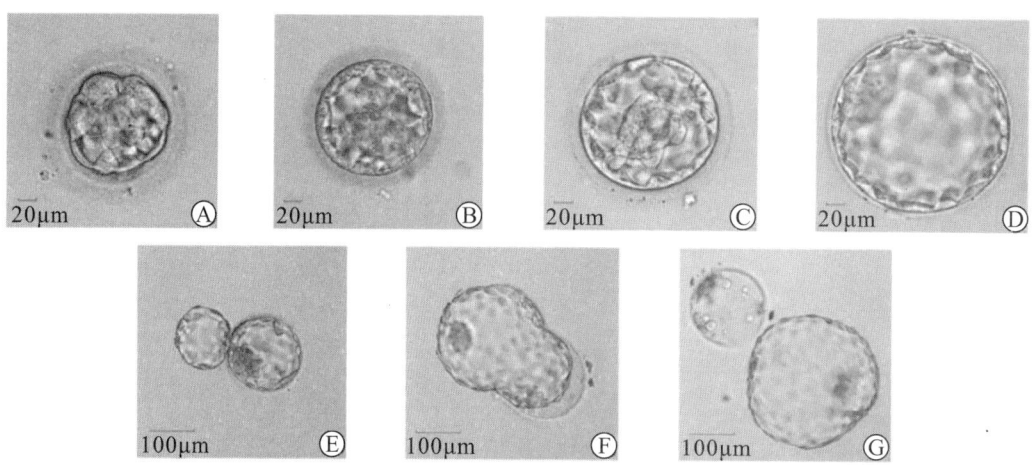

图 9-8 不同发育阶段囊胚分期

注：A 示 1 期，B 示 2 期，C 示 3 期，D 示 4 期，E~F 示 5 期，G 示 6 期。

引自中国医师协会生殖医学专业委员会．人类卵裂期胚胎及囊胚形态学评价中国专家共识［J］．中华生殖与避孕杂志，2022，42（12）．

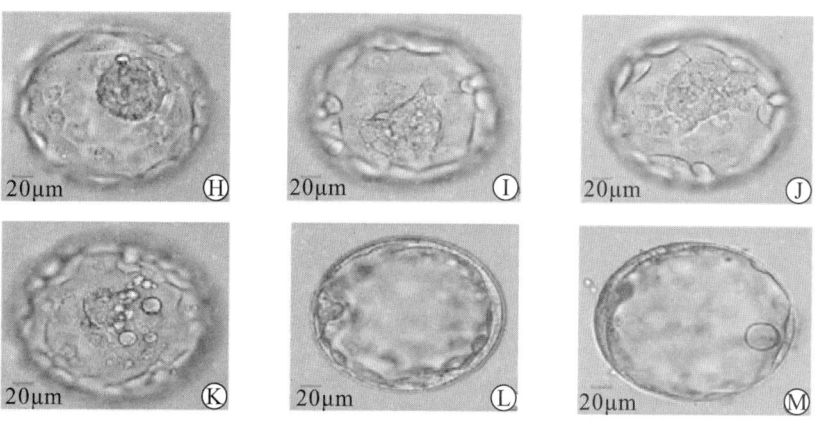

图 9-9 3~6 期囊胚内细胞团

注：H 示 IMC-A 级，I~J 示 ICM-B 级，K~L 示 ICM-C 级，M 示 ICMD 级。

引自中国医师协会生殖医学专业委员会．人类卵裂期胚胎及囊胚形态学评价中国专家共识［J］．中华生殖与避孕杂志，2022，42（12）．

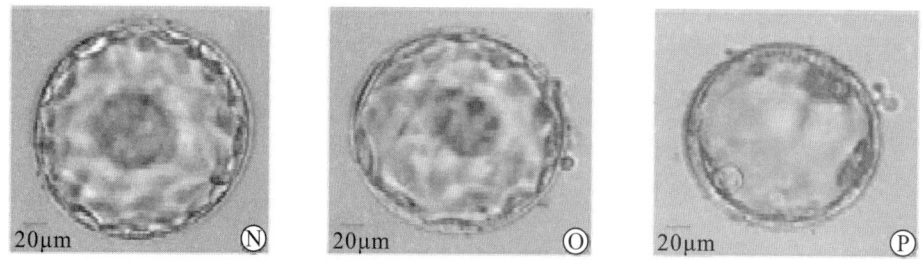

图 9-10 3~6 期囊胚滋养层细胞（TE）评级

注：N 示 TE-A 级，O 示 TE-B 级，P 示 TE-C 级。

引自中国医师协会生殖医学专业委员会．人类卵裂期胚胎及囊胚形态学评价中国专家共识［J］．中华生殖与避孕杂志，2022，42（12）．

（八）胚胎移植

取卵后第2~3天卵裂期胚胎和第5~6天囊胚期胚胎都可进行胚胎移植。一次移植的胚胎以1~2枚为宜。为减少多胎妊娠带来的危害，推荐尽可能选择性单囊胚移植，有较高的妊娠率又可以有效降低多胎率。

移植时患者取膀胱截石位，铺无菌单，置窥阴器充分暴露宫颈，用棉球或纱布拭净阴道及宫颈分泌物，置移植管外管于宫颈内口上方，再将装有胚胎和连接1mL注射器的内管置入外管内，将内管送至宫腔中段或者内膜最佳处，缓慢推注胚胎至宫腔。释放胚胎的位置距离宫底至少10~15mm，B超引导下移植可能有助于更准确地观察移植位置。

移植后剩余的可利用卵裂期或囊胚期胚胎可进行冷冻保存。冻存胚胎的常用方法有程序冷冻和玻璃化冷冻，玻璃化冷冻越来越多地被采用。

如果拟行胚胎移植日患者存在OHSS风险、内膜因素、激素水平异常或者其他因素，需要取消新鲜周期移植，全胚冷冻，择期解冻移植。

（九）黄体支持和妊娠随访

1. 黄体支持。

控制性卵巢刺激抑制内源性LH的分泌，并且卵泡抽吸取卵术会将一定量的颗粒细胞带出，以及多个卵泡发育引起雌孕激素比例不合理，导致黄体功能不足，因此一般都采用黄体酮添加的方法进行黄体支持。可供选择的黄体酮制剂有肌内注射、阴道用和口服等。使用剂量：肌内注射黄体酮60mg/d，或黄体酮阴道凝胶90mg/d。黄体支持可以从取卵日或次日开始，如果诊断妊娠可黄体支持至移植后8~10周，若无腹痛、出血，逐渐减量至停用。

2. 妊娠随访。

胚胎移植后要进行妊娠随访。一般在移植后12~14天查血中hCG水平，如诊断妊娠则根据hCG水平决定再次复查hCG的时间。妊娠早期随访注意生化妊娠流产和宫外妊娠的异常情况。移植后4~6周应进行至少1次超声检查，如果超声可看到宫内正常发育的胚胎及原始胎心管搏动，可诊断为宫内活胎妊娠。如果诊断为多胎妊娠，应进一步明确多胎妊娠的性质（多胎的卵性和膜性），是否存在单卵多胎的情况，再根据情况必要时做出处理或择期复查超声。每次超声检查时应特别注意宫内妊娠情况，如妊娠囊所在位置、绒毛膜囊和羊膜囊，以及胚体的数目、卵黄囊的情况等。超声检查时应进行全盆腔扫描，了解卵巢的情况，特别注意排除宫外妊娠（包括宫角妊娠）、宫内宫外同时妊娠的可能。妊娠中期随访应了解妊娠进展情况。分娩后随访要了解分娩孕周、新生儿健康情况、出生体重、身长、是否存在出生缺陷及其具体情况等。孩子出生后的健康状态、智力、体能、身体发育等都应该是IVF-ET的长期观察随访项目。

临床妊娠率或分娩率是评估IVF-ET实施后是否获得疗效的重要指标。但IVF-ET后是否能够获得生育子女机会受女方年龄、生育力储备、胚胎质量、子宫条件等多种因素的影响，在年轻预后好的病例中可期待40%~50%的活婴率，而年龄大、不孕原因复杂、卵巢储备功能差以及存在子宫内膜容受性差等问题的病例，虽经过严格的调整治疗，临床妊娠率和活婴率仍然很低。这也是生殖医学科研工作者努力解决的问题。

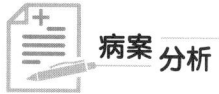

临床病例 2——体外受精-胚胎移植

病史摘要：患者，女，33 岁，因"婚后正常性生活，未避孕未孕 4^+ 年"要求辅助助孕。女方平素月经规则，4~5 天/28~30 天，曾 B 超监测排卵正常。2 年前子宫输卵管造影提示宫腔形态正常，双侧输卵管全程显影，盆腔弥散差。1 年前因"不孕症，盆腔粘连？"行"腹腔镜下双侧输卵管修复整形术+盆腔粘连松解术+宫腔镜检查"，术后仍未孕。丈夫精液检查提示浓度 61.6×10^6，前向运动 52%，正常形态 8.5%。

既往史：无肝炎、结核等病史，无高血压、糖尿病、心脏病等病史。

月经、婚育史：13 岁初潮，4~5 天/28~30 天，经量中等，无痛经，G1P0，6 年前早孕人流 1 次。

家族史：否认家族遗传病和传染病史。

体格检查：身高 162 cm，体重 56 kg，BMI 21.3 kg/m²，生命体征正常，心肺听诊无异常，甲状腺、乳房检查未见异常。

妇科检查：外阴阴道未见异常，宫颈光滑，子宫后位，常大，活动可，双侧附件区未扪及明显异常。

辅助检查：月经第 3 天基础性激素，E_2 28pg/mL，P 0.45ng/mL，FSH 6.5 U/L，LH 4.9 U/L，T 0.4 ng/mL，PRL 19ng/mL，AMH 3.6ng/mL；B 超：子宫及双侧附件未见明显异常，双侧卵巢卵泡数共约 12 个。

初步诊断：继发不孕、盆腔粘连。

诊疗计划：拟行体外受精-胚胎移植。

助孕经过：该夫妇具有体外受精-胚胎移植的基本条件，具备适应证，经完善相关检查，无禁忌证，拟行体外受精-胚胎移植，给予拮抗剂方案。该夫妇生殖医学科签署相关知情同意书，建立档案。具体治疗经过见表 9-8。

表 9-8 IVF 助孕经过

助孕流程	检查及处理
控制性卵巢刺激	12 月 5 日：月经第 2 天，激素检查提示 E_2 32pg/mL，P 0.4ng/mL，FSH 5.7U/L，LH 5.3U/L；B 超检查提示子宫内膜 4mm，双侧卵巢窦卵泡共计 13 个，直径 3~5mm，未见囊性占位。给予拮抗剂方案，Gn 225IU/d 启动，第 5 天添加拮抗剂 0.25mg/d，定期检查及用药 12 月 3 日：Gn 第 9 天，激素检查提示 E_2 2234pg/mL，P 0.6ng/mL，LH 2.7U/L；B 超提示子宫内膜 9.8mm，双侧卵巢卵泡直径 19mm 1 个、18mm 3 个、17mm 4 个、16mm 1 个、10mm 2 个。当晚给予双板机（GnRH-a 0.2mg+hCG 5000IU）

续表9-8

助孕流程	检查及处理
取卵	12月15日：静脉麻醉下经阴道B超引导下穿刺取卵，获卵10个，术后黄体支持及预防感染治疗
体外受精及培养	12月15日：丈夫手淫取精，精液经密度梯度离心法+上游法处理后体积为0.5mL，浓度93×10^6/mL，前向运动71%，予常规体外受精及培养
胚胎移植	12月18日：移植1枚D3胚胎（8Ⅱ），术后继续黄体支持；余胚胎培养囊胚，形成5枚囊胚冻存
妊娠试验及黄体支持	12月30日：查血hCG 530.4mIU/mL，确定妊娠，继续黄体支持。移植术后4周B超提示宫内单孕囊单胎芽。移植术后8周B超复查胚胎生长正常，黄体支持逐渐减量至停药
产科检查及随访	妊娠12周，胎儿颈部透明层超声检查正常，到产科建卡定期检查
分娩随访	38^{+3}周足月顺产1活婴儿，身长49cm，体重2830g，新生儿出生情况良好，无出生缺陷；妊娠期无妊娠并发症

 知识链接

拮抗剂方案

拮抗剂方案自2014年在我国开始使用，因其具有疗程简化、治疗药量减少、治疗周期缩短、安全有效等特点，受到国内各个生殖医学中心的青睐。经过初期的不断学习和探索，该方案被不断完善与优化，成为国内多数生殖中心的主流方案。

GnRH是下丘脑分泌的神经激素，主要的生理作用是促使LH和FSH释放，对脊椎动物生殖的调控起重要作用。GnRH类似物包括GnRH激动剂（GnRH-a）和GnRH拮抗剂（GnRH-A）。GnRH-a是GnRH的十肽类似物，可与垂体GnRH受体结合，促进FSH和LH的释放，持续应用可抑制Gn和卵巢性腺激素的合成和释放。GnRH-A在GnRH十肽的第6号和第8号氨基酸位点有修改，使半衰期延长，与垂体的GnRH受体结合，但是不具有生物学活性，可阻断内源性GnRH的作用，使血清FSH、LH水平迅速下降。与GnRH-a相比，GnRH-A的优点在于能快速抑制内源性LH释放，无flare-up效应、无垂体脱敏，故Gn用量较GnRH-a周期少。另外，GnRH-A周期可以采用GnRH-a代替hCG扳机，可减少重度卵巢过度刺激综合征的发生。

拮抗剂方案的治疗节点环环相扣，如预处理、Gn启动剂量和Gn在促排过程中的使用时间、Gn剂量在促排卵方案中的调节、拮抗剂添加的时机、移植策略的选择、扳机时机和方式以及黄体支持等，对这些节点的不断优化有助于提高拮抗剂方案的妊娠成功率。2022年中国女医师协会生殖医学专业委员会发表了《辅助生殖领域拮抗剂方案标准化应用专家共识》，指导临床应用。

一、预处理

部分患者在拮抗剂方案启动时卵泡大小不一致,为了让患者卵泡发育同步性更好,可以进行预处理,包括口服避孕药,或黄体中期口服雌激素,或孕激素,或月经前4天使用拮抗剂。

二、Gn启动剂量

根据患者AMH、AFC、年龄、体重、BMI、既往卵巢反应等确定Gn启动剂量。建议足剂量启动。启动剂量参考卵巢反应:卵巢高反应人群建议以100~150U启动,150U启动相比100U启动在获卵上获益更显著,但同时OHSS风险相对增加;正常反应人群Gn启动剂量建议为150~225U;低反应/低储备人群建议以225~300U启动,文献显示启动剂量>300U对该类人群临床结局无益。

三、拮抗剂添加时机

拮抗剂固定方案倾向于在Gn使用第5天或6天开始加用拮抗剂,具有减少患者的就诊次数和简化方案的优点,相对而言更多用在正常反应人群,以及一些时间上比较紧或者不方便多次往返医院监测激素和卵泡变化的患者。

拮抗剂灵活方案开始添加拮抗剂的时间主要参考卵泡大小和激素水平,可以于优势卵泡直径在12~14mm时,也可以在血清E_2≥300pg/L时添加拮抗剂。对于可能出现异常卵巢反应的患者,拮抗剂灵活方案能够使医生更加个性化地对拮抗剂剂量和添加时机进行把控,相对而言更多用在高反应人群和低反应/低储备人群,以及有时间往返医院便于监测激素水平和卵泡变化的患者。

四、移植策略的选择

鲜胚移植为常规首选胚胎移植策略,拮抗剂方案鲜胚移植周期与冻胚移植临床结局相当,产科风险更低,可达到与激动剂方案鲜胚移植周期相似的活产率、持续妊娠率、临床妊娠率及妊娠结局,且能够节省患者时间,更具经济优势。特殊人群(胚胎植入前遗传学检测、OHSS高风险、内膜因素、生育力保留以及合并其他疾病等)需要进行全胚冷冻。

五、扳机的时机和方式

根据目标卵泡大小、数量,以及E_2、孕酮和LH水平决定扳机时机。结合孕酮和E_2水平,3个主导卵泡直径≥17mm或者2个主导卵泡直径≥18mm,是比较常用的扳机时机。

扳机的方式包括hCG扳机、GnRH-a扳机和双扳机(GnRH-a+hCG)。hCG扳机在高反应患者中应用诱发OHSS的风险大。GnRH-a扳机联合全胚冷冻应用于OHSS高风险患者,以避免过度刺激风险,保证患者安全。双扳机具有提高患者胚胎质量和卵子成熟度的优势,基本能用于所有类型的患者,特别推荐用于有望进行鲜胚移植的患者。

六、黄体支持

在辅助生殖过程中,GnRH激动剂和拮抗剂的使用,黄体早期雌孕激素水平升高,大剂量hCG诱发排卵以及取卵时颗粒细胞丢失等原因引起黄体功能不足,有必要在黄体早期进行黄体支持以改善妊娠结局。通常于取卵日开始(不晚于取卵后第3天),持续至妊娠 8~10 周。常用药物包括孕激素、hCG、雌激素和 GnRH-a，通过肌内注射、阴道用药、口服等方式给予。

强化黄体支持：由于激动剂扳机触发 LH 峰持续时间短，黄体功能受到影响，需要加强黄体支持。双扳机中的 hCG 能够弥补 GnRH-a 扳机黄体功能受影响这一缺陷，在此基础上进行强化黄体支持，对改善黄体功能有一定效果。对于 PCOS 患者、复发性流产患者、POR 患者、采用 GnRH-a 扳机的 OHSS 高风险患者等建议使用强化黄体支持方案。

强化黄体支持方案：

1. 添加 hCG：可于 GnRH-a 扳机后 35 小时补充 hCG 1500U，或者于取卵后第 1、4、7 天分别补充 hCG 1000U，需注意 hCG 的补充可能导致 OHSS 风险增加。

2. 添加雌激素：对于卵巢反应不良、内膜薄的人群，添加雌激素进行黄体支持是较为常用的方案，可在常规使用孕激素黄体支持以外，隔日皮贴雌激素 100μg 3 次，或者口服 E_2 4mg/d，维持 E_2 水平在 200pg/L 左右。

3. 添加 GnRH-a：在黄体酮的基础上添加 GnRH-a 加强黄体支持，可提高活产率、持续妊娠率及临床妊娠率，临床多于黄体中期添加 GnRH-a 0.1mg。

4. 孕激素加量：对于 OHSS 高风险患者，在 GnRH-a 扳机后，通过孕激素加量弥补激动剂扳机后的黄体功能不足，提高新鲜胚胎移植成功率。

5. 补充重组 LH：可于取卵日起，隔日使用重组 LH 300U 6 次以强化黄体支持。

第五节　卵胞质内单精子注射

卵胞质内单精子注射（ICSI）是借助显微操作系统将单个精子直接注射入成熟的卵细胞胞质中以帮助其受精的技术，是 IVF-ET 的衍生技术。该技术成功解决了严重男性因素以及其他原因造成的精卵结合和受精障碍问题，获得满意的临床疗效。

自然受精是指动物的数亿精子经过获能、顶体反应等一系列生理反应，最终只有 1 条精子与卵母细胞质膜识别和融合，将雄性遗传物质完整地输送到卵母细胞胞质中，开始新的生命过程。而 ICSI 则是人为选择 1 条精子进行显微受精。1974 年，Brun 等进行了人类第一次 ICSI 试验。中国的 ICSI 起步于 20 世纪 90 年代，1996 年中国首例 ICSI 试管婴儿诞生于广东省中山大学第一附属医院。

一、适应证

1. 严重的少弱畸精子症。
2. 无精子症患者经由附睾抽吸或睾丸活检获得的精子，以及生精功能严重低下的男性睾丸组织中分离出的精子均可用于 ICSI。
3. 精卵结合障碍特别是以往 IVF 有精卵不结合或低受精率病史的患者，应考虑采用 ICSI。

4. 精子结构或功能异常，如无顶体或顶体功能异常的精子，可通过 ICSI。

5. 使用供精 IVF 或采用事先冷冻保存的精子时，当解冻的精子密度或者活力不能满足常规受精需要时，可以借助 ICSI 受精。

6. 采用胚胎植入前遗传学检测技术时，为避免透明带上黏附的精子对后续遗传性检测步骤的污染，影响结果判定，通常采用 ICSI 受精。

7. 采用 IVM 方案时，获得的未成熟卵母细胞需要经过 24~48 小时的体外培养促进成熟，长时间的体外培养可能导致卵母细胞透明带改变，妨碍精子穿透，为保障受精，可采用 ICSI 辅助受精。

8. 对于免疫性不孕，抗精子抗体有可能阻碍精子顶体释放顶体酶或干扰精子顶体反应或阻碍精子对透明带的附着与穿透而造成受精失败，可以采用 ICSI。

二、禁忌证（同 IVF 禁忌证）

1. 女方状态暂时或永久不适合怀孕。
2. 双方或任何一方患有严重的精神疾病或存在急性生殖系统、泌尿系统感染性疾病和性传播疾病。
3. 任何一方具有吸毒等严重不良嗜好。
4. 任何一方接触致畸剂量的射线、毒物、药品并处于作用期。
5. 女方不可矫治的子宫性不孕症。

三、ICSI 前需要完善的辅助检查

女方检查：妇科 B 超、乳腺 B 超、心电图、胸片、血常规、凝血功能、基础性激素、抗苗勒管激素、TORCH、生化、甲状腺功能、艾滋、梅毒、病毒性肝炎、染色体、尿常规、白带常规、衣原体、生殖道疱疹病毒、宫颈细胞学等。

男方检查：精液常规及形态学检查、血型、血常规、艾滋、梅毒、病毒性肝炎、染色体等，必要时进行 Y 染色体微缺失或精子 DNA 碎片率的检查。

根据当地情况，各个生殖中心的检查项目可能稍有不同。

四、ICSI-ET 的流程

完成 ICSI-ET 前的评估检查、夫妇签署相关知情同意书之后，进入 ICSI 助孕的流程。与 IVF 的流程相比，ICSI 的不同之处在于受精方式，即获得卵子和精子后，在显微镜下进行 ICSI 操作帮助受精。其余流程详见 IVF 流程。

（一）实验室条件

实验室具备操作系统、显微注射器、显微操作针、倒置显微镜等。

(二)精子的准备

精子的严格筛选是 ICSI 中的重要一环,直接影响受精成功率和后期的胚胎发育。选用高效的精子优选法以收集活力高、功能好的精子。

对于参数正常的精液标本,一般选用精液上游法。精子头部含多不饱和脂肪酸(精子中 50% 脂肪酸是含有六个双链的二十二碳六烯酸,即 DHA)和 DNA,精子富含氧化攻击的靶点,又缺乏抗氧化酶的保护,精子洗涤过程极易受氧化应激的损害。精子的抗氧化仅依赖于精浆的保护。因此,应尽量避免精子脱离精浆后与白细胞直接接触,以获得活力高、功能好的精子。对于死精子比例较高的患者,可以采用密度梯度离心法处理精液。

对于严重少弱畸精子症标本,可采用直接洗涤法结合上游法。对于需要使用附睾或睾丸精子的 ICSI 患者,经手术获得的附睾或睾丸精子培养 4~6 小时后,选用形态正常或接近正常、有活力的精子行 ICSI。为避免取卵日收集不到精子,可在对患者行检查性附睾或睾丸穿刺取精术时,冻存精子标本以备用。

处理精子后,选择形态正常、头部无空泡、功能完整的精子行 ICSI 有利于提高受精率及临床妊娠率。因为精子头部形态正常往往预示着精子遗传物质是完整的。精子中段的中心体在原核形成过程中与星体形成、雄原核形成及原核融合等有关。

目前还没有可靠的技术可以彻底筛除 DNA 碎片化的精子。一些新技术如磁性活化细胞分选法、电动电位法、电泳分离法、透明质酸结合法、偏振光显微镜精子选择、形态选择性卵胞质内单精子注射(intracytoplasmic morphologically selectedsperm injection,IMSI)、微流体分离法以及精子水平迁移法等,其安全性和有效性有待商榷,因此不建议常规应用。对于精子 DNA 碎片指数(DNA fragmentation index,DFI)> 20%~30% 且具有不良预后因素(高龄、卵巢功能低下、反复种植失败/流产)的患者可以尝试上述方法,但相关研究缺乏前瞻性和随机性,因此尚无法推荐最佳的精子优选技术。若 DFI 持续较高且反复 ICSI 周期失败 2 次以上可考虑从睾丸中获取精子。

(三)卵母细胞的准备

卵母细胞外围包裹着大量卵丘细胞及放射冠细胞,颗粒细胞与卵母细胞之间存在缝隙连接,在卵母细胞生长、发育及成熟过程中起着重要的调节作用。在 ICSI 操作前,先应用透明质酸酶消化结合机械吹吸法去除卵母细胞外围的颗粒细胞(剥卵),随后将"裸露"的卵母细胞(不含颗粒细胞)移入受精液,在 37℃、5% 或 6% CO_2 培养箱内培养后再行 ICSI。人类卵子见图 9-11。

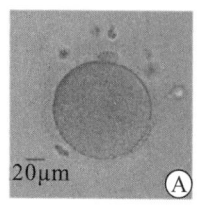 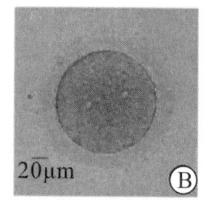 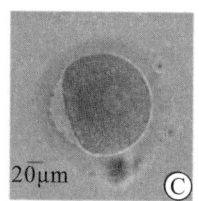

图9-11 人类卵子

注：A示正常形卵子，B示MI卵子，C示GV卵子。

引自中国医师协会生殖医学专业委员会. 卵胞质内单精子注射（ICSI）技术中国专家共识（2023年）[J]. 中华生殖与避孕杂志，2023，43（7）。

（四）ICSI操作过程

精子制动：精子在制动剂PVP内游动的速度大大减缓，易被注射针制动和捕获。

卵母细胞控制：用持卵针通过负压固定住卵母细胞，为避免损伤卵母细胞的遗传物质，通常使卵母细胞的第一极体位于12点钟或6点钟位置。

通过微调操作杆，使极体、透明带及注射针处于同一平面，注射针针尖位于卵母细胞的3点钟位置，使针尖轻轻抵在透明带边缘，将精子吹吐至针尖部位，然后稍微回吸注射器，使注射针针管内压力保持平衡以固定针尖部的精子，然后轻轻将注射针刺入卵母细胞，针尖位置到达卵母细胞中部后开始缓慢回吸胞质，直到吸破胞质膜，当镜下观察到胞质回流入针管后，则迅速将回吸的卵胞质和精子一起吹吐回胞质内，精子进入胞质后应快速拔出注射针，避免将PVP或培养液注射入卵母细胞，随后松开持卵针释放卵母细胞，观察注射的卵母细胞膜和胞质恢复情况，观察注射部位是否有胞质溢出。

ICSI后的卵母细胞经胚胎分裂期培养液充分洗涤后，移入分裂期培养液，随后培养皿置于37℃、5%或6%CO_2培养箱内，行胚胎体外培养，次日观察并记录受精情况后继续行胚胎体外培养。

（五）ICSI后卵母细胞培养和受精观察

ICSI后16~18小时，倒置显微镜下观察卵母细胞内是否存在双原核（two pronuclear，2PN），双原核存在表明卵母细胞成功受精。原核内含有数个核仁（nucleolus），是rRNA前体合成的场所，被称为核仁前体（nucleolar precursor bodies，NPB）。研究表明，NPB的数量、大小、分布与卵裂、优质胚胎率、妊娠率及胚胎着床率相关。ICSI后若卵母细胞显示3PN，可能与卵母细胞第二极体排出异常有关，也可能与注射了2倍体异常精子等因素有关。若卵母细胞呈现1PN，可能与卵母细胞孤雌激活、原核形成不同步、原核融合有关。若观察时未看到原核形成（称为OPN），但次日却发生卵裂，可能与原核发育延迟或原核已经消失有关。

五、ICSI与子代安全性

ICSI可有效用于解决少弱畸精子症患者的生育问题，ICSI可提高卵母细胞的利用率,减少 IVF 完全受精失败,因此 ICSI 广泛应用于临床。经过 30 多年的临床应用,在胎儿健康和先天性畸形等方面,没有发现 ICSI 的子代与常规 IVF 的子代及自然生育的子代有显著的差别。但是,与常规 IVF 相比,ICSI 在注射精子时存在对卵母细胞的损伤,可能造成非整倍体胚胎增加的风险。也有个别资料显示 ICSI 子代的性染色体异常率偏高。

(一) ICSI 的生物学风险

1. 完整精子注入卵母细胞增加异常胚胎形成的风险。

哺乳动物精卵融合前顶体酶消失,只有一小部分精子细胞膜融合入卵母细胞胞质内。在 ICSI 穿刺授精时,整条完整的精子(包含顶体酶和精子质膜)被注射入卵母细胞胞质内。研究显示,未获能精子的细胞膜内的胆固醇和顶体内包含的蛋白酶影响精子染色质的重塑,导致 DNA 损伤。此外,进行 ICSI 时核周鞘也可能因分解不完全,阻碍精核的去浓缩,直接影响原核 DNA 的复制及父本基因组某些关键基因的表达。

2. ICSI 介导的转基因风险。

ICSI 过程中精子被直接注入卵母细胞胞质内,精子表面黏附的细菌、病毒和 DNA 等物质也一同被注入卵母细胞胞质内,可能表达在种植前的早期胚胎中。因此,ICSI 过程中尽可能避免 ICSI 介导的转基因风险。

3. ICSI 对印记基因影响的风险。

在配子形成的早期,生殖细胞的甲基化印记被擦除,在精子、卵子成熟过程中重新甲基化而获得印记,并被保护和维持。印记基因甲基化等表观遗传修饰事件发生在配子发育和胚胎种植前的早期发育阶段,人类 ART 的干预刚好在此阶段。精子、卵子和早期胚胎要经历不断的体外操作,ICSI 中卵母细胞还要面临 ICSI 注射而遭受机械穿刺,这一系列的体外操作将会干扰卵母细胞或早期胚胎中母亲基因印记的建立和维持,可能导致表观遗传学疾病的发生。研究表明,印记基因极易受到外界因素的干扰,体外培养条件的变化对胚胎基因的表达和甲基化状态将产生直接的影响。

4. ICSI 对卵母细胞的机械损害风险。

ICSI 将精子或精细胞注入卵母细胞胞质的过程中,注入和回吸的动作可能会破坏线粒体、微管、纺锤体等亚细胞器的分布,甚至伤及纺锤体等重要细胞器结构,改变纺锤体的方向,引起染色体不正常分离等。

5. ICSI 后卵母细胞受精失败的风险

ICSI 周期完全受精失败的发生率为 1‰~5‰。导致 ICSI 受精失败的因素包括精子缺陷、卵子因素及技术因素等,其中最常见的因素是精子缺陷导致的卵子激活障碍(oocyte activation deficiency,OAD)。对于 OAD 的治疗通常采用人工卵子激活(artificial oocyte activation,AOA),即利用机械、物理、化学等方式引起卵子外源 Ca^{2+} 的内流或内源 Ca^{2+} 的释放,进而诱发一系列与受精相关的生化反应。对于明确由精子缺陷导致的 OAD,AOA 可以显著改善再次治疗的结局。尽管有限的研究表明,与常规 ICSI 相比,AOA 的子代的患病率和出生缺陷发生率并没有差异,但仍需要进行前瞻性的多中心长期研究,以明确该技术的有效性和安全性。

(二) ICSI 的选择

欧美国家 ICSI 的使用率接近 70%，我国不同生殖中心 ICSI 的使用率也达到 30%～40%。在非男性因素不孕夫妇人群中，既往随机对照试验证实，与常规 IVF 相比，ICSI 并不能提高移植率或活产率。对于非严重男性因素不育患者即轻中度少弱畸精子症患者，不使用 ICSI 是否会降低受精率乃至影响治疗的成功率？针对这一临床问题，我国生殖医学界专家强强联手，近年来在全国开展了一项多中心、开放、随机对照试验，比较常规 IVF 和 ICSI 在非严重男性因素不育患者中的治疗效果。研究结果证实，在非严重男性因素不育患者中，与常规 IVF 相比，ICSI 不能提高第一次移植后的活产率，获得的可利用胚胎数较少，移植率较低，而且后续观察到的累积活产率也相对较低。

ICSI 是今后一段时间内治疗严重男性因素不育症以获得健康婴儿的基本方法。现有的文献表明 ICSI 并不比 IVF "更好"，且存在生物学风险，花费更高，因此应严格按照适应证选择 ICSI。

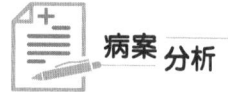

临床病例 3——卵胞质内单精子注射

病史摘要：患者，女，29 岁，因"婚后正常性生活，未避孕未孕 6 年"要求辅助助孕。女方平素月经规则，5～7 天/28～30 天，曾 B 超监测排卵正常。丈夫多次精液检查示浓度 $(1.3\sim2.0)\times10^6$，前向运动 5%～10%，正常形态 0.5%～1.5%，经药物治疗无明显改善。现夫妇要求辅助助孕。

既往史：无肝炎、结核等病史，无高血压、糖尿病、心脏病等病史。

月经史、婚育史：13 岁初潮，5 天/28 天，经量中等，无痛经，G0P0。

家族史：否认家族遗传病和传染病史。

体格检查：身高 155cm，体重 46kg，BMI 19.1kg/m²，生命体征正常，心肺听诊无异常，甲状腺、乳房检查未见异常。

妇科检查：外阴阴道未见异常，宫颈光滑，子宫后位，常大，活动可，双侧附件区未扪及明显异常。

辅助检查：月经第 3 天基础性激素，E_2 28pg/mL，P 0.45ng/mL，FSH 6.5 U/L，LH 4.9 U/L，T 0.4 ng/mL，PRL 19ng/mL；AMH 4.6ng/mL；B 超：子宫及双侧附件未见明显异常，双侧卵巢卵泡数共约 15 个。

初步诊断：原发不孕、丈夫少弱畸精子症。

诊疗计划：拟行夫精 ICSI。

助孕经过：该夫妇具有 ICSI 助孕的基本条件，具备适应证，经完善相关检查，无禁忌证，拟行 ICSI 助孕，给予拮抗剂方案。该夫妇于生殖医学科签署知情同意书，建立档案。ICSI 助孕经过见表 9-9。

表 9-9 ICSI 助孕经过

助孕流程	检查及处理
控制性卵巢刺激	10月27日：月经第21天，激素检查提示 P 11.7ng/mL，B超提示子宫内膜13mm，双侧卵泡共计约15个，未见囊性占位，给予黄体期短效长方案，GnRH-a 0.1mg/d，皮下注射 11月8日：月经第3天，性激素检查提示 E_2 35pg/mL，P 0.5ng/mL，FSH 2.9U/L，LH 1.5U/L；B超提示子宫内膜4mm，双侧卵泡共计约15个，未见囊性占位，予 Gn 150IU/d 启动，GnRH-a 继续注射，定期检查和用药 11月19日：Gn第12天激素检查提示 E_2 3937.9pg/mL，P 0.9ng/mL，LH 1.7U/L；B超提示子宫内膜13mm，双侧卵巢卵泡直径20mm 1个、19mm 2个、18mm 3个、17mm 2个、16mm 5个、15mm 1个、13mm 4个，当晚给予扳机（rhCG 250μg）
取卵	11月21日：静脉麻醉下经阴道B超引导下穿刺取卵，获卵18个，术后黄体支持及预防感染治疗
ICSI 受精及培养	11月21日：丈夫手淫取精，精液经密度梯度离心法+上游法处理后体积为0.5mL，浓度 $5×10^6$/mL，前向运动20%；18个卵子中有15个成熟卵子，对15个成熟卵子行 ICSI，并体外培养
胚胎移植	11月24日：患者感腹胀，B超提示中度 OHSS 风险，不移植，予全胚冷冻，D3 可利用胚胎9枚，冻存2枚，养囊7枚，形成D5囊胚3枚，D6囊胚2枚冻存
分娩随访	孕 39^{+6} 周剖宫产一活婴儿，身长50cm，体重3310g，新生儿健康状况良好，无出生缺陷

知识链接

短时受精及补救 ICSI

短时受精是将精卵共孵育的时间由过夜受精的16~24小时缩短至1~6小时的一种常规 IVF 衍生技术。有研究显示，精子产生的活性氧可促进卵丘细胞的凋亡，且卵母细胞长期暴露在高浓度的精子中可能会对早期胚胎发育产生负面影响。但也有研究提示，尽管短时受精比过夜受精在提高优质胚胎率、种植率和持续妊娠率方面具有优势，但受精率有所降低，且活产率和临床妊娠率并未提高。

中国医师协会生殖医学专业委员会于2024年发布《常规体外受精中国专家共识（2024年）》，共识推荐：①鉴于尚无更充分的证据表明过夜受精与短时受精在活产率方面存在差异，因此两者均可作为 IVF 的常规授精方式。②对于不明原因性不孕、多次人工授精（≥3次）失败、原发性不孕、继发不孕年限≥5年且无其他明显器质性疾病（如双侧输卵管阻塞、宫腔粘连等）和（或）精液质量处于临界值的周期可以采用短时受精结合早期脱颗粒方式，通过观察第二极体排出情况，对受精情况进行早期预判。③对于继发不孕<5年且精液质量较好的周期，若采用短时受精，也可考虑不进行早期卵母细胞脱颗粒或部分脱颗粒。④对于获卵数≤3个的周期，为避免误判，可考虑采用过

夜受精或短时受精而不进行脱颗粒观察。如果有条件，也可早期脱颗粒后利用纺锤体观测仪辅助判断受精与否。

在常规 IVF 周期中，当第 1 天（授精后 18～24 小时）发生完全受精失败时，可以对未出现原核的卵母细胞（仅明确见第一极体）进行 ICSI，即晚期补救 ICSI（late rescue ICSI，L-RICSI）。虽然通过 L-RICSI 可以挽救部分患者，但效果并不理想。2003 年早期补救 ICSI（early rescue ICSI，E-RICSI）被首次提出，即通过观察授精后 6 小时的卵母细胞是否排出第二极体来判断受精情况，并对明确未受精的卵母细胞（未见第二极体排出）实施补救 ICSI。E-RICSI 相较于 L-RICSI，可以减少卵子老化对胚胎发育的影响，并且胚胎发育与子宫内膜生长的同步性更好，可获得比较满意的治疗结局。L-RICSI 和 E-RICSI 对子代安全性的影响尚需更多的研究评估。

《常规体外受精中国专家共识（2024 年）》推荐：①E-RICSI 的效果明显优于 L-RICSI，对于已实施 L-RICSI 的周期，可以考虑将胚胎培养至囊胚阶段，再行复苏周期移植。②仍然以第二极体的排出作为早期受精判断的依据，也可结合纺锤体观察进行辅助判断。③建议短时受精时精卵共孵育 4～5 小时后再行脱颗粒，当含有第二极体的卵母细胞比例<30%～50%时（分母为成熟卵母细胞），应延迟至授精后 6 小时再观察，若含有第二极体的卵母细胞比例仍<50%，可行补救 ICSI；鉴于临床结局与补救推迟的时间负相关，建议授精后 7 小时内完成补救 ICSI。对于透明带异常的卵母细胞（如蜡样透明带），发现无第二极体排出时即直接行补救 ICSI。

第六节　胚胎植入前遗传学检测

胚胎植入前遗传学检测（PGT）是在胚胎植入前，对配子或胚胎采用现代分子遗传学技术针对遗传病进行分子遗传学的诊断，选择没有疾病表型的胚胎移植入子宫，从而避免遗传病患儿的妊娠。PGT 是在胚胎的最早期实现产前诊断的技术，从妊娠的源头上实现优生，有效避免了选择性流产，以及伴随的伦理道德观念的冲突，并缩短了选择性流产需要的恢复妊娠间隔时间。

1990 年，汉迪赛德（Handyside）等报道了世界首例应用单细胞 PCR 进行胚胎植入前性别诊断婴儿的出生。在相当长一段时间内，该项技术被称为胚胎植入前遗传学诊断（preimplantation genetic diagnosis，PGD）技术。随着 PGD 的发展，20 世纪 90 年代中期胚胎植入前遗传学筛查（preimplantation genetic screening，PGS）兴起，应用染色体整倍体筛查后进行胚胎移植，给反复流产与反复种植失败以及高龄女性带来福音。鉴于 PGS 中"screen"这个英文单词不能准确反映其侵入性检测的性质，2016 年国际辅助生殖技术监督委员会（The International Committee for Monitoring Assisted Reproductive Technology，ICMART）和世界卫生组织（WHO）生殖医学词汇表中将 PGD 和 PGS 统称为 PGT，包括染色体非整倍性的植入前遗传学检测（PGT for aneuploidies，PGT-A）、染色体结构重排的植入前遗传学检测（PGT for chromosomal structural rearrangements，PGT-SR）和单基因遗传病的植入前遗传学检测（PGT for monogenic defects，PGT-M）。

国内首例针对性连锁性疾病进行植入前性别诊断的正常女婴于 2000 年 4 月由中山大学附属第一医院报道，此后，国内 PGT 在研发和临床应用方面取得了较大的进步和满意的临床效果。

一、适应证

1. 单基因遗传病：包括常染色体隐性遗传病如地中海贫血、纤维囊性变、脊肌萎缩症等，常染色体显性遗传病如亨廷顿病、强直性肌营养不良和腓骨肌萎缩症等，以及性连锁疾病如脆性 X 染色体综合征、进行性肌营养不良和血友病等。随着分子诊断学的快速发展，越来越多的单基因疾病的遗传背景被阐明，这极大地拓宽了 PGT-M 的适用范围。

2. 染色体病：染色体相互易位和罗氏易位，还包括染色体倒位和插入等。

3. 非整倍体检测：PGT 的发展中最有争议的是对胚胎进行非整倍体检测（PGT-A）。理论上，对高龄妇女、反复种植失败以及复发性自然流产患者的胚胎进行染色体的非整倍体检测，选择正常胚胎移植可以提高妊娠率，降低流产率。

二、禁忌证

1. 女方状态暂时或永久不适合怀孕。
2. 双方或任何一方患有严重的精神疾病或存在急性生殖系统、泌尿系统感染性疾病和性传播疾病。
3. 任何一方具有吸毒等严重不良嗜好。
4. 任何一方接触致畸剂量的射线、毒物、药品并处于作用期。
5. 女方不可矫治的子宫性不孕症。

以上五条同 IVF 和 ICSI 的禁忌证。另外，临床上需要特别注意的是女方携带的疾病是否会增加助孕风险和妊娠风险，如血液系统疾病加重取卵后、妊娠期和分娩期的出血风险，以及多囊肾降低患者对卵巢过度刺激综合征的耐受程度等。

6. 突变基因的致病性未确定。
7. 非医学指征的性别筛选：我国禁止进行任何形式的非医学指征的性别筛选，包括有创的囊胚活检、无创的培养液和囊腔液检测等。

三、临床流程

PGT 从遗传病背景的鉴定，到优生遗传咨询，再到 ART，最后到分子遗传学检测，整个过程需要优生遗传学、生殖内分泌学、胚胎学，以及分子遗传学等多个学科的支持、配合和参与。

(一)优生遗传咨询

优生遗传咨询是PGT必不可少的环节,贯穿PGT各个阶段,也是第一个步骤。

1. PGT遗传咨询的适用范围。所有可能需要通过PGT助孕筛选胚胎来阻断缺陷患儿出生的情况:①有遗传病家族史者;②夫妇双方中一方或双方患有遗传病;③单基因病携带者筛查检测发现夫妇一方或双方携带致病突变;④反复流产或反复种植失败史;⑤既往妊娠或分娩过遗传病患儿;⑥有死胎、死产或曾生育精神发育迟缓、多发畸形患儿;⑦38岁及以上有生育要求的高龄妇女;⑧人类白细胞抗原(human leucocyte antigen,HLA)配型;⑨有生育需求的肿瘤患者;⑩其他情况。

2. 常规优生遗传咨询:根据遗传病携带者的类型(染色体异常或单基因病)解释遗传风险、子代再发风险、基因型和表型可能的差异。告知生育方式的选择,包括自然试孕后产前诊断、PGT助孕、供精或供卵、不生育及抱养等。根据患者的表型选择合适的检测技术,告知各种检测技术的适用范围和检测残余风险,并对检测结果进行解读。

3. PGT助孕遗传咨询:告知PGT周期治疗过程中的各类风险,包括常规促排卵、取卵、ICSI和胚胎培养的风险,胚胎活检技术对胚胎损伤,取材丢失、DNA扩增失败的风险,个别胚胎可能不能得到明确诊断的风险,经检测后没有可移植胚胎的风险。拟行PGT-M助孕的夫妇、患儿或父母需行连锁分析检测。若连锁分析检测失败,则无法进行后续的胚胎检测。对胚胎检测结果进行解读,并告知嵌合体胚胎移植相关的注意事项。

(二)助孕前需要完善的辅助检查

女方检查:妇科B超、乳腺B超、心电图、胸片、血常规、凝血功能、基础性激素、抗苗勒管激素、TORCH、生化、甲状腺功能、艾滋、梅毒、病毒性肝炎、染色体、尿常规、白带常规、衣原体、生殖道疱疹病毒、宫颈细胞学等。

男方检查:精液常规及形态学检查、血型、血常规、艾滋、梅毒、病毒性肝炎、染色体等。

需要注意的是,针对女方携带疾病的PGT,要注意女方携带的疾病是否会增加助孕风险和妊娠风险,如血液系统疾病加重取卵后、妊娠期和分娩期的出血风险,需要到相应专科进行评估。

(三)助孕流程

完成PGT前的评估检查、夫妇签署相关知情同意书之后,进入PGT助孕的流程。与ICSI的流程相比,PGT的不同之处在于胚胎细胞活检和遗传学检测,活检后全胚冷冻和择期解冻移植,妊娠后需行产前诊断。

1. 细胞活检。

1)细胞活检的时期:PGT可活检的遗传物质有卵子的第一极体和第二极体、卵裂期胚胎的卵裂球、囊胚滋养外胚层细胞,每种遗传物质的活检各有优缺点。因囊胚活检对胚胎发育潜力影响较小，已成为 PGT 的主要活检方式。

(1) 极体活检：极体是卵子减数分裂的产物，卵子在完成第一次减数分裂时排出第一极体，在受精后排出第二极体。由于卵子减数分裂时同源染色体配对、交换遗传物质，所以正常变异的基因都可能出现在极体中。在获卵后取第一极体，在精卵结合受精后取第二极体，或在受精后同时取第一极体、第二极体，通过对极体的分析间接推论卵子的基因型。取极体并不影响卵子的正常发育与受精，极体活检后的卵子其受精率、卵裂率、囊胚形成率与未活检的卵子相比无显著差异，其种植率也相似。

由于极体和相对应的卵母细胞的染色体组成呈镜像互补（mirror image）的关系，极体分析可以应用于母方染色体异常或者携带杂合子致病基因的 PGT，也可以通过极体活检间接对胚胎进行非整倍体筛查。但是极体活检也存在不足，极体活检不能分析父源性基因型，不能用于男性遗传病，尤其是性基因连锁遗传病的诊断，且位于染色体端粒的基因在减数分裂时有较高的交换频率，检测该部位基因易导致杂合子胚或误诊。

(2) 卵裂期活检：卵裂期活检一般在授精后 66~70 小时，选择发育到 6~10 细胞、碎片含量<30%的胚胎。一般活检 1 个卵裂球，活检取出的卵裂球最多不超过 2 个。未达 6 细胞的胚胎，可以推迟到 72~76 小时再次观察，达标后再行活检。活检后胚胎培养 2~3 天，若继续生长发育成为囊胚，在该时间段内完成遗传学诊断，便可实现受检正常胚胎的新鲜周期移植。与极体活检相比，卵裂球活检的优势在于可以同时诊断父方和母方染色体异常或单基因疾病。缺点在于由于胚胎存在嵌合型和可供诊断的物质有限，将影响 PGT 的准确性。

(3) 囊胚期活检：囊胚期活检是在授精后第 5 天或者第 6 天、囊胚充分扩张后进行。活检的囊胚应为孵出中囊胚，应有清晰的内细胞团，对囊胚的滋养细胞进行活检，活检细胞数以 3~5 个为宜。囊胚活检不仅增加了可供诊断的细胞数，克服极体和卵裂球单细胞遗传学分析的缺点，而且提高了 PGT 的准确性；并且活检只取将来发育成胎盘的部分细胞，而不涉及将来发育成胎儿的内细胞团部分，从而避免了活检对胎儿发育的不利影响。另外，发育到囊胚阶段的胚胎基因表达更为完全，越过了胚胎 8 细胞期的基因激活阶段，可以增加参数来评估胚胎，更有利于选择质量好的胚胎移植。

受精后不是所有卵裂期胚胎均能发育到囊胚阶段，这限制了可供 PGT 诊断的胚胎数目。由于滋养外胚层细胞与内细胞团细胞的遗传性物质存在差异、囊胚存在嵌合现象等，应充分告知患者。通常囊胚活检后的胚胎需立即冷冻保存，等待胚胎遗传学分析完成，选择遗传学检测结果正常的胚胎，择期实施冻存胚胎的复苏移植。

2) 透明带打孔方法：细胞活检在显微操作仪上进行，需要对透明带进行打孔。透明带打孔的方法分为 3 种：化学法、机械法以及激光法。激光法已成为主要的透明带打孔方法。

(1) 化学法：用化学物质 Tyrode 酸消化部分透明带后再用平口针吸取细胞，这种方法所需设备相对简单，但 Tyrode 酸可能对活检的胚胎有酸化作用，影响胚胎的活性及着床。

(2) 机械法：用锐利斜面的显微操作针直接加压刺破透明带或应用显微操作针在透明带上做"+"或"V"形切口。优点是避免了化学法和激光法对胚胎可能造成的化学和物理损伤。但对操作技术要求较高且费时，胚胎在培养箱外滞留时间越长，胚胎后期发育越可能受到影响。

（3）激光法：采用激光在透明带上打孔，并用激光打断细胞间紧密连接进行滋养外胚层细胞活检。由于激光法具有简单、快速和精确度高等优点，近年来在胚胎活检中得到广泛应用。此方法的应用可以避免化学法中酸对胚胎的化学毒性，也可以避免机械法对卵裂球细胞骨架的影响，此外还可以减少胚胎活检所需的时间，增强了对透明带打孔的控制，从而大大提高了活检效率，使活检后胚胎的存活率大大提高。

2. 活检细胞的遗传诊断技术。

PGT 的难点在于可供检测的遗传物质极少，可供检测的时间有限，因此检测方法的灵敏度和特异度非常重要。胚胎自身的染色体嵌合型对诊断准确性也有一定的影响。PGT 技术主要包括单细胞 PCR、荧光原位杂交技术以及全基因组扩增基础上衍生的新技术。

四、胚胎染色体嵌合现象及移植策略

PGT 的临床应用促进了人们对人类早期胚胎的认识。20 世纪 90 年代，FISH 在 PGT 的应用中已证实了人类早期胚胎染色体嵌合现象的存在，即胚胎的不同细胞中其染色体组成有不一致的现象，形态好的胚胎同样存在染色体嵌合现象。胚胎染色体嵌合现象的发现使人们意识到单个卵裂球并不能完全代表整个胚胎。囊胚期胚胎同样存在染色体嵌合型。囊胚的染色体嵌合型有多种表现形式，如不同滋养外胚层部位的嵌合、滋养外胚层和内细胞团的嵌合、整倍体与非整倍体的嵌合、整倍体与片段错误的嵌合等。由于统计差异、DNA 扩增偏倚、污染、有丝分裂状态、胚胎活检技术差异以及胚胎实验室条件等因素的影响，由中间拷贝数推断的嵌合结果并不一定是真实的，这样的胚胎实际上可能是整倍体、非整倍体、整倍体和非整倍体嵌合或两个或更多个不同的异常细胞系嵌合。临床试验中滋养外胚层嵌合结果的发生率估计在 $2\%\sim20\%$，同样取决于多种因素。

随着 PGT 应用的不断增加，嵌合胚胎移植逐渐成为生殖领域的热点话题。2022 年 ESHRE 嵌合胚胎管理小组发布《关于嵌合胚胎管理的 30 条良好建议》。2023 年 11 月，ASRM 更新并出版了《关于胚胎植入前遗传学检测的非整倍体囊胚嵌合结果的临床管理：委员会意见》。这两份国际指南为决策者提供循证指导，并就嵌合胚胎移植的可行性向患者提供咨询。

在嵌合胚胎移植周期开始前，应该由专业的遗传咨询师为患者提供咨询：①告知首选再次促排卵和取卵后重新获得胚胎进行检测，优先移植整倍体胚胎。②嵌合胚胎移植可能导致着床失败、流产的风险增加。③原则上，建议嵌合胚胎移植优先度依次为：低水平嵌合＋部分染色体片段型嵌合＞低水平嵌合＋整条染色体嵌合＞高水平嵌合＋部分染色体片段型嵌合＞低水平嵌合＋多条染色体复杂型嵌合＞高水平嵌合＋整条染色体嵌合＞高水平嵌合＋多条染色体复杂型嵌合。④嵌合胚胎中优先移植的染色体三体是 1、3、4、5、6、8、9、10、11、12、17、19、20、22、X、Y，其次是染色体单亲二倍体

(14、15),再次嵌合胚胎中染色体是宫内发育迟缓的(2、7、16),最后考虑嵌合体胚胎中染色体是三体存活(13、18、21)。⑤孕后做产前诊断,出生后留取脐带血、胎盘,留新生儿血样,进行出生后验证。

2015年,Greco等在《新英格兰杂志》上报道移植18个嵌合型囊胚获得6例正常活产。随后,业内开始重视移植嵌合型囊胚的预后。2021年发表的迄今为止规模最大的一项嵌合胚胎移植研究,回顾性报告了1000个嵌合胚胎移植的相关结果,这些胚胎均经相似的PGT-A技术检测,并在5个不同的生殖中心移植。研究发现,与整倍体胚胎移植相比,即使控制了胚胎的形态学差异,嵌合胚胎的植入率也显著降低,而自然流产的发生率增加了1倍以上。该回顾性研究的局限性主要在于接受嵌合胚胎移植的患者中预后不良的个体可能比移植整倍体胚胎的患者更多。另外,鉴于嵌合体和非整倍体染色体拷贝数范围之间的重叠,嵌合胚胎移植研究中嵌合体胚胎很可能包含一些非整倍体胚胎。2021年发表的一篇纳入25篇嵌合胚胎移植研究的综述,发现在2759个嵌合胚胎移植中,只有不到1%的嵌合胚胎移植后出现了与原始PGT-A结果相关的持续非整倍体妊娠。已有3例胎儿非整倍体病例报告发表,这3例均是由同一染色体导致的胚胎嵌合。

嵌合胚胎移植的研究数量不多,结果不一致,仍然需要更多高质量的数据阐明某些嵌合结果是否与胚胎的发育潜力有关,是否与胎儿或新生儿不良结局风险有关,是否与新生儿的长期预后有关。

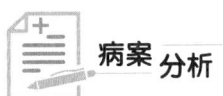
病案分析

临床病例4——胚胎植入前遗传学检测

病史摘要:患者,女,28岁,因丈夫多囊肾,要求胚胎植入前遗传学检测助孕。婚后有正常性生活,避孕至今。女方平素月经规则,7天/28天。丈夫精液检查示浓度$189×10^6$,前向运动72%,正常形态5.9%。丈夫外院诊断多囊肾,丈夫母亲、舅舅及外公均为多囊肾患者。四川大学华西第二医院检查提示家系c. 4177C>T杂合变异,呈常染色体显性遗传。PGT多学科会诊提示男方多囊肾家族史明确,基因诊断明确,家系预实验提示此为家系*PKD1*基因突变位点,符合家系连锁遗传检测条件,有PGT指征,可以考虑PGT-M助孕。

既往史:无肝炎、结核等病史,无高血压、糖尿病、心脏病等病史。

月经史、婚育史:12岁初潮,7天/28天,经量中等,无痛经,G0P0。

家族史:否认家族遗传病和传染病史。

体格检查:身高160cm,体重49kg,BMI 19.1kg/m²,生命体征正常,心肺听诊无异常,甲状腺、乳房检查未见异常。

妇科检查:外阴阴道未见异常,宫颈光滑,子宫后位,常大,活动可,双侧附件区未扪及明显异常。

辅助检查:月经第3天基础性激素,E_2 21pg/mL,P 0.35ng/mL,FSH 5.5 U/L,LH 3.7 U/L,T 0.5 ng/mL,PRL 16ng/mL;AMH 4.2ng/mL;B超:子宫及双侧附

件未见明显异常，双侧卵巢卵泡数共约 14 个。

初步诊断：丈夫多囊肾。

诊疗计划：拟行 PGT－M。

助孕经过：该夫妇具有胚胎植入前遗传学检测助孕的基本条件，已完成家系预实验，经完善相关检查，无禁忌证，拟行 PGT－M 助孕治疗，给予拮抗剂方案。该夫妇于生殖医学科签署知情同意书，建立档案。PGT－M 助孕经过见表 9－10。PGT－M 复苏胚胎助孕经过见表 9－11。

表 9－10 PGT－M 助孕经过

助孕流程	检查及处理
控制性卵巢刺激	4月14日：月经第2天，激素检查提示 E_2 21pg/mL，P 0.35ng/mL，FSH 5.5U/L，LH 3.7U/L；B超检查提示子宫内膜4mm，双侧卵巢窦卵泡共计15个，直径3~5mm，未见囊性占位。给予拮抗剂方案，Gn 以 225IU/d 启动，Gn 以第5天添加拮抗剂 0.25mg/d 4月23日：Gn 第10天，激素检查提示 E_2 3493.4pg/mL，P 1.05ng/mL，LH 1.7U/L；B超检查提示子宫内膜11.0mm，双侧卵巢卵泡直径20mm 1个、19.5mm 2个、18mm 1个、17mm 3个、16mm 2个、15mm 1个、14mm 2个、12mm 2个；当晚给予双板机（GnRH－a 0.2mg+hCG 5000IU）
取卵	4月25日：静脉麻醉下经阴道B超引导下穿刺取卵，获卵14个，术后预防感染治疗
ICSI 受精及培养	4月25日：丈夫手淫取精，精液经密度梯度离心运动+上游法处理后体积为 0.5mL，浓度 98×10^6/mL，前向运动62%。14个卵子中有12个成熟卵子，对12个成熟卵子行 ICSI，并体外培养
细胞活检及遗传学检测	4月30日：形成 D5 囊胚4枚 5月1日：形成 D6 囊胚4枚 分别进行活检并进行遗传学检测，包括胚胎植入前单基因病检测及胚胎染色体拷贝数变异检测 活检后的囊胚予以冻存
胚胎遗传学检测结果	6个送检囊胚中有3个囊胚未查见遗传父源 PKD1 基因 c.4177C>T 突变（杂合），且未发现染色体非整倍及染色体拷贝数变异，按胚胎形态学评级排序等待移植

表 9－11 PGT－M 复苏胚胎助孕经过

助孕流程	检查及处理
复苏内膜准备	1月2日：月经周期第2天，B超和激素检查没有异常，给予人工周期准备内膜。补佳乐 6mg/d，服药12天子宫内膜厚度9mm，血孕酮 0.6ng/mL，予黄体酮转化内膜5天
复苏胚胎移植	1月19日：月经周期第19天，复苏1枚囊胚移植，移植术后继续黄体支持
妊娠试验及黄体支持	1月31日：移植术后12天血 hCG 为 1210mIU/mL，确认妊娠，继续黄体支持。移植术后4周B超提示宫内单孕囊单胎芽。移植术后8周B超复查胚胎生长正常，黄体支持逐渐减量至停药
产科检查及随访	妊娠12周，胎儿颈部透明层超声检查正常，到产科建卡定期检查

续表9-11

助孕流程	检查及处理
羊水穿刺产前诊断	妊娠20周,行羊水穿刺产前诊断,无异常发现
分娩随访	孕39周剖宫产一活婴儿,身长50cm,体重3250g,新生儿健康状况良好,无出生缺陷

第七节 胚胎冷冻与复苏移植

人类胚胎冷冻技术是生殖医学领域中的一项重要技术。自1983年澳大利亚学者Trounson等首次报道采用慢速冷冻(slow cooling)保存的胚胎经复苏移植后获得临床妊娠以来,冷冻胚胎移植已经成为ART的重要组成部分。随着低温生物学的发展和胚胎冷冻复苏技术的不断进步,胚胎玻璃化冷冻技术出现,并于1998年开始应用于人卵裂期胚胎。该技术操作简单,无需贵重仪器设备,通过超快速降温克服了细胞内冰晶形成的问题,冷冻成功率高,胚胎复苏率可达95%以上,已被越来越多的生殖中心认可并使用。冷冻胚胎移植妊娠后出生的婴儿与新鲜周期妊娠后出生的婴儿相比,其产科结局和先天性发育异常的发生率没有明显差别。但还是需要更大样本量的长期随访来明确冷冻胚胎移植的安全性。

一、胚胎冷冻的适应证

1. 保存IVF周期中多余的优质胚胎。
2. 具有卵巢过度刺激综合征倾向者。
3. 胚胎植入前遗传学检测等待诊断结果。
4. 接受赠卵周期。
5. IVF周期中患者存在内膜因素、激素异常升高,或者在移植日有感染、发热等不适合移植的情况。
6. 保存生育力。

二、胚胎冷冻的方法

(一)慢速冷冻

一般认为,成功的胚胎冷冻在于使胚胎经过一系列降温和复温程序后仍能保持其生物活性和发育潜能。人类胚胎细胞内含水量为60%~85%,在冷冻保存过程中,胚胎经历着剧烈的物理变化（主要指温度和渗透压改变）和化学变化（主要指冷冻保护剂置换），这些变化可能造成细胞损伤和胚胎发育潜能丧失，具体表现在细胞内冰晶形成（formation of ice crystals）、过冷现象（super cooling）和渗透性损伤与休克（osmotic injury and shock）。通过在冷冻过程中添加冷冻保护剂减少细胞内冰晶形成，其作为渗透压缓冲液保护细胞在冷冻过程中不受到渗透性损伤。

慢速冷冻技术已经成熟，被用于全国各大生殖中心，冷冻保存效果稳定，慢速冷冻胚胎解冻复苏率已经由70%左右上升至90%以上，能够满足临床应用需求。但是由于技术本身的局限性，细胞中的游离水很难被清除，所以慢速冷冻主要用于原核期和卵裂期胚胎的冷冻保存。

（二）玻璃化冷冻

玻璃化冷冻主要利用高浓度冷冻保护剂溶液降温时的固化特征，即快速低温环境下溶液黏度极度增加但无冰晶形成的特点，此时溶液从液态变成无结构的玻璃状态，这种玻璃状态能够保持溶液状态的分子和离子分布（被认为是一种极其黏稠的超冻液体）。

玻璃化冷冻不产生细胞内冰晶，跨膜物质浓度与渗透压差不大，不易产生不可逆的细胞膜损伤而引起细胞死亡。玻璃化冷冻不但可以冷冻卵裂期胚胎，而且由于其能消除细胞内绝大多数游离水，所以更适合囊胚期胚胎的冷冻，因此使用范围更广。需要指出的是，由于玻璃化冷冻技术中采用的冷冻载体多为开放式载体，潜在的液氮污染问题仍需重视。

经慢速冷冻或玻璃化冷冻的胚胎于液氮中保存。胚胎冷冻保存时间对妊娠结局的影响尚无定论。

三、冷冻胚胎移植前的子宫内膜准备

做好子宫内膜准备，使子宫内膜处于接纳胚胎的最佳状态并与移植的冷冻胚胎发育期处于同步状态，是复苏周期中非常重要的部分。子宫内膜厚度是子宫内膜容受性的关键指标，一般认为子宫内膜厚度在分泌期转化前≥7mm有较好的临床妊娠率和活产率。子宫内膜的"种植窗"开启通常被认为是排卵后3~4天，"种植窗"维持时间通常是4~5天。

有多种子宫内膜准备方案，常见的有自然周期子宫内膜准备、人工周期子宫内膜准备、诱导排卵周期子宫内膜准备以及降调节人工周期子宫内膜准备等，都是让子宫内膜序贯暴露于雌激素与孕激素，雌激素刺激子宫内膜增生，而孕激素则在雌激素作用的前提下对子宫内膜进行分泌期转化。四种方法准备的内膜行冷冻周期移植的种植率、妊娠率和活产率均没有显著差异。

（一）自然周期子宫内膜准备

自然周期子宫内膜准备应用于有规律排卵的患者。患者自主卵泡发育所分泌的雌激素使其内膜增生，排卵后黄素化颗粒细胞分泌的孕酮使子宫内膜发生分泌期改变。常常

通过超声监测患者的卵泡大小和子宫内膜厚度，结合主导卵泡发育情况、血清或尿LH水平的改变、血清雌激素水平的变化和黄体酮水平上升的时间来综合判断排卵时间。通常以排卵当日计算的第3～4天或第5～6天分别作为解冻卵裂期胚胎或囊胚期胚胎的移植日。

自然周期子宫内膜准备操作简单，用药量少，更符合生理状态。但是有规律月经周期的妇女中大概5%由于无优势卵泡发育或提前排卵取消周期。为了监测自然周期的LH峰和排卵，可能需要反复进行激素测定和超声监测，患者往返医院的次数增加。另外，自然周期子宫内膜准备对于月经不规则、排卵障碍、卵巢储备功能减退的患者不具有优势。

（二）人工周期子宫内膜准备

相对于自然周期子宫内膜准备，人工周期子宫内膜准备更方便临床医生和患者，可减少患者B超监测和血液检查的次数并且灵活决定患者解冻胚胎和移植的时间。人工周期子宫内膜准备中采用序贯使用雌孕激素模拟自然周期中卵巢甾体激素对子宫内膜的作用。通常在月经周期的第2～3天开始使用戊酸雌二醇，口服剂量为4～8mg/d。对使用雌激素的时长并未有共识，一般来说12～14天是常用的时间段。当子宫内膜厚度≥8mm后，给予孕激素并同时决定胚胎解冻以及移植时间。如果冷冻胚胎为卵裂球胚胎，则在给予孕激素处理后第3～4天移植；如果冷冻胚胎为囊胚，则在给予孕激素处理后第5～6天移植。

（三）诱导排卵周期子宫内膜准备

诱导排卵周期子宫内膜准备可应用于月经周期不规律、对外源性雌激素不敏感或子宫内膜厚度偏薄的患者。临床医生可应用来曲唑、他莫昔芬、Gn等药物促进单个或2～3个主导卵泡发育。主导卵泡所分泌的雌激素可促进子宫内膜增殖，当主导卵泡直径为16～20mm时，可使用hCG进行扳机促进排卵，同时诱发子宫内膜向分泌期转变。临床医生可根据子宫内膜的厚度、卵泡的排卵时间、血清的孕酮升高时间来决定胚胎解冻以及移植的时间。

（四）降调节人工周期子宫内膜准备

GnRH-a垂体降调节的优点：①抑制内源性Gn的释放，抑制激素替代周期的卵泡发育和卵泡期孕酮提早升高，更有利于激素替代稳定的激素环境；②GnRH受体不仅存在于垂体，还存在于子宫内膜组织，GnRH-a可能通过结合于子宫内膜上的GnRH受体，促进子宫内膜细胞黏附分子的表达，提高子宫内膜容受性；③GnRH-a在内异症患者中具有调节免疫活性的作用，抑制腹腔内炎性细胞因子和局部炎症反应，抑制内异症病灶、缩小子宫腺肌病病灶，使子宫恢复正常大小和形态，提高妊娠率；④超长时间的应用产生的低雌激素环境抑制卵母细胞或胚胎毒性自身抗体的产生，改善卵母细胞质量和胚胎着床。

降调节人工周期子宫内膜准备可应用于卵巢储备功能减退、盆腔子宫内异症或子宫腺肌病、多囊卵巢综合征和反复着床失败的患者。于月经周期的第1~3天注射长效GnRH-a（3.75mg），根据情况注射13次，1次/月，末次注射后28天左右开始雌孕激素序贯治疗，方法同人工周期子宫内膜准备。

（五）薄型子宫内膜

其定义尚无统一标准。临床上推荐当子宫内膜厚度＜7mm时称为薄型子宫内膜。薄型子宫内膜的发病机制也不完全清楚，可能继发于各种原因的内膜损伤，也可能为原发性。子宫内膜过薄会导致子宫内膜容受性降低，从而影响胚胎着床，降低ART的成功率。已有研究报道大剂量雌激素、低剂量阿司匹林、西地那非、己酮可可碱、生育酚、左旋精氨酸、富含血小板血浆等可促进子宫内膜生长。近年来，研究发现粒细胞集落刺激因子（GCSF）宫腔灌注/皮下注射可促进子宫内膜的生长，但是在宫腔粘连患者中效果甚微。此外有一些研究报道了仿生物电刺激、骨髓或经血来源的干细胞治疗薄型子宫内膜的成功案例。虽有多种方法用于薄型子宫内膜的治疗，但尚无一种疗效确切。建议对薄型子宫内膜患者选择联合治疗方案。

薄型子宫内膜患者的胚胎着床率显著下降，临床治疗效果欠佳。对于薄型子宫内膜患者，首先要查清原因，宫腔镜排查宫腔内病变，对于宫腔粘连患者进行宫腔形态修复，然后进行以雌激素为主的促进子宫内膜生长的治疗。

四、辅助孵化

为提高胚胎种植率，胚胎实验室的专家不断改善体外培养条件，提高配子胚胎各类操作技术水平。1990年科恩（Cohen）等首次提出辅助孵化（assisted hatching，AH）。辅助孵化帮助胚胎及时完成孵化过程，增加胚胎滋养外胚层细胞与同步发育子宫内膜的接触，促进着床，降低流产的风险。

（一）透明带的结构及功能

包裹在人卵母细胞和早期胚胎周围的非细胞均质性结构称为透明带，厚 $13\sim15\mu m$，由糖蛋白、碳水化合物和透明带特异蛋白构成。透明带具双层结构，外层较厚，内层较薄且有弹性。透明带既通过特异性受体参与精子接受，感应顶体反应，促进精子与卵母细胞的融合，又通过受精后质地改变，阻止其他精子的进入，防止多精受精发生，还通过机械包裹作用防止卵母细胞质扩散，确保卵子胚胎的结构完整性及其在输卵管中的安全转运。

当胚胎生长进入囊胚期时，胚胎和子宫均会释放细胞溶解酶，辅助透明带软化变薄。当胚胎达到孵化前期时，扩张期的囊胚会经历周期性的收缩和扩张，进一步削减透明带厚度，直到局部透明带开口，滋养层细胞从透明带中孵出，与子宫内膜细胞相互作用，直至着床发生。因此，一个具有弹性和适当厚度的透明带是胚胎成功孵化、成功植入的先决条件。

（二）辅助孵化的适应证

辅助孵化的适应证迄今无统一标准，已有许多文献报道，无选择的辅助孵化对临床妊娠没有任何帮助。大量临床案例表明，辅助孵化可能对预后较差的患者有用。

1. 可能存在影响卵子质量的相关因素：女方年龄≥37岁，卵子质量随女方年龄增长而变差，透明带可能会失去正常弹性而变硬，影响胚胎正常孵出。女方基础FSH水平升高（FSH>10IU/L）提示卵巢功能降低，卵子的透明带可能出现异常，需要辅助孵化。

2. 多个（≥3次）IVF-ET周期移植形态发育正常胚胎着床失败，排除子宫内膜、胚胎质量等明显影响植入的因素后，再次IVF时可做辅助孵化。

3. 胚胎透明带异常，透明带较厚（≥15μm），或形状不规则，或透明带色深，呈深棕色，均提示透明带有功能上的缺陷。

4. 发育较慢的胚胎。

5. 冻融胚胎，胚胎在经过冷冻和解冻后，透明带可能变硬，导致孵出困难；有一个或几个卵裂球死亡或卵裂球碎片>20%。

6. 植入前胚胎遗传学检测。

五、胚胎移植

排卵后或孕激素处理后的3~4天或5~6天可以移植冻融的卵裂期胚胎或囊胚期胚胎。冻融的胚胎经复苏后转入新培养液后置于37℃、6%的CO_2培养箱培养，等待移植。一次移植的胚胎以1~2枚为宜。为减少多胎妊娠带来的危害，推荐尽可能选择单囊胚移植，有较高的妊娠率又可以有效降低多胎率。

胚胎移植方法同新鲜胚胎移植。移植时患者取膀胱截石位，铺无菌单，置窥阴器充分暴露宫颈，用棉球或纱布拭净阴道及宫颈分泌物，置移植管外管于宫颈内口上方，再将装有胚胎和连接1mL注射器的内管置入外管内，将内管送至宫腔中段或者内膜最佳处，缓慢推注胚胎至宫腔。释放胚胎的位置距离宫底至少10~15mm，B超引导下移植可能有助于更准确地观察移植位置。

六、黄体支持和妊娠随访

（一）黄体支持

无论采取何种方案准备子宫内膜，胚胎移植后均建议黄体支持治疗。可供选择的黄体酮制剂使用方式有肌内注射、阴道用和口服等。使用剂量为肌内注射黄体酮60mg/d，或黄体酮阴道凝胶90mg/d，或地屈孕酮/黄体酮胶囊20~40mg/d口服。冷冻胚胎移植后12~14天进行妊娠检测，如果诊断怀孕可继续黄体支持至妊娠10~12周，无腹痛、出血可逐渐减量至停用。自然周期方案妊娠后，根据使用孕激素的剂量，适时减量直至停药。

（二）妊娠随访

同新鲜周期妊娠随访。妊娠早期注意生化妊娠流产和宫外妊娠等异常情况。移植后4~6周应进行至少1次超声检查，如果超声可看到宫内正常发育的胚胎及原始胎心管搏动，可诊断为宫内活胎妊娠。如果诊断为多胎妊娠，应进一步明确多胎妊娠的性质（多胎的卵性和膜性），是否存在单卵多胎的情况，再根据情况进行处理或择期复查超声。每次超声检查时应特别注意宫内妊娠情况如妊娠囊所在位置、绒毛膜囊和羊膜囊，以及胚体的数目、卵黄囊的情况等。超声检查时应进行全盆腔扫描，了解卵巢的情况，特别注意排除宫外妊娠（包括宫角妊娠）、宫内宫外同时妊娠的可能。孕中期应随访了解妊娠进展情况，分娩后应随访了解分娩孕周、新生儿健康情况、出生体重、身长、是否存在出生缺陷及其具体情况等。孩子出生后的健康状态、智力、体能、身体发育等都应该是长期观察随访项目。

第八节 辅助生殖技术的并发症及其处理

一、卵巢过度刺激综合征

卵巢过度刺激综合征（OHSS）是ART促排卵治疗引起的常见医源性并发症，表现为卵巢增大，卵巢分泌的激素及血管活性物质增加，引起血管通透性增加，出现以腹胀、胸水、腹水、少尿、血液高凝倾向为典型临床表现的综合征。OHSS发生率为5%~10%。重度OHSS发生率为0.5%~5.0%。OHSS偶见于自然排卵周期，多囊卵巢综合征患者、甲状腺功能减退患者和新鲜周期多胎妊娠患者的发生率升高。

（一）发病机制

OHSS的发生是一个多种因素参与的复杂过程，其确切发病机制尚未完全阐明。有一个共同因素就是与hCG相关，不使用外源性hCG则不会发生早发型OHSS，早期妊娠持续的内源性hCG刺激是持续及重症OHSS发生的危险因素。OHSS的发生可能与卵巢肾素-血管紧张素系统（renin-angiotensin system，RAS）活性升高、血管内皮生长因子（VEGF）水平升高、炎症介质释放以及患者高敏体质等相关。

1. 卵巢肾素-血管紧张素系统活性升高。

OHSS患者黄体期血浆肾素活性（plasma reninactivity，PRA）与血管紧张素Ⅱ（AngⅡ）水平显著高于自然周期及促排卵患者，OHSS患者胸水、腹水中AngⅡ、RA水平均比血浆水平高1.5~8.0倍。患者卵泡液和腹水中有高浓度PRA，且与OHSS程度相关。已知AngⅡ可调节血管壁通透性，并影响卵巢甾体激素生成，AngⅡ可能在增加第三间隙水肿、血管内液不足等方面起一定作用。

2. VEGF 水平升高。

VEGF 可刺激血管内皮细胞增殖，形成新生血管，使血管通透性增加。hCG 可诱导人卵巢颗粒细胞 VEGF 表达上调，卵泡液及血液循环中高浓度的 VEGF 使暴露于其中的内皮细胞通透性增加，可能是诱导 OHSS 的关键因素。

3. 炎症介质释放。

除血管活性物质外，TNF-α、IL-1、IL-2、IL-6 等均参与了 OHSS 的病理生理变化。上述物质也广泛参与卵泡发育和黄体形成过程。白细胞、C-反应蛋白、IL-6 和 IL-8 等在注射 hCG 后显著升高，炎症过程导致毛细血管通透性增加。

4. 患者高敏体质。

患者个体体质对促性腺激素的灵敏度与 OHSS 的发生有密切关系，即机体对 hCG 过度敏感引起卵巢内卵泡囊肿的高度黄素化反应。有学者已在 OHSS 家系中发现 FSH 受体突变基因，证明其对 hCG 敏感性增强，可能是家族性 OHSS 的发病原因。但在医源性 OHSS 患者中并未检测到突变的 FSH 受体基因。

（二）病理特征

OHSS 主要有两大病理特征：

1. 双侧卵巢明显增大伴有间质水肿，散布着多个出血性卵泡和卵泡膜黄素囊肿、区域性皮质坏死和血管新生（图 9-12）。

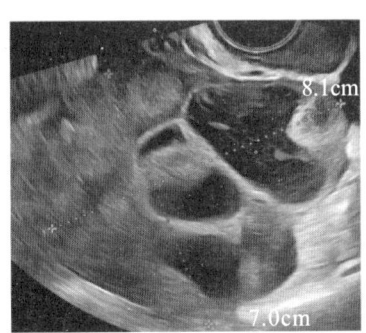

图 9-12　取卵术后卵巢黄素囊肿超声图

2. 毛细血管通透性增加，体液从血管内转移到第三间隙导致腹水、胸水、外阴水肿，同时伴有血液浓缩，出现少尿、电解质紊乱，严重者肝肾功能受损，血栓形成和发生低血容量休克。取卵术后盆腔积液超声图见图 9-13。

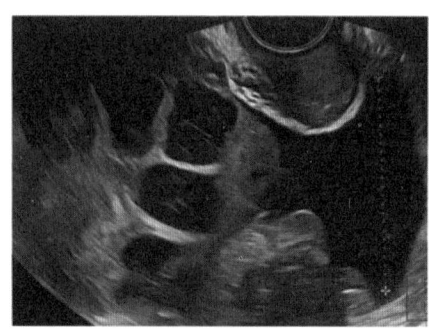

图9-13 取卵术后盆腔积液超声图

大多数OHSS患者体液以转移至腹腔为主，导致腹压（intraabdominal pressure, IAP）增加。IAP<5mmHg为正常，IAP>12mmHg可引起腹胀症状，IAP>20mmHg则引起器官功能紊乱，称为腹腔筋膜室综合征（abdominal compartment syndrome, ACS）。若IAP持续>20mmHg，持续增加的IAP导致内脏水肿和缺氧，对器官功能造成恶性影响，可能损害呼吸、心血管、肾脏、胃肠道、肝脏的稳态。重度OHSS患者可合并胸水，少数患者以胸水为主而腹水较少，引起呼吸困难。

（三）临床表现

OHSS的典型临床表现为不同程度的腹胀、恶心、呕吐、腹泻，体重快速增加，少尿或无尿，血液浓缩，血容量不足，电解质紊乱，胸水，心包积液，腹水，呼吸窘迫综合征，伴血栓形成倾向的高凝状态及多器官功能衰竭状态。

OHSS分为早发型OHSS和晚发型OHSS。早发型OHSS主要由卵巢对促排卵药物的超强反应、外源性hCG扳机激发所致，多发生在注射hCG后3~7天，如果没有发生妊娠则具有自限性。晚发型OHSS在注射hCG后12~17天发生，主要由胚胎着床后分泌的内源性hCG所致，其临床表现往往更为严重，病程延长。

（四）分类

应用较多的是Golan的5级分类法，根据临床症状、体征、超声检查进行分类，分为3度5级：①轻度，1级为腹胀和（或）腹部不适；2级为1级加恶心、呕吐和（或）腹泻，卵巢直径增大至5~12cm。②中度，3级为轻度OHSS加超声表现腹水证据。③重度，4级为中度OHSS加临床腹水表现证据和（或）胸水、呼吸困难；5级为血容量改变，血液浓缩导致血液黏度增加，凝血功能异常和肾灌注量减少导致功能减退。

Navot等在实验室检查的基础上将严重OHSS进一步分为重度和极重度。极重度患者存在严重的血管收缩、血液浓缩、多器官功能衰竭和（或）血栓形成，威胁生命安全。严重OHSS的Navot分类见表9-12。

表 9-12 严重 OHSS 的 Navot 分类

重度	极重度
不同程度卵巢增大	不同程度卵巢增大
大量腹水和（或）胸水	张力性腹水和（或）胸水
红细胞比容＞45%或较基础值增加 30%以上	红细胞比容＞55%
少尿	少尿
肌酐 1.0~1.5mg/dL	肌酐≥1.6mg/dL
肌酐廓清率＞50mL/min	肌酐廓清率＞50mL/min
肝功能异常	肾功能异常
全身水肿	血管栓塞症
	成人呼吸窘迫综合征

（五）预防

针对发病危险因素对 OHSS 进行预防比 OHSS 治疗更重要。

1. 识别 OHSS 高危因素。

OHSS 的高危因素分为一级高危因素和次级高危因素。

1) 一级高危因素：与个人体质有关。

(1) 年轻（年龄＜35 岁）。

(2) 体瘦。

(3) 月经稀发。

(4) 基础内分泌 LH＞FSH。

(5) 基础窦卵泡计数双侧＞15 个。

(6) WHO Ⅱ型排卵障碍。

(7) 多囊卵巢综合征或卵巢多囊样改变。

(8) 既往发生 OHSS。

(9) 既往对促排卵药物高反应（卵泡发育数＞15 个）。

(10) 个体敏感体质。

AMH 的预测价值优于年龄和 BMI。AMH 表达于窦前卵泡和小窦卵泡的颗粒细胞，是衡量卵巢储备功能的较好指标。AMH＞3.36ng/mL 提示 OHSS 高风险，其灵敏度为 90.5%，特异度为 81.3%。

2) 次级高危因素，既往无 OHSS 易感因素和过度反应的患者在促排卵过程中出现预示 OHSS 的征象，如卵巢增大明显，雌激素水平升高过快，卵泡数目尤其是中小卵泡数目过多，高雌激素水平（hCG 日 E_2＞4000pg/mL），卵泡数目＞20 个等。但 E_2 水平、卵泡直径和数量、获卵数均不能作为独立的 OHSS 预测指标，需要综合各项指标判断。

2. 个体化促排卵方案。

1）减少 Gn 刺激剂量，对于疑似卵巢高反应患者，尤其是 PCOS 患者，可采取低剂量递增方案，这种方案与高剂量递减方案相比可减少卵泡发育、降低周期取消率、降低 OHSS 发病率。

2）使用拮抗剂方案，由于内源性 FSH 未被抑制，因此拮抗剂方案所需的外源性 Gn 剂量与长方案相比明显减少。大卵泡数和获卵数减少，明显降低周期取消率、重度 OHSS 发病率和 OHSS 住院率等。拮抗剂方案中如果出现 OHSS 高危因素，如卵泡数目过多、雌激素水平过高，利用 GnRH-a 替代 hCG 扳机。

3）减少 hCG 扳机剂量，高剂量 hCG 是诱发 OHSS 的重要因素之一，根据 hCG 日血清 E_2 水平和卵泡发育数目，hCG 用量可以减少至 3000~5000U，或者运用半衰期短的重组人 LH 进行扳机。

4）滑行（coasting）：在促排卵治疗监测卵泡发育的过程中，如果雌激素水平上升过快，达 5000pg/mL 或以上，或者大批卵泡发育卵巢体积增大，可停用 Gn，继续使用垂体抑制剂治疗，监测血液激素水平和超声检查卵泡发育情况，直至雌激素水平不继续上升，平坦 2~3 天（<2500pg/mL）时注射 hCG。滑行一般 <4 天，滑行 ≥4 天影响卵泡发育和妊娠率。

3. 预防性使用药物。

1）胰岛素增敏剂：心血管系统的研究已表明，胰岛素增敏剂具有稳定血管的作用。IVF 前使用二甲双胍可以明显降低 OHSS 发病率。

2）糖皮质激素：该类药物具有抑制血管平滑肌细胞 VEGF 基因表达的作用。通过抑制血管舒张和预防血管通透性增加，抑制炎症反应，预防水肿形成。可于促排卵的同时应用或者 hCG 日开始，地塞米松每天 0.5~0.75mg，或泼尼松 5mg，2 次/天至取卵后 10 天。

3）小剂量阿司匹林：促排卵过程中的卵巢高反应者或者存在血栓形成倾向者，可口服阿司匹林 100mg/d，抑制血小板活性，调节毛细血管通透性，降低 OHSS 发生风险。需警惕取卵术中的出血风险。

4）来曲唑：来曲唑通过抑制雌激素合成的作用被应用于临床预防 OHSS。大部分研究证实来曲唑对轻度 OHSS 是有效的，但在减轻重度 OHSS 方面尚存在争议。

5）多巴胺受体激动剂：多巴胺受体激动剂可抑制 VEGF 受体诱导的血管生成和血管通透性增加。自 hCG 日开始采用溴隐亭 2.5mg 塞阴道，每天 1 次，共 12 天，或者卡角麦林 0.5mg/d 口服，可减少早发型 OHSS 的发生，减轻 OHSS 症状，不影响妊娠率及妊娠结局。

4. 移植及胚胎处理策略。

对存在 OHSS 早期表现的患者采取恰当的移植和胚胎处理策略有助于病情控制并兼顾助孕治疗。

1）取消胚胎移植：全胚冷冻是预防重度 OHSS 的安全措施。临床上存在下列因素时选择全胚冷冻：①hCG 日 E_2 峰值 ≥5000pg/mL，且获卵数 ≥20 个；②获卵数 ≥25 个；③E_2 峰值 ≥7000pg/mL。

2) 单胚胎移植：若 E_2 峰值或获卵数未达到上述条件，但仍存在高危因素，建议单胚胎移植。

3) 囊胚培养：将胚胎培养至囊胚期，由于囊胚移植时间为注射 hCG 后第 7 天，此时患者如果未出现中度 OHSS 征象，可以进行单囊胚移植。但也有晚发型 OHSS 发生风险。

（六）治疗

1. 轻度 OHSS 的治疗。

轻度 OHSS 具有自限性，严密观察即可，嘱患者安静休息并鼓励患者多进水，宜食用高热、高蛋白、高维生素食物。避免剧烈活动。大多数患者可在 1 周左右恢复，症状加剧者应警惕轻度 OHSS 转变为中、重度 OHSS。

2. 中度 OHSS 的治疗。

对于中度 OHSS 患者，在门诊管理的基础上，需要仔细评估，包括监测每天体重和腹围，超声检查腹水和卵巢大小。患者每天经口摄入液体量不低于 1L，不必严格卧床休息。如果有恶心症状、体重增加每天 1kg 以上或尿量减少（<500mL/d），应早期干预，避免恶化。

3. 重度和危重 OHSS 的治疗。

1) 一般治疗：每天记录液体出入量、腹围、体重，测定生命体征；每天复查血常规、C-反应蛋白、水和电解质平衡、肝肾功能、凝血功能，必要时行血气分析；B超了解卵巢大小及胸水、腹水变化，并注意排除肿大的卵巢发生扭转。对能进食者给予高蛋白饮食，补充多种维生素，使其摄入足够的液体、能量，注意保持水电解质平衡。

2) 补液治疗：OHSS 补液治疗的目的主要是维持血容量，确保组织和器官的灌注，防止血液浓缩及血栓形成，减少血管内液体外渗，维持水电解质平衡；保护肝肾功能，预防低血容量性休克；防止呼吸、循环及凝血功能障碍，避免向多器官功能衰竭发展。

首先是补充晶体溶液，输入含或不含葡萄糖的氯化钠溶液。必要时使用胶体扩容，25% 白蛋白静脉滴注，间或可用低分子量右旋糖酐静脉滴注，但要注意呼吸窘迫综合征。右旋糖酐可降低血液黏性，改善微循环，使凝血因子活性降低，对防止血栓形成有一定作用。白蛋白与羟乙基淀粉作为一种胶体溶剂，可能通过改变血液渗透压、结合或灭活以 hCG 为介质的卵巢分泌的损坏血管的物质而起到防治 OHSS 的作用。

3) 穿刺治疗：对于大量胸水、腹水的患者，可在超声下行胸穿、腹穿或阴道穿刺，穿刺后不增加流产率。对于张力性腹水患者，扩容后红细胞压积下降，但尿量不增多，可选择腹穿放腹水使腹压下降，迅速增加肾血流量，使尿量增多。

4) 高凝倾向的处理：OHSS 伴随高凝倾向或遗传性血栓症患者应该预防性使用抗凝药物。快速改善患者的血液浓缩状态十分必要，肝素在预防性处理中具有一定价值。可以穿弹力紧身长筒袜，甚至给大腿间断性加压和活动下肢，防止下肢静脉血栓形成。

5) 终止妊娠：由于妊娠可加重 OHSS 症状，延长病程，当极严重的 OHSS 患者合并妊娠，经上述积极处理仍不能缓解症状和恢复重要器官功能时，必须及时终止妊娠，挽救生命。

随着 ART 水平的提高,人们对 OHSS 普遍重视,促排卵方案与应对措施多样化,OHSS 的发生已经明显减少,但仍不能完全避免。因此,应重视用药前对 OHSS 高风险患者的评估,谨慎选用恰当、安全的控制性超排卵方案,有效减少 OHSS 的发生,维护医疗安全和患者的生命健康。

二、多胎妊娠

一次妊娠同时有 2 个或 2 个以上胎儿称为多胎妊娠。随着促排卵药物的应用,ART 的发展,多胎妊娠的发生率增加。IVF-ET 后多胎妊娠率可达 20%~35%。

(一) 多胎妊娠的类型

双胎的膜性和卵性决定了不尽相同的围产期结局,这也是高序多胎妊娠的不同组合类型的基础。双胎的膜性是指双胎的绒毛膜腔和羊膜腔的组成形式。双胎的卵性是指双胎形成于单卵受精还是双卵受精的胚胎。双卵分别受精的是双卵双胎,形成双绒毛膜腔双羊膜腔双胎盘,胎儿性别可以相同,也可以不同。单卵受精后分裂成两个胚胎的是单卵双胎,根据胚胎分裂的时期不同可以形成双绒毛膜腔双羊膜腔双胎盘(与双卵双胎相同)、单绒毛膜腔双羊膜腔单胎盘、单绒毛膜腔单羊膜腔单胎盘三种形式,胎儿的性别是相同的。

三胎或以上的高序多胎可有多个不同组合,如三个独立单胎组成的三胎妊娠,有三个独立的绒毛膜腔、羊膜腔和胎盘;也可以是由一个单胎与一个双胎组成的三胎妊娠,单胎有一个独立的绒毛膜腔羊膜腔和胎盘,双胎可以是双绒毛膜腔双羊膜腔双胎盘、单绒毛膜腔双羊膜腔单胎盘、单绒毛膜腔单羊膜腔单胎盘三种形式。

80%~100%的单绒毛膜性双胎(单卵性双胎)的胎盘间存在血管吻合。这些血管吻合可引起血液相互分流,但大多数可达成双胎间的血流动力学平衡,对胎儿影响不大。一旦打破了平衡,就会造成单向分流,胎盘深部的动脉-静脉吻合造成的分流尤其严重,血液从"供血儿"输给"受血儿"。这是双胎输血综合征等双胎胎儿特殊并发症及高围产期死亡率的主要病理生理基础。单绒毛膜双羊膜双胎的围产期死亡率为 30%~40%,单绒毛膜单羊膜双胎的围产期死亡率可高达 50%~60%,均远高于双绒毛膜双羊膜双胎妊娠。

(二) 多胎妊娠的不良围产结局

人类依赖单胎、足月活产健康婴儿得以繁衍和发展。人类单胎怀至足月时,母亲子宫的容积是未孕时的 1000 倍左右,重量是未孕时的 20 倍左右。人类子宫呈倒置的梨形,适合单胎妊娠。如果子宫发育异常,如单角子宫、双角子宫、纵隔子宫等,导致宫腔容积减少,即使是单胎妊娠,流产概率也会增加。妊娠期除了子宫发生变化,其他系统如心血管系统、呼吸系统、泌尿系统等也会发生相应的变化,加重孕妇的身体负担。

多胎妊娠有违人类生殖生理,给孕妇及其家庭带来一系列的心理、社会和经济问题,特别是高序多胎妊娠的孕产妇的并发症发生率、流产率、围产儿发病率、死亡率均增加。常见的孕产妇并发症包括妊娠期高血压、妊娠期糖耐量异常、产前贫血、羊水过多、流产、早产、胎盘早剥、分娩中宫缩乏力、产后出血等。胎儿及新生儿并发症包括胎儿生长受限、胎儿畸形、双胎输血综合征、胎死宫内、低出生体重儿、新生儿窒息、新生儿呼吸窘迫综合征、小肠坏死及脑瘫等。此外,双胎妊娠新生儿围产期死亡率比单胎妊娠高3倍,三胎妊娠比单胎妊娠高5倍。相对于单胎妊娠,双胎妊娠严重残疾的危险升高2倍,三胎妊娠则升高3倍。多胎妊娠也使得剖宫产率大大提高。

不孕症治疗的目的不仅仅是获得妊娠,更重要的是要获得健康的妊娠和健康的新生儿。因此,多胎妊娠应被视为辅助生殖治疗的不良结局或并发症之一,应采取措施减少多胎妊娠的发生。一旦发生多胎妊娠,应适时施行胚胎减灭术,减少多胎妊娠,减少多胎妊娠的并发症,改善围产结局。

(三)减少胚胎移植数目

2018年中华医学会生殖医学分会第四届委员会发布《关于胚胎移植数目的中国专家共识》,提出五条建议。

1. 我国卫生部2003年制定的《人类辅助生殖技术规范》根据当时ART的条件与水准,对每周期胚胎移植数目有所限定。IVF-ET经过十余年的发展,胚胎着床率及临床妊娠率均显著提高,多胎妊娠也相应增多。建议进一步减少胚胎移植数目,以减少多胎妊娠,规避母婴风险。

2. 对于胚胎移植数目,需由医生与患者夫妇进行充分沟通,告知多胎妊娠的母婴风险及预防的重要性并签订知情同意书。

3. 在辅助生殖助孕过程中减少移植胚胎数目是减少多胎妊娠的最有效措施,无论年龄、移植周期次数,建议每周期胚胎移植数目均≤2枚。

4. 通过选择性单胚胎移植(eSET)策略,持续关注减少多胎妊娠。存在以下情况时建议行eSET,包括卵裂期胚胎或囊胚:

1)第1次移植,没有明显影响妊娠因素。

2)子宫因素不宜于双胎妊娠,如瘢痕子宫、子宫畸形或矫形手术后、宫颈功能不全或既往有双胎妊娠、流产、早产等不良孕产史。

3)全身状况不适宜双胎妊娠,包括身高<150cm、体重<40kg等。

4)经过PGD/PGS检测获得可移植胚胎者。

5)经卵子捐赠的受卵者胚胎移植周期(参见《卵子捐赠与供/受卵相关问题的中国专家共识》)。

5. 在基本不影响胚胎着床率与累积妊娠率的基础上,减少胚胎移植数目,通过努力及临床实践,争取尽早将我国IVF-ET的多胎率降低至20%以下。

eSET要求在获得高质量、有种植能力胚胎的基础上,选择一个最好的胚胎进行移植。不论是单卵裂期胚胎移植还是单囊胚移植,关键是能够在超促排卵周期中获得足够良好的卵子和胚胎。如果条件许可,提高囊胚培养技术,增加单囊胚移植则可以最大限度地满足新鲜胚胎eSET策略的技术要求。另外,新鲜胚胎eSET策略需要有效的胚胎冷冻与解冻胚胎移植技术的支持，利用冻融胚胎移植可以提高累积妊娠率和分娩率，以弥补单个新鲜胚胎移植带来的妊娠率和活产率的下降。

（四）选择性减胎术

选择性减胎术是通过选择性终止胎儿妊娠的方法减少胎儿数量，改善保留胎儿健康状况及减少多胎妊娠相关并发症的技术。

1. 选择性减胎术的分类：按减胎时机分为早期妊娠减胎和中期妊娠减胎。

1) 早期妊娠减胎：多选择在孕 6~10 周，减胎越早，操作越容易，残留的坏死组织越少，越安全，但是不能保证剩余胎儿正常。主要在阴道超声探头引导下经阴道过子宫壁穿刺胎囊，或吸出胎芽，或心脏穿刺，或心内注射 10%~15% 氯化钾溶液。

2) 中期妊娠减胎：到妊娠中期才可以做更细致的超声筛查和遗传学检查，对形态异常、染色体数目或结构异常的胎儿行选择性减灭术并保留正常胎儿，因此对于高危患者在孕 13~14 周或者更晚的时期行减胎术也许是更好的选择，此时均采用经腹途径的超声穿刺或胎儿镜。方法包括胎儿心脏或胸腔穿刺注药、脐带穿刺注药、胎儿心脏热凝和脐带结扎等。

2. 选择性减胎术的适应证。

1) 三胎及以上的早期多胎妊娠。

2) 双胎妊娠合并子宫畸形（如单角子宫、双子宫、纵隔子宫等）及子宫发育不良等，经评估不能承受双胎妊娠。

3) 双胎妊娠孕妇患有内科合并症，需要减少其负担及防止严重并发症发生。

4) 双胎妊娠产前诊断确定一个胚胎异常。

5) 患者及家属坚决要求保留单胎妊娠。

3. 选择性减胎术的禁忌证。

1) 无绝对禁忌证。

2) 已有阴道流血的先兆流产者，应慎行选择性减胎术。

3) 患有泌尿系统急性感染或性传播疾病者应控制后行选择性减胎术。

4. 选择性减胎术前需要完善的辅助检查：阴道 B 超，血常规、凝血功能和白带常规。

5. 选择性减胎术的流程：完成术前评估后，夫妇入院签署减胎知情同意书，确定减灭胎儿的个数。由于多胎妊娠中的一个胎儿可以自然消失，一般认为将多胎妊娠减胎为双胎妊娠比较合适。对于单角子宫、三胎妊娠中含有单绒毛膜双胎、前次单胎妊娠在孕 30 周以前早产的患者，应该减胎为单胎妊娠。选择性减胎术前后予以黄体酮保胎治疗。

选择性减胎术当日术前预防性使用抗生素，无需麻醉。选择性减胎术严格按照无菌操作要求进行。患者排空膀胱，采取膀胱截石位。用碘伏消毒外阴阴道，注意阴道穹隆部，避免刺激宫颈。阴道超声确认妊娠囊胚数目、胚胎数及胎心，选择拟减灭胎儿及保留胎儿。调节超声探头，使拟减灭胎儿的胎心位于超声引导线上，16－22G 穿刺针通过引导支架沿引导线进针，经过阴道穹隆、子宫壁至胎儿心脏或附近，经单纯穿刺、抽吸或注射药物等方法减灭目标胎儿。确认减胎胎心消失后，观察 3~5 分钟，再次确认后迅速退出穿刺针。术毕用窥阴器暴露阴道穹隆，检查穿刺点有无活动性出血，对于有出血者，可用纱布或者干棉球压迫止血。

三、宫内宫外同时妊娠

宫内宫外同时妊娠又称为复合妊娠（heterotopic pregnancy，HP），在 ART 中发生率约为 1%。

（一）发病机制

HP 的发病除输卵管病变及移植胚胎数≥4 个外，主要与促排卵过程中过高水平的 E_2 和 P 有关。正常月经周期中，输卵管黏膜结构及平滑肌收缩节律随性激素水平呈现周期性变化。宫外妊娠（ectopic pregnancy，EP）患者输卵管内绒毛发育不良，其血中雌激素、孕激素水平低于宫内妊娠（intrauterine pregnancy，IUP）者，输卵管内低下的局部性激素环境进一步延缓孕卵在输卵管内的移行，形成不良循环。高雌激素水平可诱导输卵管"假性堵塞"，单纯卵巢过度刺激综合征患者 EP 的发生率增加 3 倍以上。以上现象均提示输卵管局部性激素环境对输卵管机械运动的调节作用。

（二）临床表现及诊断

HP 的临床表现相当复杂，易与先兆流产相混淆，约 1/2 以上的患者无阴道流血症状，故应注意如下临床诊断线索：①子宫增大符合停经月份；②EP 手术治疗后无撤退性阴道出血，而妊娠症状持续存在；③IUP 伴不明原因腹腔内出血，甚至休克；④具备四联征：腹痛、附件包块、腹膜刺激症状、子宫增大。

HP 的诊断依靠病史、临床症状、体征结合超声检查以及手术等。HP 的超声表现有直接妊娠征象和间接妊娠征象。直接妊娠征象包括宫腔内及异位妊娠的孕囊、胎体和胎心搏动，间接妊娠征象包括附件包块和盆腔积液。约 90% 的 HP 患者经超声检查确诊。超声诊断线索：①宫腔内外皆有直接妊娠征象；②宫腔内直接妊娠征象，以及宫腔外间接妊娠征象伴临床症状；③宫腔内直接妊娠征象伴 EP 的临床表现而无阴道流血；④超声检查示宫腔内妊娠流产，而阴道流血与全身失血症状不成比例。

HP 误诊漏诊的原因：①对 HP 发病的认识不足，这是一种罕见病；②临床超促排卵治疗及辅助生育治疗后，对患者随诊不密切，未发现或未重视四联征；③超声检查技术欠熟练，或异位妊娠部位特殊，超声诊断价值难以发挥。

（三）处理原则和方法

处理原则：①一旦确诊，立即治疗；②避免对 IUP 的机械性干扰或化学性损伤。治疗方法一般包括手术治疗和药物治疗。

1. 手术治疗：对 HP 的输卵管妊娠生命体征危重者，宜行手术治疗，包括根治性输卵管切除术或保守性的输卵管切开术。对 HP 卵巢妊娠者，一般行卵巢部分切除术和术后重建,并保留黄体。HP 的宫角妊娠且孕周<12 周或 EP 未破者,其 IUP 预后好,宜行宫角妊娠剜除术;孕周>12 周或 EP 破裂者,其 IUP 预后差,宜行子宫切除术,如生育愿望强烈且 EP 破裂轻微,也可考虑行宫角修补术。对 HP 的宫颈妊娠者,应行颈管搔刮术及宫颈结扎术,如出血严重,应行 Foley 导尿管的气囊压迫法,必要时切除子宫。

2. 药物治疗:对 HP 的输卵管妊娠生命体征稳定者,可行药物治疗,以局部用药为主,避免对 IUP 产生损害。局部用药方案源于宫内多胎妊娠的选择性减胎术,具体操作如下。在超声引导下,以 17 号特制减胎针或 21 号 20cm 长的腰穿针穿刺 EP 的孕囊,然后注入药物:①单纯的 1~3mmol/L 的氯化钾溶液 0.2~1.5mL;②12.5mg 甲氨蝶呤溶入上述用量的氯化钾溶液内;③在上述用量的氯化钾注入前后加行负压吸引孕囊术等方法,随即观察 EP 内胎心搏动至消失。

对所有 HP 的 EP 手术治疗后均应行安胎治疗。HP 的 EP 治疗后,约 2/3 的 IUP 继续妊娠至足月,约 1/3 的 IUP 妊娠中止,其中 90% 为早期流产,10% 为晚期流产,其胎心搏动的消失时间可在术中或术后的 2~4 周。

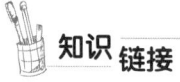

输卵管积水的围孕期处理

输卵管性不孕占女性不孕症的 30%~40%,输卵管积水引起的不孕又占输卵管性不孕的 10%~30%。研究资料表明,输卵管积水会使 IVF 助孕成功率降低 50% 以上。输卵管积水影响 IVF 成功率的机制尚不明确。输卵管积水的液体起到关键作用,体现在三个方面,分别是作用于卵子、移植胚胎和着床过程。卵子和胚胎暴露于积水的毒性因子中,或积水中缺乏胚胎发育所需的重要因子。这些液体还通过干扰子宫内膜与胚胎的相互作用而阻碍着床。输卵管积水中的液体也许对新植入的胚胎有冲刷作用,包括液体冲刷宫腔的直接作用和改变子宫内膜蠕动波的间接作用。适当处理输卵管积水,尽量减少卵子和胚胎在有害输卵管积水中的暴露,以改善 IVF 结局。

1. IVF 前药物治疗。

急、慢性感染可能是输卵管积水的病理生理机制,也是输卵管积水患者的 IVF 成功率低的原因,因此推荐围取卵期应用抗生素以提高 IVF 成功率。药物治疗的优点在于保守、无创,但其有效性有待更大型的随机对照研究来证实。

2. 输卵管切除术。

腹腔镜下输卵管切除术能一次性治愈输卵管积水漏入宫腔的问题。除了改善 IVF 结局外,还可以改善取卵时状态。由于去除了慢性感染所致的脓肿形成或输卵管、卵巢扭转,大大降低 IVF 过程中或之后感染的风险。此外,去除了患病的输卵管,降低了将来患慢性盆腔痛的风险。输卵管切除术的缺点在于会给患者带来永久的精神负担(如行双侧输卵管切除术,则再无自然妊娠的可能);由于手术影响卵巢血供,可能使卵巢功能受损,但尚无证据说明手术会降低临床妊娠率。对于卵巢储备功能欠佳的患者,可先行取卵冻胚后再将积水输卵管切除。

3. 腹腔镜下输卵管近端结扎远端造口术。

输卵管造口术释放了输卵管内的积水，同时减轻了输卵管系膜内血管压力，改善了卵巢血运，从而改善了卵巢储备功能。但输卵管积水有再次复发的可能，若仅行输卵管造口术，积水仍有逆流入宫腔的机会，导致IVF-ET的胚胎种植率低及流产率高。另外，保留的输卵管往往因原有的慢性炎症引起输卵管不同程度的病变，包括内膜病变、输卵管局部微环境因子改变、管壁纤维化以及输卵管平滑肌蠕动功能减弱，从而增加了异位妊娠的发病率。输卵管近端结扎远端造口术不仅可引流输卵管积水，而且结扎近端避免了积水逆流回宫腔，降低了流产及异位妊娠的发生风险。多数研究发现输卵管近端结扎远端造口术能有效地改善IVF-ET的临床结局，不会对动脉血流及卵巢储备功能造成不良影响。

4. 近端输卵管堵塞术。

近端输卵管堵塞术是永久性阻止输卵管积水流向宫腔的微创方法。近端输卵管堵塞术将异位妊娠发生率降低至输卵管切除水平。手术方法有多种，如夹闭法（腹腔镜下应用Filschie夹或微塞法）、电灼法和宫腔镜下输卵管粘堵等。优点是微创和住院时间短，手术者掌握此项技术需要的时间短，对于广泛盆腔粘连的患者来说，这一手术比输卵管切除简单易行。但是其临床意义尚需大样本随机对照试验评价。这些外源性的异物在妊娠子宫中的作用是未知的，它们也许会模拟IUD的作用，导致流产或早产。另外，潜在的输卵管炎症仍然存在，仍有盆腔脓肿形成、输卵管扭转及长期慢性盆腔痛的风险。

5. B超下经阴道穿刺抽吸输卵管积水。

在IVF的任何阶段，包括取卵时，均可行B超下经阴道穿刺抽吸输卵管积水，以减少输卵管内的积水，降低积水反流至宫腔的概率，避免其对胚胎着床的干扰。经阴道穿刺抽吸法痛苦小、见效快，但输卵管积水往往会再次迅速形成，且有引发盆腔感染的可能。

对于不孕患者输卵管积水处理方式的选择及处理时机，应综合患者年龄、卵巢功能、积水严重程度及患者盆腔条件等因素考虑。一般对于严重输卵管积水患者建议先行积水处理后再行IVF-ET；若患者年轻、卵巢储备功能正常、积水较轻，可选择输卵管重建术，或先试行IVF-ET，若失败则再考虑处理输卵管积水。2018年《输卵管性不孕诊治的中国专家共识》推荐的辅助生殖治疗中输卵管积水的处理方式：①输卵管切除和近端阻断术都是胚胎移植术前输卵管预处理的首选方式（1A）；②输卵管栓塞术可作为特殊病例的选择性处理方式（2C）；③输卵管积水穿刺抽吸可提高胚胎移植术后妊娠率，但限于无积水复发的患者（2B）；④输卵管腔内注射硬化剂可作为治疗输卵管积水的方法之一（2C）。

1A：1代表推荐等级，有良好和连贯的科学证据支持、强烈推荐或强烈反对；A代表证据等级，为高质量的证据，包括随机对照的系统评价、随机对照、全或无病案研究。2B：2代表推荐等级，有限的或不连贯的证据支持、推荐或反对；B代表证据等级，为队列研究的系统评价、队列研究或较差的随机对照研究、"结果"研究及生态学研究。2C：2代表推荐等级，有限的或不连贯的证据支持、推荐或反对；C代表证据等级，为病例对照研究的系统评价、病例对照研究。

第九节 辅助助孕人群的心理评估和干预

一、不孕夫妇的心理健康状况

一些夫妇基于各种各样的原因延迟生育后代，然而当他们想要组织一个完整的家庭时，才发现自己已经不孕。还有一些夫妇由于工作、经济或社会的因素推迟生育，可当他们认为时机成熟、万事俱备的时候，却发现自己错过了时机。周围的朋友、同事、邻居和大家族里面其他成员看上去很容易就怀孕生子了，而自己却总不能怀孕。一些不孕夫妇发现他们同其他夫妇的关系变得紧张。没有孩子的夫妇无法分享那些有孩子家庭的乐趣，我们认为理所当然的一些事情都会让他们感到痛苦：几乎每家商店里婴儿或年轻家庭使用的商品都堆积如山，大商场则骄傲地展示着"上学啦！"的大横幅，横幅下陈列着上课用的常用文具。不孕症夫妇感觉与这些东西格格不入，他们会避开童车和婴儿车的展示区，他们看见邻居的晒衣绳被沉甸甸的小孩衣服压弯了，他们眼睁睁看着他们的朋友塞满一车的装备去海边度假或去奶奶家玩。此时他们感觉很孤单，相对无言。有些夫妇能够妥善处理好不孕的问题，勇敢面对，互相支持，从而感情更加深厚；而一些夫妇则关系变得疏远，认为没有孩子使他们没有办法成为一体。

IVF-ET是治疗不孕症的有效手段，已经给千百万不孕症家庭带来福音。如前所述，IVF-ET要经历检查评估、促排卵、取卵、胚胎移植、黄体支持等一系列过程，需要2~3个月或更长时间，且需要一笔较大的费用支出，但试管婴儿成功率有限，不孕夫妇容易产生焦虑、抑郁等不良情绪。他们担心此次不能成功，或者永远都不能成功；担心治疗对身体的影响，以及未来试管婴儿的健康状况。他们可能受到经济方面的压力，产生内疚或负罪感。在治疗过程中，男方参与度少，女方得不到支持、感到孤独。尤其是多次失败的妇女，心情低落，精神紧张，压力更大，丧失信心。因此，不孕及辅助助孕夫妇的心理评估和干预非常重要。

二、不孕夫妇的心理评估

对不孕及辅助助孕夫妇进行心理筛查和评估有助于早期识别其心理问题，及时干预或转诊。应结合不孕病史、既往心理疾病史、当前躯体和心理状态检查的结果予以综合评估。进入周期前及周期开始时、取卵日、胚胎移植日及妊娠试验日等时间点是心理压力高的时间点，也是评估和干预的重要时机。常用量表包括焦虑自评量表（self-rating anxiety scale，SAS）、7项广泛性焦虑障碍量表（generalized anxiety disorder 7，GAD-7）、抑郁自评量表（self-rating depression scale，SDS）、9项患者健康问卷

(patient health questionnaire-9，PHQ-9)、匹兹堡睡眠质量指数量表（Pittsburgh sleep quality index，PSQI）等。

（一）SAS

SAS 是自评量表，用于评定患者最近一周的焦虑主观感受，心理咨询门诊、精神科门诊或住院患者均可使用。该量表由 Zung 于 1971 年编制。量表共 20 个条目，其中 15 个条目用负性词陈述，按 1~4 顺序评分，另外 5 个条目用正性词陈述，按 4~1 顺序反向计分。SAS 的主要统计指标为总分，将 20 个条目的得分相加，即得粗分。用粗分乘以 1.25 以后取整数部分，就得到标准分。按照中国常模，SAS 标准分的分界值为 50 分，50~59 分为轻度焦虑，60~69 分为中度焦虑，70 分及以上为重度焦虑。焦虑症状的临床分级主要依据临床症状，特别是要害症状（包括与处境不相称的痛苦情绪体验、精神运动性不安、自主神经功能障碍）的程度，量表分值仅作为参考指标。

（二）GAD-7

GAD-7 是自评量表，可用于筛查和评估广泛性焦虑障碍的严重程度。该量表由 Spitzer、Kroenke 和 Wiliams 于 2006 年开发，现已被广泛应用于临床和研究领域。GAD-7 由 7 个条目组成，每个条目对应广泛性焦虑障碍的一个核心症状。参与者需要根据过去两周内这些症状出现的频率进行评分。GAD-7 总分的范围是 0~21 分，分数越高，表明广泛性焦虑障碍的严重程度越高。0~4 分，无具有临床意义的焦虑；5~9 分为轻度焦虑，10~14 分为中度焦虑，15 分及以上为重度焦虑。虽然 GAD-7 是一个有用的筛查工具，但它不能替代专业的精神健康评估。在得出高分结果时，应由专业的精神健康专家进行进一步的诊断和治疗。此外，GAD-7 应结合临床评估和患者的整体情况来使用，以确保评估的准确性和治疗的适宜性。

（三）SDS

SDS 是自评量表，用于衡量抑郁状态的程度及其在治疗中的变化。该量表由 Zung 于 1965 年开发。量表含有 20 个反映抑郁主观感受的项目，每个项目按症状出现的频度分为 4 级评分，其中 10 个为正向评分，10 个为反向评分。SDS 的主要统计指标为总分，将 20 个条目的得分相加，即得粗分。用粗分乘以 1.25 以后取整数部分，就得到标准分。按照中国常模，SDS 标准分的分界值为 53 分，其中，53~62 分为轻度抑郁，63~72 分为中度抑郁，73 分及以上为重度抑郁。抑郁症状的临床分级主要依据临床症状，特别是要害症状的程度，量表分值仅作为参考指标。该量表对严重阻滞症状的抑郁患者评定有困难。

（四）PHQ-9

PHQ-9 是自评量表，是基于美国精神病学会制定的《精神疾病的诊断和统计手册》诊断标准的 9 个条目，是一个简便、有效的抑郁障碍自评量表，在抑郁症辅助诊断和症状严重程度评估方面均具有良好的信度和效度。0~4 分为无抑郁症状，5~9 分为轻度抑郁，10~14 分为中度抑郁，15 分及以上为重度抑郁。PHQ-9 总分≥10 分不可作为抑郁症的分界值。

（五）PSQI

PSQI 是自评量表，用于评定最近 1 个月的睡眠质量。由睡眠专家 Buysse 等于 1993 年编制，包括主观睡眠质量、入睡时间、睡眠时间、睡眠效率、睡眠障碍、安眠药物的应用及日间功能 7 个部分。该量表由 19 个自我评定条目和 5 个由睡眠同伴评定的条目组成，仅将 19 个自我评定条目计分。总分范围为 0~21 分，得分越高，表示睡眠质量越差。

在评估的过程中需要注意：①抑郁、焦虑与正常情绪之间没有截然的界限，就像医生有时也很难区分出正常和有疾病一样，因此在概念上可以将抑郁或焦虑与正常看作一个连续谱；②抑郁与焦虑等不愉快体验有时很难区分或者本身共存，因此有些量表上所列的条目或症状亦有重叠，这就导致各种症状群评定中的交叉重叠性，对量表的区分效度有一定影响。

建议心理测评显示中重度焦虑和（或）抑郁状态的患者、睡眠质量很差的患者做心理咨询或于精神科门诊就诊。建议有幻觉、妄想等精神病性症状的患者于精神科门诊就诊。

三、不孕咨询

（一）信息咨询

信息咨询是临床团队的首要任务，患者并不总是能理解临床诊疗过程中从医生或者护士那里得到的信息。因为紧张，患者通常记不住被告知的信息。很多患者都不能完全明白医护人员到底说了什么，除非将这些解释和介绍写下来。不孕症咨询师需要敏锐地发现患者到底对人类生殖的哪些方面不了解而导致他们紧张。通过对信息进行适当的解释，能很快消除人们难以处理的紧张。

（二）意义咨询（implication counseling）

意义咨询的目的是使患者了解医生建议的治疗对他们自己、家庭和治疗后出生的孩子的意义，这尤其适用于需要捐赠配子（供精、供卵）辅助生殖治疗的患者。如供精者经过严格筛查，精液经过检疫，以避免或减少出生缺陷，防止性传播疾病的传播和蔓延；精子库有义务在匿名的情况下，为供精人工授精出生后代提供有关医学信息的婚姻咨询服务；严禁同一供精者多处供精并使 5 名以上妇女受孕等。

（三）支持性咨询（support counseling）

当一个人单独面对困难时，多少都会胆怯，自信心降低；长期应对困难，亦会使人丧失其应对困难的斗志。在这种情况下，需要有他人来帮助患者、支持患者，使其度过危机。家人尤其是配偶、朋友和心理咨询师等都能够提供很有意义的支持性帮助。

(四) 治疗咨询 (therapeutic counseling)

帮助人们妥善处理治疗结果，了解他们的期望并解决相关问题，包括可能发生的失败和适应无子嗣状态。ART 经过 40 余年的发展和不断改善，已经帮助千百万不孕症家庭解决了生育问题，但是这项技术涉及的关键步骤较多，包括临床评估、促排卵、取卵、体外受精、胚胎培养和黄体支持等，成功率受到年龄、卵子、精子、胚胎、子宫状态、体内环境和体外培养环境等多重因素的影响。患者可能经历促排失败、获卵失败、获胚失败、着床失败、妊娠流产、宫外妊娠等多种失败的结果。心理咨询师做好充分的倾听共情和支持性咨询，鼓励患者积极面对失败的结果和医疗的局限性，看到积极的方面，进行合理的归因，必要时采用认知行为疗法处理患者的认知、情绪和行为问题。

(五) 负性情绪的管理

在评估筛查阶段，对于 PHQ-9>4 分、GAD-7>4 分者，应结合临床判断，若可能存在抑郁或者焦虑情绪，则需要对不良情绪状态进行管理。

1. 适量运动。

规划好日常生活，可以计划做一些能够获得快乐和自信的运动，可以和家人一起打扫房间或者到公园游玩，可以约上好友一起逛街、健身或唱歌等。建议通过运动调整情绪，鼓励没有运动禁忌证的患者进行适当的体育锻炼，进而调整情绪状态。

2. 减压干预。

提供团体或者个体心理干预方法，支持、陪伴患者，教会患者放松练习的方法和技巧，使其缓解压力、改善心理状况。

3. 家庭支持。

鼓励患者向家人表达自己的情绪和想法，加强对患者家人的心理健康教育，提高其支持和陪伴患者的技巧，促进其积极陪伴患者的行为，建立良好的家庭支持系统。

4. 中医辅助疗法。

耳穴治疗通过刺激耳部穴位向脊髓、中脑、垂体和下丘脑发射神经冲动，起到降低围术期紧张焦虑水平和提高生活质量的作用。其简单、经济、安全、有效，在辅助治疗中可以间断性对神门、三焦等六个耳穴进行按压，降低不孕妇女的焦虑水平，以期提高临床妊娠率。

第十节　辅助生殖伦理

《人类辅助生殖技术和人类精子库伦理原则》是我国辅助生殖伦理学的规范性文件，目的在于安全、有效、合理地实施 ART，保障个人、家庭以及后代的健康和利益，维护社会公益性。

一、有利于患者的原则

1. 综合考虑患者病理生理、心理及社会因素，医护人员有义务告知患者可供选择的治疗手段、利弊及其所承担的风险，在患者充分知情的情况下，提出有医学指征的选择和最有利于患者的治疗方案。
2. 禁止以多胎和商业化赠卵为目的的促排卵。
3. 不育夫妇对实施 ART 过程中获得的配子、胚胎拥有选择处理方式的权利，技术服务机构必须对此有详细的记录，并获得夫、妇或双方的书面知情同意。
4. 患者的配子和胚胎在未征得其知情同意情况下，不得进行任何处理，更不得进行买卖。

二、知情同意的原则

1. ART 必须在夫妇双方自愿同意并签署书面知情同意书后方可实施。
2. 对于具有 ART 适应证的夫妇，医务人员必须使其了解实施该技术的必要性、实施程序、可能承受的风险以及为降低这些风险所采取的措施、该机构稳定的成功率、每周期大致的总费用及药物选择等与患者做出合理选择相关的实质性信息。
3. 接受 ART 的夫妇在任何时候都有权提出中止该技术的实施，并且不会影响对其今后的治疗。
4. 医务人员必须告知接受 ART 的夫妇及其已出生的孩子随访的必要性。
5. 医务人员有义务告知捐赠者对其进行健康检查的必要性，并获取书面知情同意书。

三、保护后代的原则

1. 医务人员有义务告知接受 ART 治疗的夫妇通过 ART 出生的后代与自然受孕分娩的后代享有同样的法律权利和义务，包括后代的继承权、受教育权、赡养父母的义务、父母离异时裁定的孩子监护权等
2. 医务人员有义务告知接受 ART 治疗的夫妇，他们对通过该技术出生的孩子（包括对有出生缺陷的孩子）负有伦理、道德和法律上的权利和义务。
3. 如果有证据表明实施 ART 将会对后代产生严重的生理、心理和社会损害，医务人员有义务停止该技术的实施。
4. 医务人员不得对近亲间及任何不符合伦理、道德原则的精子和卵母细胞实施 ART。
5. 医务人员不得实施代孕技术。
6. 医务人员不得实施胚胎赠送助孕技术。
7. 在尚未解决人卵细胞质移植和人卵核移植技术安全性问题之前，医务人员不得

实施以治疗不育为目的的人卵细胞质移植和人卵核移植。

8. 同一供者的精子最多只能使 5 名妇女受孕。

9. 医务人员不得实施以生育为目的的嵌合体胚胎技术。

四、社会公益原则

1. 医务人员必须遵守相关法律法规及技术规范，如禁止为单身妇女实施 ART 等。

2. 根据《中华人民共和国母婴保健法》，医务人员不得实施非医学需要的性别选择。

3. 医务人员不得实施生殖性克隆技术。

4. 医务人员不得将异种配子和胚胎用于 ART。

5. 医务人员不得进行各种违反伦理、道德原则的配子和胚胎实验研究及临床工作。

五、保密原则

1. 互盲原则。凡使用供精和赠卵实施的 ART，供方与受方夫妇应保持互盲，供方与实施 ART 的医务人员应保持互盲，供方与后代保持互盲。

2. 机构和医务人员对使用 ART 的所有参与者（如卵子捐赠者和受者）有匿名和保密的义务。匿名是藏匿供体的身份。保密是藏匿受体参与配子捐赠的事实以及对受者有关信息的保密。

3. 医务人员有义务告知捐赠者不可查询受者及其后代的一切信息，并签署书面知情同意书。

六、严防商业化的原则

1. 机构和医务人员对要求实施 ART 的夫妇，要严格掌握适应证，不能受经济利益驱动而滥用 ART。

2. 供精、赠卵只能以捐赠助人为目的，禁止买卖，但是可以给予捐赠者必要的误工、交通和医疗补偿。

七、伦理监督的原则

1. 为确保以上原则的实施，实施 ART 的机构应建立人类辅助生殖技术伦理委员会，并接受指导和监督。

2. 人类辅助生殖技术伦理委员会应由医学伦理学、心理学、社会学、法学、生殖医学、护理学的专家和群众代表等组成。

3. 人类辅助生殖技术伦理委员会应依据上述原则对 ART 的全过程和有关研究进行监督，开展生殖医学伦理宣传教育，并对实施中遇到的伦理问题进行审查、咨询、论证和建议。

主要参考文献

[1] 中国医师协会生殖医学专业委员会. 抗米勒管激素临床应用专家共识（2023年版）[J]. 中国实用妇科与产科杂志, 2023, 39（4）: 431-439.

[2] 卵巢储备功能减退临床诊治专家共识专家组, 中华预防医学会生育力保护分会生殖内分泌生育保护学组. 卵巢储备功能减退临床诊治专家共识[J]. 生殖医学杂志, 2022, 31（4）: 425-434.

[3] BERTONE-JOHNSON E R, MANSON J E, PURDUE-SMITHE A C, et al. Anti-Müllerian hormone levels and incidence of early natural menopause in a prospective study [J]. Hum Reprod, 2018, 33（6）: 1175-1182.

[4] DIETZ DE LOOS A, HUND M, BUCK K, et al. Anti-Mullerian hormone to determine polycystic ovarian morphology [J]. Fertil Steril, 2021, 116（4）: 1149-1157.

[5] LA MARCA A, VOLPE A. The anti-Mullerian hormone and ovarian cancer [J]. Hum Reprod Update, 2007, 13（3）: 265-273.

[6] 周灿权, 乔杰. 辅助生殖临床技术[M]. 北京: 人民卫生出版社, 2021.

[7] 黄荷凤. 实用人类辅助生殖技术[M]. 北京: 人民卫生出版社, 2018.

[8] VEGETTI W, ALAGNA F. FSH and folliculogenesis: from physiology to ovarian stimulation [J]. Reprod Biomed Online, 2006, 12（6）: 684-94.

[9] SIMPSON J L, RAJKOVIC A. Ovarian differentiation and gonadal failure [J]. Am J Med Genet, 1999, 89（4）: 186-200.

[10] FERRARETTI A P, LA MARCA A, FAUSER B C, et al. ESHRE consensus on the definition of "poor response" to ovarian stimulation for in vitro fertilization: the Bologna criteria [J]. Hum Reprod, 2011, 26（7）: 1616-1624.

[11] POSEIDON GROUP (PATIENT-ORIENTED STRATEGIES ENCOMPASSING INDIVIDUALIZED OOCYTE NUMBER), ALVIGGI C, ANDERSEN C Y, et al. A new more detailed stratification of low responders to ovarian stimulation: from a poor ovarian response to a low prognosis concept [J]. Fertil Steril, 2016, 105（6）: 1452-1453.

[12] 中国ART治疗低预后人群诊疗专家意见编写组. 基Delphi法的辅助生殖技术治疗低预后人群诊疗中国专家意见[J]. 中华生殖与避孕杂志, 2020, 40（5）: 353-360.

[13] 中国医师协会生殖医学专业委员会. 人类卵裂期胚胎及囊胚形态学评价中国专家共识[J]. 中华生殖与避孕杂志, 2022, 42（12）: 1218-1225.

[14] 刘嘉茵, 陈子江. 临床诱导排卵与卵巢刺激[M]. 北京: 人民卫生出版社, 2024.

[15] 中国女医师协会生殖医学专业委员会专家共识编写组. 辅助生殖领域拮抗剂方案

标准化应用专家共识[J]. 中华生殖与避孕杂志，2022，42（2）：109-116.

[16] RUBINO P, VIGANÒ P, LUDDI A, et al. The ICSI procedure from past to future: a systematic review of the more controversial aspects [J]. Hum Reprod Update, 2016, 22 (2): 194-227.

[17] BONTE D, FERRER-BUITRAGO M, DHAENENS L, et al. Assisted oocyte activation significantly increases fertilization and pregnancy outcome in patients with low and total failed fertilization after intracytoplasmic sperm injection: a 17-year retrospective study [J]. Fertil Steril, 2019, 112 (2): 266-274.

[18] SCHLEGEL P N, SIGMAN M, COLLURA B, et al. Diagnosis and treatment of infertility in men: AUA/ASRM guideline part Ⅰ [J]. Fertil Steril, 2021, 115 (1): 54-61.

[19] BALDINI D, FERRI D, BALDINI G M, et al. Sperm selection for ICSI: do we have a winner? [J]. Cells, 2021, 10 (12): 3566.

[20] 中国医师协会生殖医学专业委员会. 卵胞质内单精子注射（ICSI）技术中国专家共识（2023年）[J]. 中华生殖与避孕杂志，2023，43（7）：659-669.

[21] 中国医师协会生殖医学专业委员会. 常规体外受精中国专家共识（2024年）[J]. 中华生殖与避孕杂志，2024，44（3）：219-228.

[22] Practice Committees of the American Society for Reproductive Medicine and the Genetic Counseling Professional Group. Clinical management of mosaic results from preimplantation genetic testing for aneuploidy of blastocysts: a committee opinion [J]. Fertil Steril, 2023, 120 (5): 973-982.

[23] 张颖，冯博，闫旭，等. 关于胚胎植入前遗传学检测遗传咨询规范化的探讨[J]. 中华生殖与避孕杂志，2023，43（12）：1306-1311.

[24] 赵静，黄国宁，孙海翔，等. 辅助生殖技术中异常子宫内膜诊疗的中国专家共识[J]. 生殖医学杂志，2018，27（11）：1057-1064.

[25] CANOSA S, CIMADOMO D, CONFORTI A, et al. The effect of extended cryo-storage following vitrification on embryo competence: a systematic review and meta-analysis [J]. J Assist Reprod Genet, 2022, 39 (4): 873-882.

[26] HU K L, HUNT S, ZHANG D, et al. The association between embryo storage time and treatment success in women undergoing freeze-all embryo transfer [J]. Fertil Steril, 2022, 118 (3): 513-521.

[27] 中国医师协会生殖医学专业委员会. 人类卵母细胞及胚胎玻璃化冷冻中国专家共识（2023年）[J]. 中华生殖与避孕杂志，2023，43（9）：879-886.

[28] MARZAL A, HOLZER H, TULANDI T. Future developments to minimize ART risks [J]. Semin Reprod Med, 2012, 30 (2): 152-160.

[29] FIEDLER K, EZCURRA D. Predicting and preventing ovarian hyperstimulation syndrome (OHSS): the need for individualized not standardized treatment [J]. Reprod Biol Endocrinol, 2012, 10: 32.

[30] KASUM M, ORESKOVIC S. New insights in prediction of ovarian hyperstimuation syndrome [J]. Acta Clin Croat, 2011, 50 (2): 281-288.

[31] 中华医学会生殖医学分会. 临床诊疗指南辅助生殖技术和精子库分册 (2021修订版) [M]. 北京: 人民卫生出版社, 2021.

[32] National Collaborating Centre for Women's and Children's Health (UK). Multiple pregnancy: the management of twin and triplet pregnancies in the antenatal period [M]. London: RCOG Press, 2011.

[33] DODD J M, DOWSWELL T, CROWTHER C A. Reduction of the number of fetuses for women with a multiple pregnancy [J]. Cochrane Database Syst Rev, 2015 (11): CD003932.

[34] 中华医学会生殖医学分会. 关于胚胎移植数目的中国专家共识 [J]. 生殖医学杂志, 2018, 27 (10): 940-945.

[35] DANIILIDIS A, BALAOURAS D, CHITZIOS D, et al. Hydrosalpinx: tubal surgery or in vitro fertilisation? An everlasting dilemma nowadays; a narrative review [J]. J Obstet Gynaecol, 2017, 37 (5): 550-556.

[36] D'ARPE S, FRANCESCHETTI S, CACCETTA J, et al. Management of hydrosalpinx before IVF: literature review [J]. Obstet Gynaecol, 2015, 35 (6): 547-550.

[37] YOON S H, LEE J Y, KIM S N, et al. Does salpingectomy have a deleterious impact on ovarian response in in vitro fertilization cycles? [J]. Fertil Steril, 2016, 106 (5): 1083-1092.

[38] GAB KOVACS. 如何提高辅助生殖技术的成功率: 细节决定成败 [M]. 鹿群, 主译. 北京: 人民卫生出版社, 2015.

[39] BRINSDEN P R. 体外受精与辅助生殖 [M]. 3版. 全松, 陈雷宁, 主译. 北京: 人民卫生出版社, 2009.

附　图

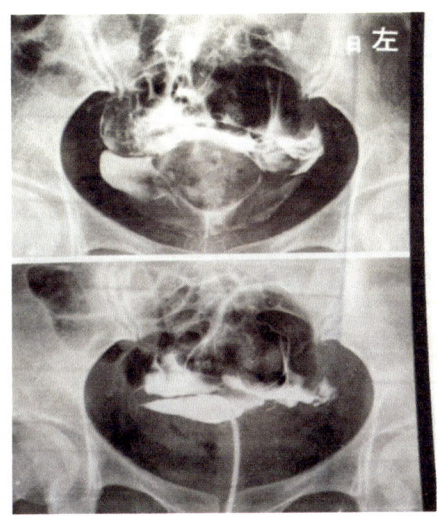

附图1　双侧输卵管伞周粘连，造影剂在双侧伞周成团

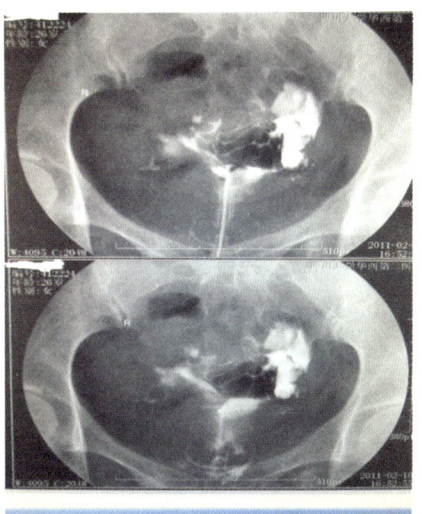

附图2　左侧输卵管伞周粘连，造影剂在左侧伞周堆积成团

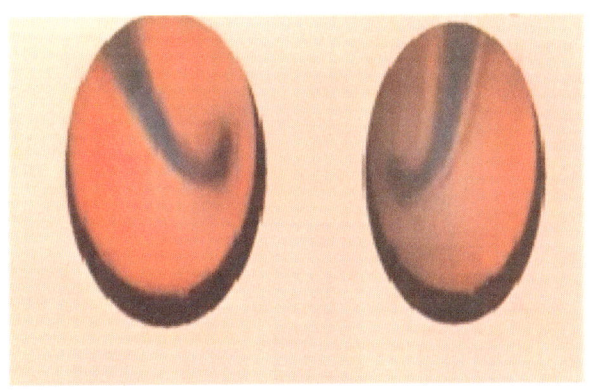

附图3　输卵管插管术

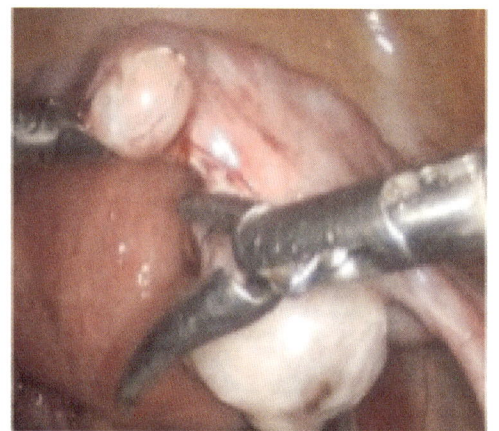

附图4　腹腔镜下右侧输卵管远端闭锁积水

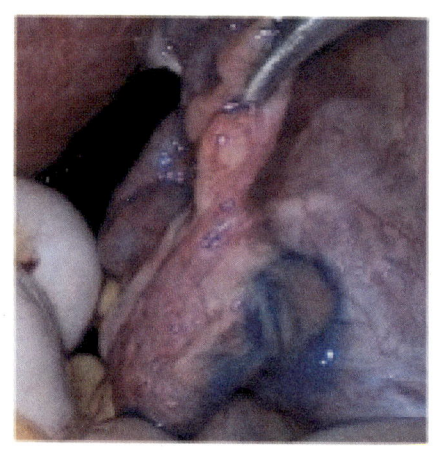

附图5　副伞1

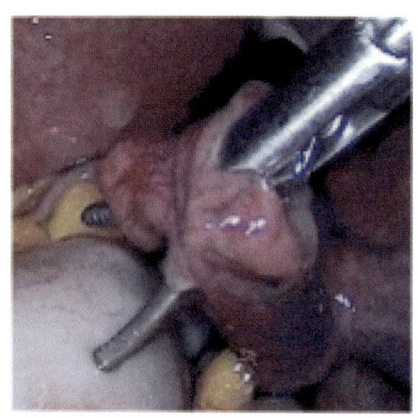

附图6　副伞2

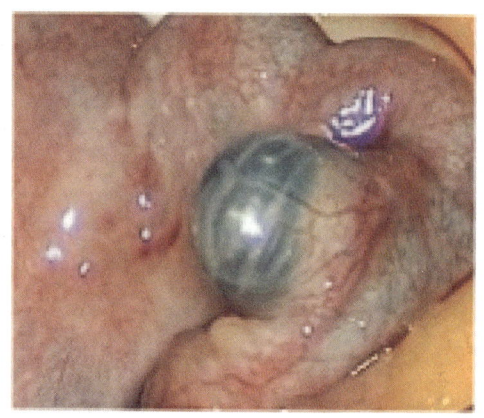

附图7　输卵管憩室

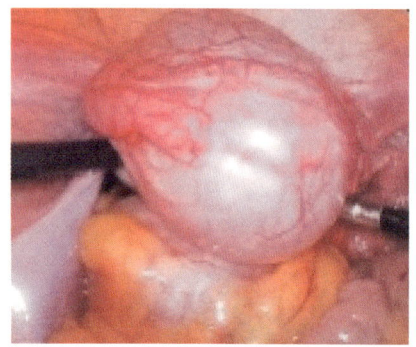

附图8　输卵管系膜囊肿

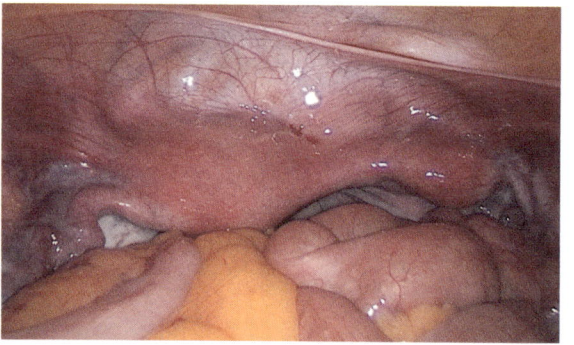

附图9　单角子宫

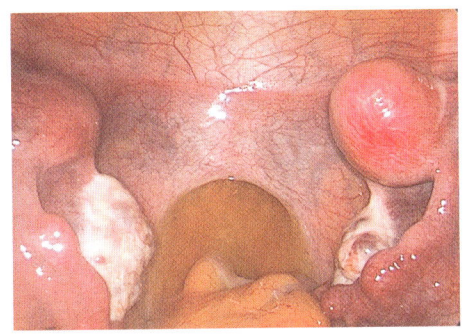

附图 10　MRKH 综合征

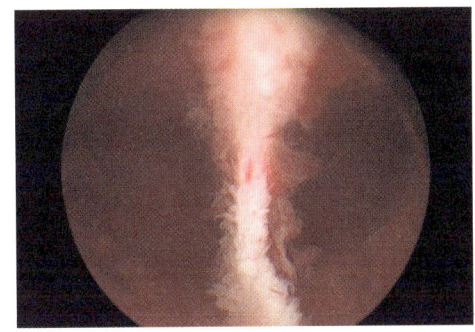

附图 11　纵隔子宫

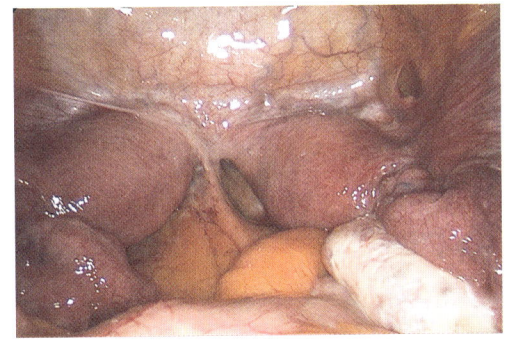

附图 12　双子宫

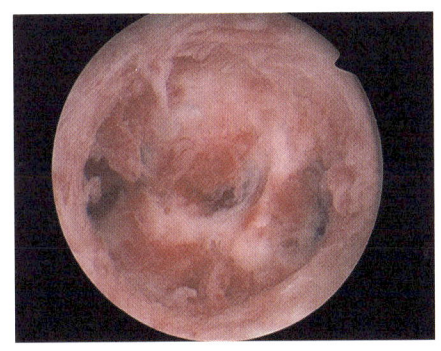

附图 13　宫腔粘连 1

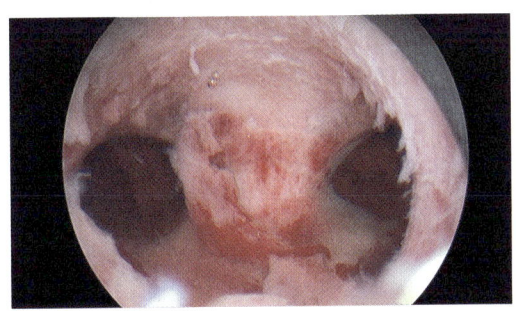

附图 14　宫腔粘连 2

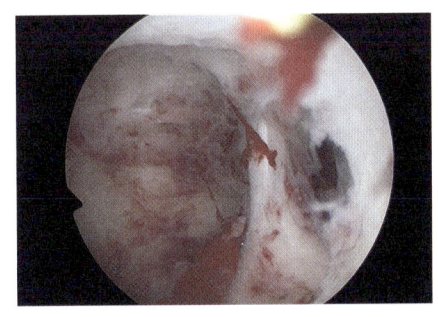

附图 15　宫腔粘连 3

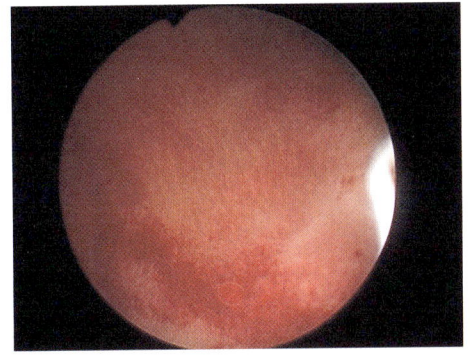

附图 16　慢性子宫内膜炎

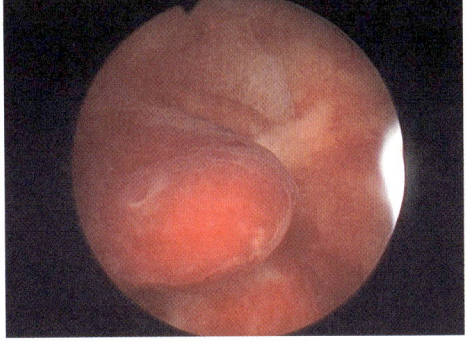

附图 17　子宫内膜息肉 1

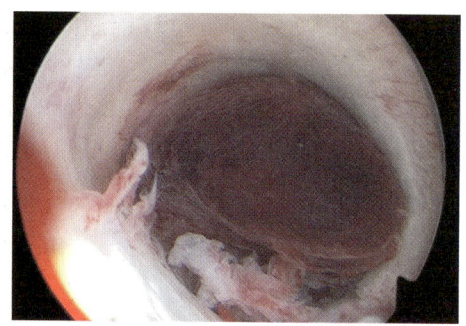
附图 18　子宫内膜息肉 2

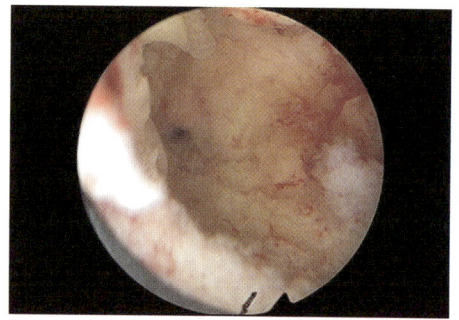
附图 19　子宫内膜复杂性增生

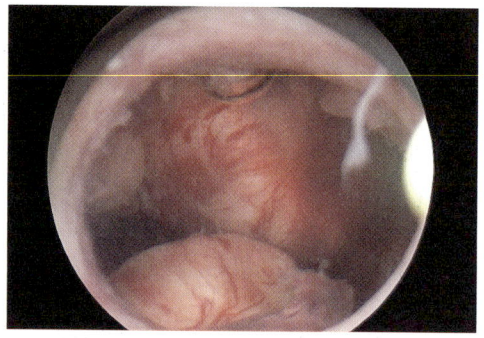
附图 20　子宫肌瘤 1

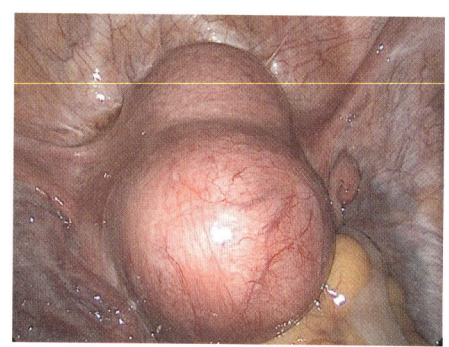
附图 21　子宫肌瘤 2

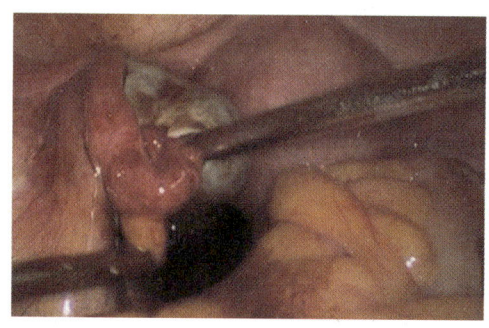
附图 22　卵巢子宫内膜异位囊肿流出巧克力样囊液

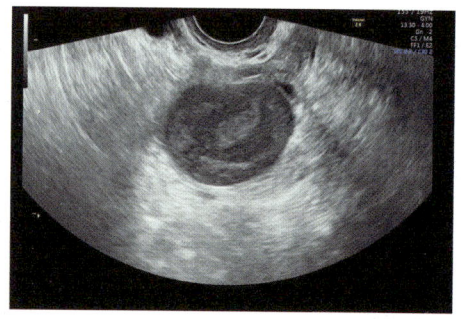
附图 23　卵巢子宫内膜异位囊肿的超声图像

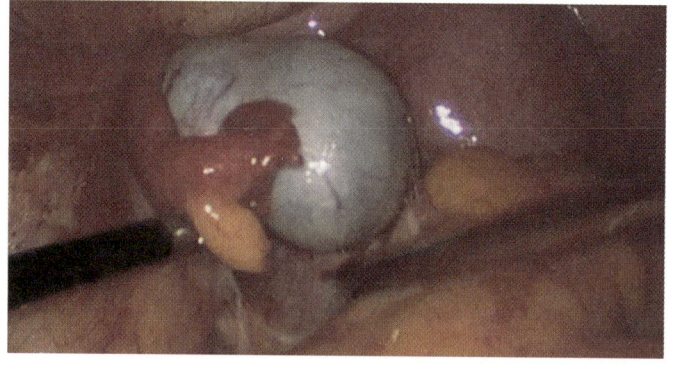
附图 24　腹腔镜下卵巢子宫内膜异位囊肿外观

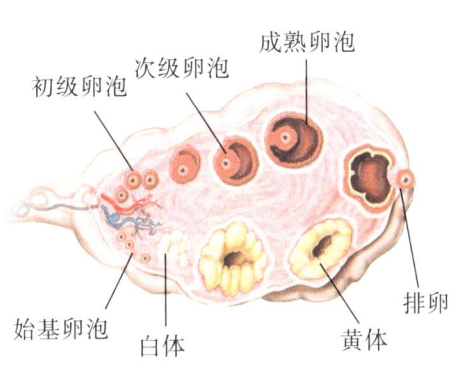

附图25 卵巢模式图

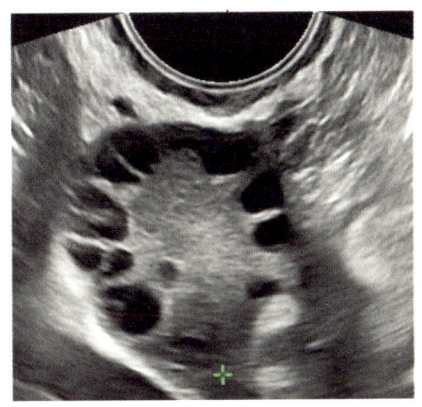

附图26 卵巢超声图

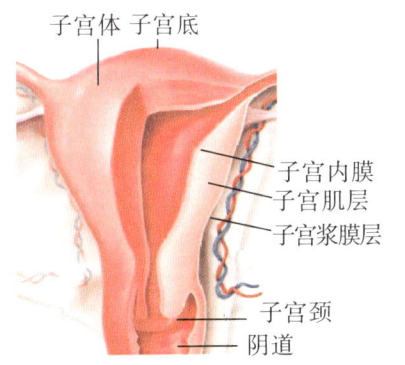

附图27 子宫模式图

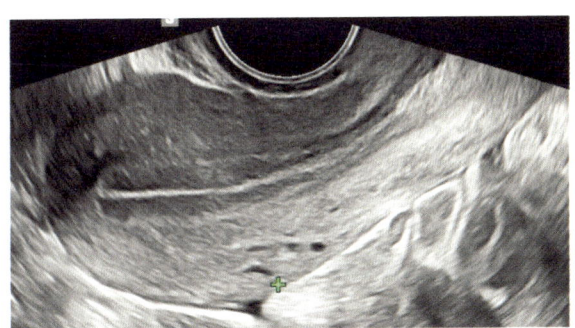

附图28 子宫纵切面超声图

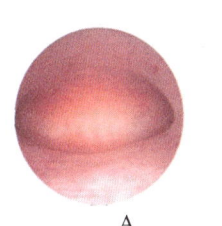
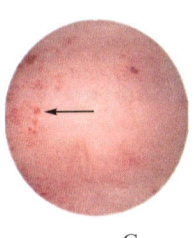
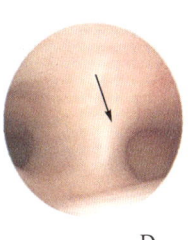

附图29 宫腔镜检查图示

注：A示为正常宫腔，B示子宫内膜息肉，C示宫底散在充血点，D示宫腔粘连。

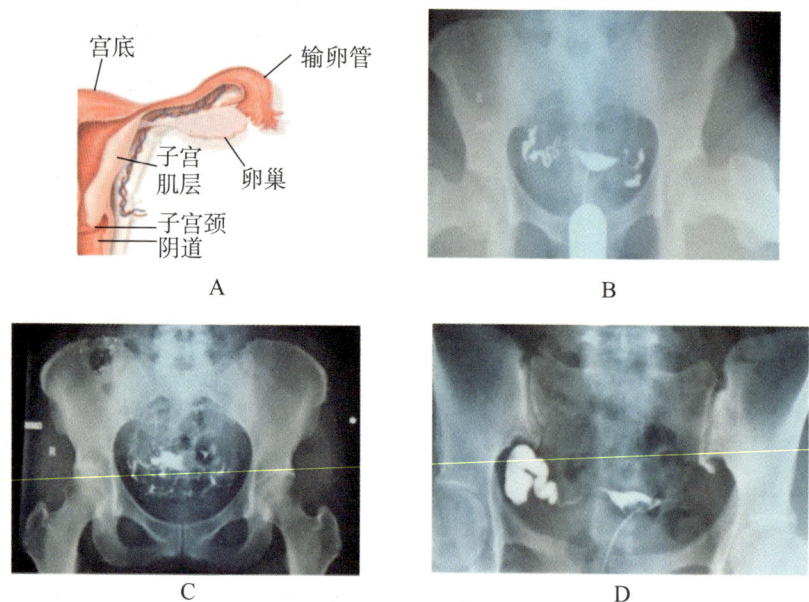

附图30　子宫输卵管造影图

注：A示输卵管；B示子宫输卵管造影，子宫形态未见异常，双侧输卵管显影；C示左侧输卵管部分显影，右侧输卵管壶腹部大积水，盆腔未见造影剂弥散；D示B的延时摄像，盆腔弥散均匀。

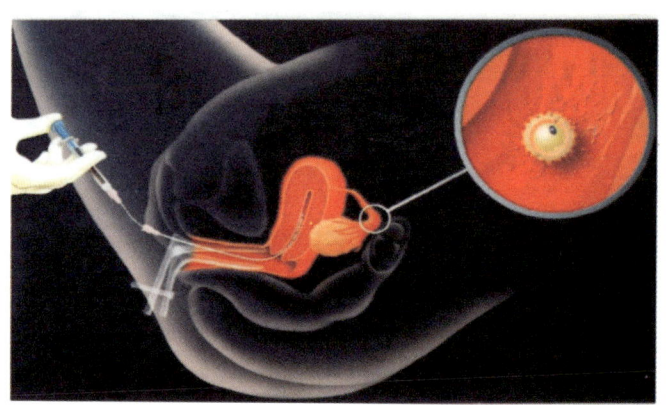

附图31　人工授精示意图

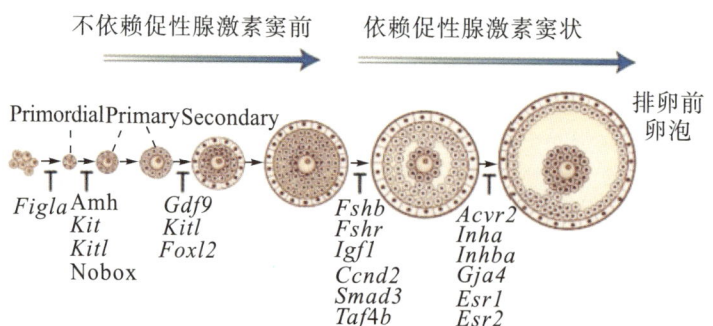

附图32　哺乳动物不同阶段卵子发生受不同基因的影响

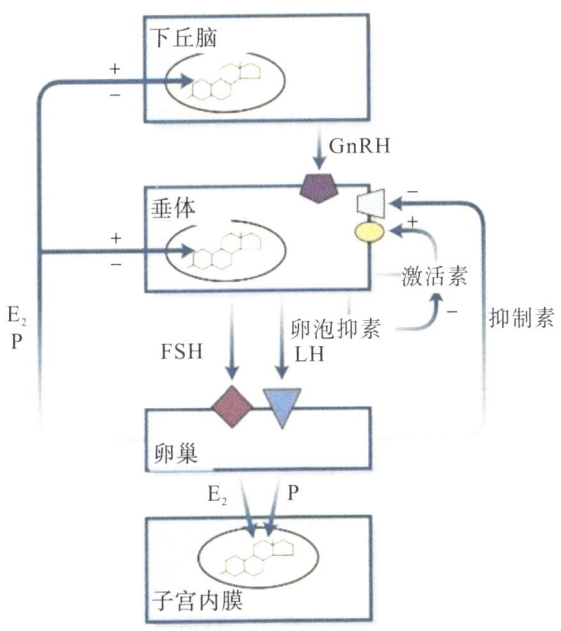

附图 33 下丘脑－垂体－卵巢轴图示

注：GnRH，促性腺激素释放激素；FSH，卵泡刺激素；LH，黄体生成素；E_2，雌二醇；P，孕酮。

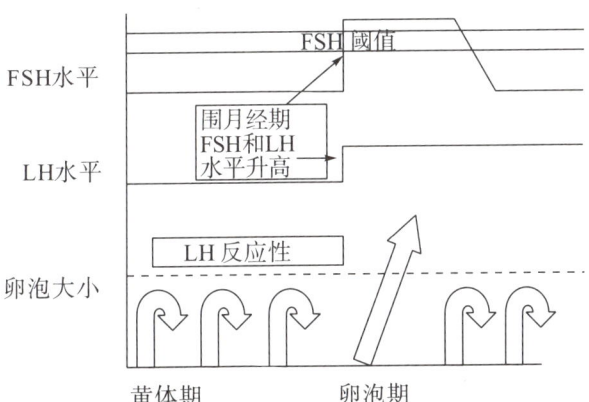

附图 34 自然周期单卵泡发育机制图

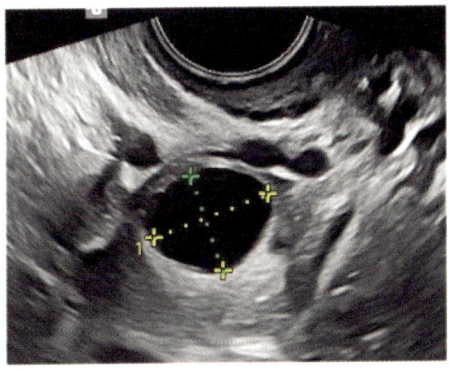

附图 35 自然周期单卵泡发育超声图

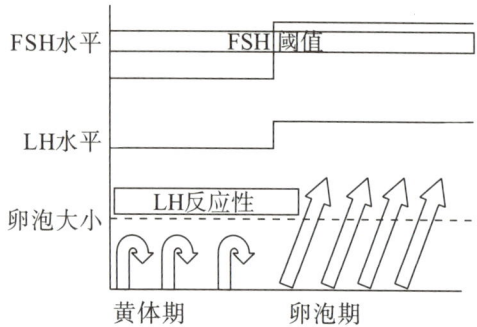

附图36　卵巢刺激周期多卵泡发育机制图

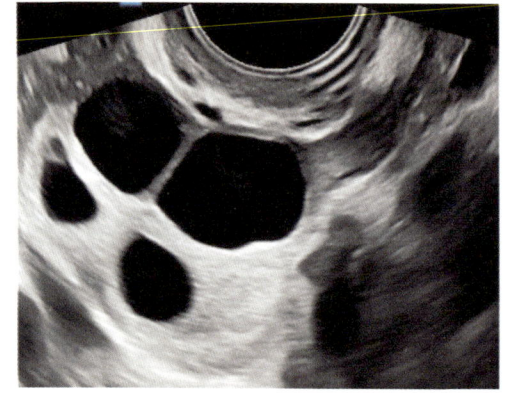

附图37　卵巢刺激周期多卵泡发育超声图

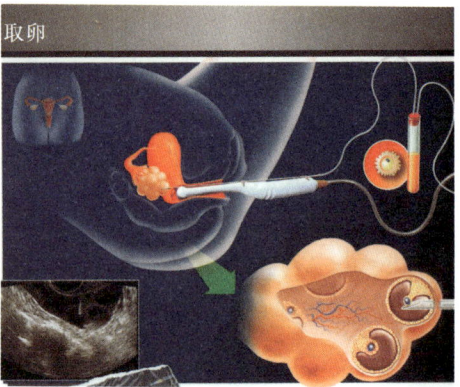

附图38　经阴道取卵模式图

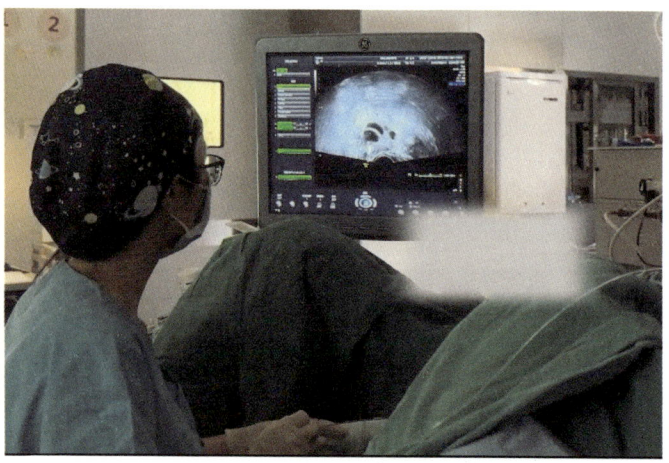

附图39　经阴道取卵术操作图

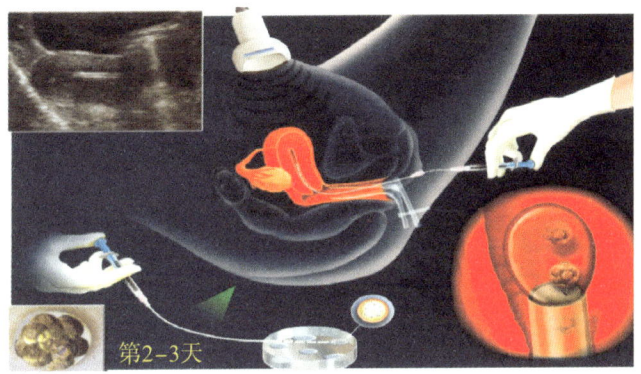

附图 40　胚胎移植示意图

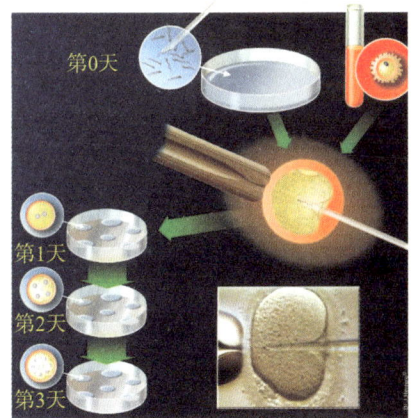

附图 41　ICSI 及培养模式图

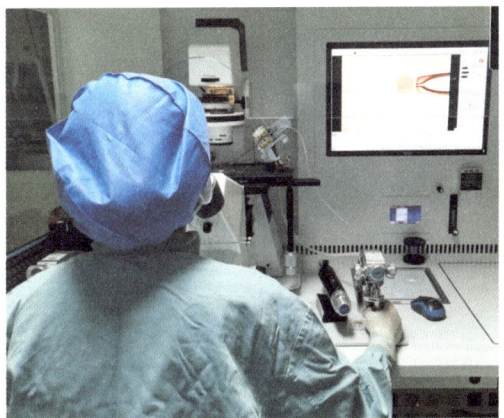

附图 42　ICSI 操作图

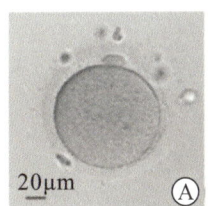
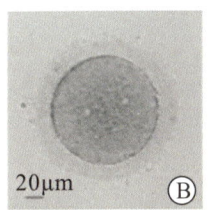
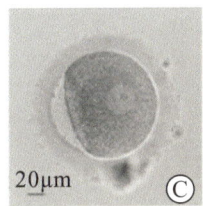

附图 43　人类卵子

注：A 示正常形态卵子，B 示 MI 卵子，C 示 GV 卵子。

引自中国医师协会生殖医学专业委员会．卵胞质内单精子注射（ICSI）技术中国专家共识（2023年）［J］．中华生殖与避孕杂志，2023，43（7）。